第一健康系列丛书
First Health

脑健康指南

田文正　编著

中国医药科技出版社

内容提要

这是一本关于脑健康的科普读本。全书共十章，前三章介绍大脑的结构与功能，大脑的营养代谢特点，大脑老化的原理。第四至第九章介绍脑血管病、老年期痴呆、帕金森病、抑郁症、焦虑症和睡眠障碍的自我保健，内容涵盖饮食、营养治疗、心理、运动、家庭护理等。第十章总结了如何保护大脑健康。全书内容丰富，资料翔实，实用性强，是中国人健脑防衰的家庭必备参考书。

图书在版编目（CIP）数据

脑健康指南 / 田文正编著. — 北京：中国医药科技出版社, 2016.6

（第一健康系列丛书）

ISBN 978-7-5067-8155-8

Ⅰ.①脑…　Ⅱ.①田…　Ⅲ.①老年痴呆症-防治-普及读物　Ⅳ.①R592-49

中国版本图书馆CIP数据核字(2016)第025106号

脑健康指南

美术编辑　陈君杞

版式设计　大隐设计

出版　中国医药科技出版社

地址　北京市海淀区文慧园北路甲 22 号

邮编　100082

电话　发行：010 - 62227427　邮购：010 - 62236938

网址　www.cmstp.com

规格　710 × 1000mm $^1/_{16}$

印张　16 $^1/_2$

字数　208 千字

版次　2016 年 6 月第 1 版

印次　2017 年 3 月第 2 次印刷

印刷　北京市密东印刷有限公司

经销　全国各地新华书店

书号　ISBN 978-7-5067-8155-8

定价　35.00 元

　　不知从何时开始失眠、健忘、反应慢、抑郁、焦虑，大脑越来越迟钝、越来越不灵活；见了老朋友握了半天手就是想不起来对方的名字；早晨吃的是什么忘得一干二净，年轻时一些鸡毛蒜皮的小事儿却记得一清二楚；手里拿着钥匙却满世界地找钥匙；去市场买菜说好了要买 5 种菜，结果只买了 3 种就回来了……这些都是大脑功能衰退的现象，甚至是脑部疾病的症状表现。

　　大脑作为人体最重要、最特殊的器官，一旦出现问题就是灾难性的，尤其是随着老龄化社会的到来，以老年脑血管病、老年痴呆、帕金森病、老年抑郁症等为代表的各种脑病，严重影响了中老年人的生活及生命质量，脑健康问题越来越受到人们的关注。由于人类对一些脑部疾病认识不足，长期忽视大脑的健康保健，已经将自己、家庭和社会推向了一种极其危险的境地，正视这一问题已经刻不容缓。为提高全民对脑健康的重视，我国从 2000 年开始，将每年 9 月命名为"脑健康月"，并把 9 月 16 日设为"全国脑健康日"，旨在通过宣传普及脑科学知识和脑疾病防治知识，让更多的人关注脑健康。

　　大脑是我们最为珍贵的财富，我们所有的生理功能、我们的智慧、意志品质以及灵魂世界，一句话，我们的生命和命运系于大脑，智慧的大脑是我们一生成功美满的保证。那么，我们如何去改变大脑的功能，延缓大脑衰老呢？很多人甚至一些专业医生往往把注意力放在寻找所谓的"灵丹妙药"上，却忽略了营养与日常保健对大脑的保护作用。

现代科学告诉我们，慢性病患者日常生活中的自我管理与干预十分重要，在传统的医疗保健服务中，患者管理疾病的作用往往被忽视。其实，慢性病治疗中有80%的保健干预措施是靠自己完成的。通过自我管理和专业人员的保健服务，才能达到有效管理慢性病的目的。

编者

2016 年 1 月

目 录
Contents

第一章 认识大脑

　　大自然赐予人类最神奇的器官就是大脑，它比世界上最强大的电脑还要强数千倍，蕴藏着巨大的潜能。尽管一个又一个的脑科学成果让我们对大脑有了越来越多的了解，但直到今天，科学家所发现的所谓大脑的秘密也只是冰山一角，在很大程度上，大脑对于人类来说仍是神秘的。

一、大脑的结构与功能

（一）大脑的构造

　　很多人并没有见过真正的脑组织，让我们想象一下我们的大脑外形是什么样？人们常说吃核桃能补脑，也许我们对大脑的最初认识就是来自于这种"以形补形"的思想。大脑位于颅腔内，表面沟回凹凸不平，确实跟核桃的形状差不多，而且人们发现，在自然界的所有物种中，还没有发现比核桃长得更像大脑的东西。脑组织是一种柔软豆腐样的物质，由神经组织和其他结缔组织组成，向下连接脊髓。

　　大脑的大小由端脑、间脑、小脑和脑干（包括中脑、脑桥和延髓）四部分组成。脑的中心有四个空的像房子一样的腔隙，医学上称作脑室。脑室内有一种液体填充，叫作脑脊液（脑部疾病检查做腰穿时流出来的液体），脑脊液在中枢神经系统广泛分布，使脑组织在水中处于保护状态，避免损伤。脑的形态结构比较复杂，不同解剖部位具有不同的功能，不同部位发生病变也会引起不同的症状和体征，了解和掌握这些解剖关系及其脑的血液循环对确定病变部位、病变程度、病因病理，以及指导临床治疗和康复有很大帮助。

大脑（brain）包括端脑和间脑。端脑是脊椎动物脑的高级神经系统的主要部分，由左右两半球组成，在人类为脑的最大部分，是控制运动、产生感觉及实现高级脑功能的高级神经中枢。脊椎动物的端脑在胚胎时是神经管头端薄壁的膨起部分，以后发展成大脑两半球，主要包括大脑皮质、大脑髓质和基底核三个部分。大脑皮质是被覆在端脑表面的灰质，主要由神经元的胞体构成。皮质的深部由神经纤维形成的髓质或白质构成。髓质中又有灰质团块即基底核，纹状体是其中的主要部分。端脑由约 140 亿个细胞构成，重约 1400 克，相当于我们两个拳头大小，大脑皮质厚度为 2～3 毫米，总面积约为 2200 平方厘米，据估计脑细胞每天要死亡约 10 万个（越不用脑，脑细胞死亡越多）。

人的脑组织中的主要成分是水，占 80%。脑虽只占人体体重的 2%，但耗氧量达全身耗氧量的 25%，血流量占心脏输出血量的 15%，一天内流经脑的血液大约为 2000 升。脑消耗的能量若用电功率表示大约相当于 25 瓦。

脑膜：脑组织的外面被一层结缔组织包绕，称作脑膜，脑膜自内向外分别包括软脑膜、蛛网膜和硬脑膜。硬脑膜最厚，也比较坚硬，硬脑膜在一些部位折叠形成大脑镰、小脑幕以及静脉窦等；软脑膜比较薄，通常和脑组织粘连比较紧；蛛网膜位于中间，由蜘蛛网状组织组成，形成潜在的腔隙，蛛网膜下腔存在大量脑脊液，另外一些蛛网膜在一些特定的部位扩大，形成脑池。颅骨和硬脑膜之间的间隙称硬脑膜外间隙，硬脑膜和蛛网膜之间的间隙称硬脑膜下腔，蛛网膜和软脑膜之间如上文所述存在一个潜在的腔隙，称蛛网膜下腔。

脑室：脑室在脑的中心部位，有四个相互联系的空腔组成，包括两个侧脑室，一个三脑室和四脑室，两个侧脑室通过室间孔与第三脑室相连，第三脑室通过中脑导水管与第四脑室相连，脑室内含有脑脊液，脑室壁覆盖有一层细胞，称作室管膜细胞，脑室内还有一种组织，称作脉络丛，脉络丛是脑脊液产生的主要组织。

　　脑脊液：是一种清亮的像清水一样的液体，在脑和脊髓表面的蛛网膜下腔和中心部位脑室内广泛分布，在脑组织受到意外伤害时可起到缓冲作用，减轻脑组织的损伤。脑脊液主要由脉络丛产生，自侧脑室到第三脑室，然后到第四脑室，通过第四脑室进入蛛网膜下腔，在蛛网膜下腔吸收入血液，造成一个循环，成人每天产生脑脊液500毫升左右，中枢神经系统（包括脑和脊髓）内大约包含150毫升脑脊液。通常释放一些脑脊液不会产生太大副作用，因为脑脊液是不断更新的。

（二）脑组织的分区及功能

　　脑由大脑、小脑和脑干组成。大脑是脑组织中最大的部分，由两侧半球组成，分别称为左半球和右半球，通常左侧大脑半球控制右侧肢体的运动和感觉，右侧大脑半球控制左侧运动和感觉，通常语言功能主要位于左侧半球，因此左侧半球通常是人的优势半球。每个大脑半球又可以进一步分为五个脑叶，分别为额叶、顶叶、枕叶、颞叶和岛叶。

　　脑组织的外层被一层薄的神经组织覆盖，称作皮质或灰质，灰质通常是各种指令发出的司令部。脑组织的内部由神经胶质和神经纤维组成，为白色，所以称为白质或皮质下结构。白质主要将灰质做出的指令传送到脑组织的其他部位或全身各个组织器官。另外，大脑半球中间还有一些灰质结构，主要包括丘脑、下丘脑、垂体等，这些组织也非常重要。

　　额叶：额叶主要位于脑门的下面，大脑半球的前半部分，主要功能是：运动控制，情感，抽象思维，逻辑思维，部分的语言功能，胃肠道和膀胱控制等等。

　　顶叶：顶叶位于额叶后，枕叶前，颞叶上，主要参与接受身体对侧身体的感觉，如痛觉，触觉，温度感觉以及本体感觉（也就是肢体在何处的感觉，我们闭上眼睛能知道自己的手是什么状态，是握拳，还是伸开），顶叶也负责一些高级感觉，如物体的形态、大小、重量、质地等，此外，顶叶还参与计算、阅读和书写的部分功能。

　　颞叶：颞叶位于大脑半球的两侧和下面，是听觉中枢，并把听到的部分内容解释为语言，也参与长时间记忆，左侧颞叶还是最主要的语言形成中枢。

枕叶：枕叶位于大脑半球后部，是视觉中枢，左侧枕叶是右侧视野的中枢（不是眼球），右侧枕叶是左侧视野的中枢。

边缘系统：由边缘叶和相关的皮质及皮质下结构组成，边缘叶主要为胼胝体、海马、海马旁回、钩及距状回皮质下结构包括杏仁体、隔核、下丘脑、背侧丘脑的前核及中脑被盖的一些结构。人的情绪主要受大脑边缘系统的调节，大脑边缘系统同时有调节内分泌和自主神经的功能，心理因素可通过大脑边缘系统和自主神经影响胰岛素的分泌。

（三）脑内部的一些其他结构

丘脑：丘脑是一对鸡蛋形状的灰质结构，位于大脑半球的中心，丘脑作为各种感觉及其他神经活动通向大脑半球的中转站，主要参与意识、痛觉、注意、睡眠、语言、运动调节、感觉中转等活动。

下丘脑：下丘脑位于丘脑的底部，大脑的中心，主要参与自主神经系统的功能，即：心率、体温、口渴、睡眠、食欲、生长激素等垂体激素的控制。

垂体：垂体是位于两眼之间的脑组织，位于视交叉附近，因此垂体瘤容易引起视力改变。垂体与下丘脑相连，受下丘脑控制，参与分泌一些激素，主要包括：生长激素、泌乳素、促肾上腺皮质激素、促甲状腺素、促性腺激素。另外，还储存调节尿量的抗利尿激素。主要参与生长、血压、甲状腺功能、性腺（如睾酮的分泌、月经及泌乳等）等生理活动的控制。

脑干：脑干位于脑的底部，本身很小，但功能特别重要，主要包括三部分：中脑、丘脑和延髓。是一些脑神经的中枢，主要包括眼球运动、面部感觉运动、听觉、平衡、吞咽、发音等，脑干是脊髓和大脑之间的连接线，大脑控制全身活动的神经基本上都要通过脑干，大多数的感觉传导也都要通过脑干，此外脑干还控制呼吸、循环、意识等重要活动。

小脑：小脑位于大脑半球后方，覆盖在脑桥及延髓之上，横跨在中脑和延髓之间。它由胚胎早期的菱脑分化而来，小脑通过与大脑、脑干和脊髓之间丰富的传入和传出联系，参与躯体平衡和肌肉张力（肌紧张）的调节，以及随意运动的协调。

胼胝体：位于两侧半球的中间。两侧大脑皮质之间有许多连合纤维，在哺乳类动物中最大的连合纤维结构是胼胝体；进化愈高等则胼胝体愈发达，人类的胼胝体估计含有 100 万根纤维。胼胝体连合纤维能将一侧大脑皮质的活动向另一侧转送。人类两侧大脑皮质的功能也是相关的，两半球之间的连合纤维对完成双侧的运动、一般感觉和视觉功能有重要作用。

二、你知道脑电波吗

生物电现象是生命活动的基本特征之一，各种生物均有电活动的表现，大到鲸鱼，小到细菌，都有或强或弱的生物电。其实，英文"细胞"（cell）一词也有电池的含义，无数的细胞就相当于一节节微型的小电池，是生物电的源泉。人脑中有许多神经细胞活动着，成电器性的变动。也就是说，有电器性的摆动存在。而这种摆动呈现在科学仪器上，看起来就像波动一样。脑中的电器性震动，我们称之为脑波。用一句话来说明脑电波的话，或许可以说它是由脑细胞所产生的生物能源，或者是脑细胞活动的节奏。

19 世纪末，德国的生理学家汉斯·柏格（Berger.Hans 1924）看到电鳗发出电气，认为人类身上必然有相同的现象，而发现了人脑中电气性的振动。后来，借由图表来捕捉脑电波，才得知振动的存在。由于这和人类的意识活动有某种程度的对应，因而引起许多研究者的兴趣。

人体也同样广泛地存在着生物电现象，因为人体的各个组织器官都是由细胞组成的。对脑来说，脑细胞就是脑内一个个"微小的发电站"。我们的脑无时无刻不在产生脑电波。早在 1857 年，英国的一位青年生理科学工作者卡通（R.Caton）

在兔脑和猴脑上记录到了脑电波活动，并发表了"脑灰质电现象的研究"论文，但当时并没有引起重视。15年后，贝克（A.Beck）再一次发表脑电波的论文，才掀起研究脑电波现象的热潮，直至1924年德国的精神病学家贝格尔（H.Berger）才真正地记录到了人脑的脑电波，从此诞生了人的脑电图。

这是一些自发的有节律的神经电活动，其频率变动范围在每秒1～30次，可划分为四个波段，即δ（1～3Hz）、θ（4～7Hz）、α（8～13Hz）、β（14～30Hz）。

1. α（阿尔法）脑电波，其频率为8～13Hz（赫兹）。α脑电波是人脑处于完全放松的精神状态（空的状态）下，或是在心神专注的时候出现的脑电波。在"放松活跃"状态时，我们能更快更有效地吸收信息。那通常是我们沉思或倾听令人放松的音乐时所取得的状态。当代一些流行的"快速学习"技巧，就是基于巴洛克音乐背景下的训练方法，就是许多巴洛克音乐作品的速度（即每分钟60～70拍），与大脑处于"放松性警觉"状态下"波长"是相似的。如果在巴洛克音乐的伴奏下有人将信息读给你听，这信息就"飘进了你的潜意识"。

2. β（贝塔）脑电波，其频率为14～30Hz。这种脑电波反映的是人类在一种通常的、日常的清醒状态下的脑电波情况。它是一般清醒状态下大脑的搏动状况，在这种状态下，你和我就会出现逻辑思维、分析以及有意识的活动。比如，当你睁着双眼，目光盯着这个世界的一切事物，或者你在执行专门任务，比如解决问题和谈话。你头脑警觉、注意力集中、行动有效。但可能还有点情绪波动或焦虑不安，这就是典型的β脑电波状态的人有时的反应，出现烦恼、气愤、恐惧、恼火、紧张以及兴奋状态。

有的神经科学家进一步将脑电波分成不同等级。有12～16Hz，还有高波（16～32Hz），K复合波（33～35Hz），以及超高级β波（35～150Hz）。K复合波仅呈短期、迸发式出现，在此情况下你可能会找到高创造力与洞察力的焦点。出现超高级β波时，你会有种超脱体外的感觉。

3.θ（西塔）脑电波，其频率4～7Hz。这个阶段的脑电波为人的睡眠初期阶段。即当你开始感觉睡意蒙胧时——介于全醒与全睡之间的过渡区域——你的脑电波就变成以4～8Hz的速度运动。

4.δ（得尔塔）脑电波，其频率为1～3Hz。这种脑电波是深度睡眠阶段的脑电波。当你完全进入深度睡眠时，你的大脑就以0.5～4Hz运动，即δ波。你的呼吸深入、心跳变慢、血压和体温下降。

脑电波的节律来源于丘脑，科学家曾将动物大脑皮质与丘脑的联系切断，脑电波的节律消失，而丘脑的电节律活动仍然保持着。如果用8～13Hz的电脉冲刺激丘脑，在大脑皮质可出现类似α节律的脑电波。因此，正常脑电波的维持需要大脑与丘脑都要完好无损。

脑电波或脑电图是一种比较敏感的客观指标，不仅可以用于脑科学的基础理论研究，而且更重要的意义在于它临床实践应用，与人类的生命健康息息相关，如表1。

表1　正常脑电图的频率及状态

波段	频率	状态	时间
β脑电波	14～30Hz	紧张状态，对周围环境很敏感，但难于集中注意力，且容易疲劳	绝大多数人清醒时都处于这种状态
α脑电波	8～13Hz	轻松状态下，大脑清醒放松，容易集中注意力学习、工作、不容易被外界事物干扰，大脑不易疲劳	一般人须经过长期训练才能自觉调节到α波状态，否则很难
θ脑电波	4～7Hz	深度轻松状态，注意力高度集中，灵感涌现，创造力高涨	一般人经过长期训练才能自觉调节到θ状态，否则很难
δ脑电波	1～3Hz	睡眠状态	人在深睡状态下会出现

三、认识神经递质

神经细胞是神经系统基本的结构和功能单位，但是一个神经细胞不能单独执行整个神经系统的功能。人的大脑有 100 ~ 140 亿个神经细胞，这些神经细胞通过特殊的联系，编织成为一张处理各种信息的巨大的网络，完成一系列的生命活动。神经通路上细胞之间的信息由特殊的物质来传递，这些物质被称为神经递质。我们的大脑之所以能够实现各种生理功能，主要是通过各种不同神经递质的传递来实现，这些神经递质就好比是邮差，不同的邮差传递不同的信息，发挥着各种不同的生理功能。至今为止已有大约 50 种物质被确认为神经递质，是它们决定了你每时每刻的生命状态。神经递质在神经元间快速地穿来穿去，他们携带着你的每一个思维和感受，使其传遍大脑中庞大的神经元网络。它们是大脑中由化学反应到生物电反应的物质基础，广泛参与了机体内一些重要的生理性能活动，如睡眠与觉醒、脑垂体的内分泌调剂、体温调剂及镇痛、生殖、摄食等；较高级的神经活动如学习、记忆、语言、行为和情绪变化等也都离不开神经递质的参与。

（一）认识几种重要的神经递质

1. 乙酰胆碱。最早被鉴定的递质。脊椎动物骨骼肌，某些低等动物如软体、环节和扁形动物等的运动肌肉接头等，都是以乙酰胆碱为兴奋性递质。脊椎动物副交感神经与效应器之间的递质也是乙酰胆碱，但有的是兴奋性的（如在消化道），有的是抑制性的（如在心肌）。有些乙酰胆碱受体是以烟碱为激动剂（如在骨骼肌神经肌肉接头），有些则是以毒蕈为激动剂（如在中枢神经系统中的多数乙酰胆碱受体）。前者被称为烟碱型乙酰胆碱受体，后者被称为毒蕈碱型乙酰胆碱受体。中国生理学家张锡钧和 J·H·加德姆（1932）所开发的以蛙腹直肌标本定量测定乙酰胆碱的方法，对乙酰胆碱的研究起了重要作用，至今仍有应用价值。

2. 儿茶酚胺。一类带有氨基酸侧链的邻苯二酚化合物，其中被鉴定为递质的化合物有去甲肾上腺素（NA）、肾上腺素（Ad）和多巴胺（DA）。这几种递质有共同的合成途径。神经元内的酪氨酸在酪氨酸氧化酶的作用下转化为 L - 多巴，然后再在有关酶的作用下依次转化为多巴胺、去甲肾上腺素和肾上腺素。交感神经节细胞与效应器之间的接头是以去甲肾上腺素为递质。在中枢神经系统中蓝斑核是去甲肾上腺素神经元密集的地方，含肾上腺素的神经元主要分布在延髓的被盖，而黑质是多巴胺神经元密集所在。

3. 5 - 羟色胺（5 - HT）。5 - 羟色胺神经元主要集中在中缝核群中，一般是抑制性的，但也有兴奋性的例子。我国一些学者的研究表明，在针刺镇痛中 5 - 羟色胺起着重要作用。由于肾上腺素、去甲肾上腺素、多巴胺和 5 - 羟色胺都是含有单胺基团的递质，所以它又被统称为单胺类递质。

4. 氨基酸递质。被确定为递质的有谷氨酸（Glu）、γ - 氨基丁酸（GABA）和甘氨酸（Gly）。作为候补递质的尚有牛磺酸、丝氨酸和哺氨酸等。谷氨酸是甲壳类神经肌肉接头的递质。另一方面谷氨酸对多种中枢神经元有兴奋作用，它是中枢神经系统中的兴奋性递质，也有人认为它缺乏递质所应有的专一性。γ - 氨基丁酸首先是在螯虾螯肢开肌与抑制性神经纤维所形成的接头处发现的递质。后来证明 γ - 氨基丁酸也是中枢的抑制递质。以甘氨酸为递质的突触主要分布在脊髓中，也是抑制性递质。

5. 多肽类神经活性物质。近年来发现多种分子较小的肽具有神经活性，神经元中含有一些小肽，虽然还不能肯定它们是递质。如在消化道中存在的胰岛素、胰高血糖素和胆囊收缩素等都被证明也含于中枢神经元中。于是这类首先在消化道中发现、后来又被证明分布于不同神经元中的肽类物质被称为肠脑肽，含有它们的神经元相应地被称为胰岛素神经元、胰高血糖素神经元和胆囊收缩素神经元等。某些小肽当突触前末梢去极化时也被释放出来，提示它们有可能是递质或调质。最早发现的神经活性肽是 P 物质（SP），是由 11 个氨基酸残基构成的多肽，用免疫组织化学法显示 P 物质存在于多种神经元中，尤以脊髓初级感觉神经元含量较多，因而被认为可能是这种神经元的递质。内啡肽是一类能和阿片受体进行特异性结合的肽，已发现 10 余种，其中重要的有甲 - 脑啡肽、亮 - 脑啡肽和 β - 内啡肽等。

6.一氧化氮。近年来的研究指出，一氧化氮具有许多神经递质的特征。某些神经元含有一氧化氮合成酶，该酶能使精氨酸生成一氧化氮。生成的一氧化氮从一个神经元弥散到另一神经元中，而后作用于鸟苷酸环化酶并提高其活力，从而发挥出生理作用。一氧化氮作为新发现的神经递质，广泛分布于视觉系统三级神经元，在正常情况下，一氧化氮与一些神经递质和神经肽共同参与视觉发育、视信息的整合及传递，并与海马的记忆长时程增强效应（LTP）有关。研究发现，一氧化氮参与视觉神经系统的突触可塑性，表明了一氧化氮可能在剥夺型弱视发病机制方面发挥重要作用。同时作为神经系统重要的信使分子和神经递质可能在抑郁症的发病机制和病程中起重要作用。

（二）几种重要神经递质的功能

1.γ - 氨基丁酸（GABA）。是一种天然存在的功能性氨基酸，在哺乳动物的脑、骨髓中存在，是一种重要的抑制性神经传导物质，蔬菜、水果中都含有γ - 氨基丁酸，但含量稀少，人们依靠从天然食物中摄取尚不足以补充，需额外补充。目前，GABA 作为一种新资源食品，不仅具有其他产品无法代替的功能性，更因为其在国际营养性食品、功能性饮料、保健品、化妆品上的突出应用，而使得富含 GABA 的产品具有强有力的市场竞争性。根据目前的研究，发现 GABA 的生理活性主要表现在以下几方面：

（1）镇静神经、抗焦虑。医学家已经证明 GABA 是中枢神经系统的抑制性传递物质，是脑组织中最重要的神经递质之一。其作用是降低神经元活性，防止神经细胞过热，GABA 能结合抗焦虑的脑受体并使之激活，然后与另外一些物质协同作用，阻止与焦虑相关的信息抵达脑指示中枢。

（2）降低血压。GABA 能作用于脊髓的血管运动中枢，有效促进血管扩张，达到降低血压的目的。据报道，黄芪等中药的有效降压成分即为 GABA。

（3）治疗疾病。研究表明 GABA 与某些疾病的形成有关，帕金森病患者脊髓中 GABA 的浓度较低，癫痫病患者脊髓液中的 GABA 浓度也低于正常水平。日本大阪大学医学院的研究显示 GABA 对 Kupperman 综合征具有显著的改善效果。另外，神经组织中 GABA 的降低也与 Huntington 疾病、老年痴呆等神经退化性疾病的形成有关。

（4）降低血氨。临床研究证实，GABA 能抑制谷氨酸的脱羧反应，使血氨降低。更多的谷氨酸与氨结合生成尿素排出体外，以解除氨毒，从而增进肝功能。摄入 GABA 可以提高葡萄糖磷酸酯酶的活性，使脑细胞活动旺盛，可促进脑组织的新陈代谢和恢复脑细胞功能，改善神经功能。

（5）提高脑活力。GABA 能进入脑内三羧酸循环，促进脑细胞代谢，同时还能提高葡萄糖代谢时葡萄糖磷酸酯酶的活性，增加乙酰胆碱的生成，扩张血管增加血流量，并降低血氨，促进大脑的新陈代谢，恢复脑细胞功能。

2. 5 - 羟色胺（5 - HT）。5 - 羟色胺最早是从血清中发现的，又名血清素，是一种抑制性神经递质，广泛存在于哺乳动物组织中，特别在大脑皮质及神经突触内含量很高。它是一种能产生愉悦情绪的信使，几乎影响到大脑活动的每一个方面：从调节情绪、精力、记忆力到塑造人生观。抗抑郁药如盐酸氟西汀就是通过提高脑内 5 - 羟色胺水平而起作用的。据一项研究显示，60 岁与 30 岁的人相比，大脑中 5 - 羟色胺特异受体的数目已减少了 60%。由于 5 - 羟色胺的效力下降，随年龄增长患抑郁症的可能性增加。

很多健康问题与大脑血清素水平低有关。造成血清素减少的原因有很多，包括压力、缺乏睡眠、营养不良和缺乏锻炼等。在降低到生理需要数量以下时，人们就会出现情绪变化、注意力难以集中等问题，会间接影响个人计划和组织能力。这种情况还经常伴随压力和厌倦感，如果血清素水平进一步下降，还会引起抑郁。目前对于抑郁症无论是药物还是营养治疗，几乎都与提升血清素有关。

5－羟色胺大部分在肠道合成，所以肠道功能显得尤为重要。除5－羟色胺外，乙酰胆碱、肾上腺素等都是参与调节胃肠道运动的十分重要的物质。这些物质的功能失调就会出现胃肠道不适，运动过慢，就会腹胀、嗳气、便秘；运动过快就会腹痛、腹泻等等，从而造成人的感觉不适，进而影响人的情绪。因此肠道又被称为"人体的第二大脑"。

3. 乙酰胆碱（Ach）。 乙酰胆碱是一种神经递质，能特异性地作用于各类胆碱受体，在组织内迅速被胆碱酯酶破坏，其作用广泛，选择性不高。研究发现乙酰胆碱与老年痴呆、帕金森病有密切的关系。

（1）脑内乙酰胆碱与认知活动的关系。脑内细胞外乙酰胆碱的变化主要反映胆碱能神经元的活动，皮质和海马等脑区的乙酰胆碱主要来源于基底前脑胆碱能神经元的纤维投射。应用微透析等技术在体检测清醒、自由活动动物认知过程中脑内乙酰胆碱的含量，可以研究乙酰胆碱与特定行为反应和认知活动之间的关系。研究发现当机体需要对新刺激进行分析时，在学习与记忆、空间工作记忆、注意、自发运动和探究行为等认知活动中，基底前脑胆碱能神经元被激活，脑内乙酰胆碱的释放也随之改变。结果提示脑内胆碱能递质系统活动与认知过程密切相关。

（2）乙酰胆碱和帕金森病的关系。帕金森病是一种中枢神经系统变性疾病，主要是因位于中脑部位"黑质"中的细胞发生病理性改变后，多巴胺的合成减少，抑制乙酰胆碱的功能降低，则乙酰胆碱的兴奋作用相对增强。两者失衡的结果便出现了"震颤麻痹"。

在自然界，乙酰胆碱多以胆碱的状态存在于蛋、鱼、肉、大豆等之中，这些胆碱必须在人体内起生化反应后，才能合成具有生理活性的乙酰胆碱。

4. 多巴胺（DA）。 多巴胺是去甲肾上腺素的前体物质，是下丘脑和脑垂体腺中的一种关键神经递质。

多巴胺是一种用来帮助细胞传送脉冲的化学物质，为神经递质的一种。这种递质主要负责大脑的情欲、感觉，将兴奋及开心的信息传递，也与上瘾有关。爱情的感觉其实就是脑里产生大量多巴胺作用的结果。所以，吸烟和吸毒都可以增加多巴胺的分泌，使上瘾者感到开心及兴奋。根据研究证明，多巴胺能够治疗抑郁症；而多巴胺不足或失调则会令人失去控制肌肉的能力，或是导致注意力无法集中。前者在严重时会导致手脚不自主地颤动乃至罹患帕金森病，临床上多巴胺制剂常用于帕金森病的治疗。

5. 去甲肾上腺素（NE）。 它是一种神经递质，主要由交感节后神经元和脑内肾上腺素能神经末梢合成和分泌，是后者释放的主要递质，也是一种激素，由肾上腺髓质合成和分泌，但含量较少。循环血液中的去甲肾上腺素主要来自肾上腺髓质。

去甲肾上腺素是一种重要的单胺类神经递质，广泛作用于不同的脑区调控觉醒和应激反射。去甲肾上腺素皮质系统的基本功能是通过对新奇环境刺激和觉醒状态的注意来平衡警醒和观察行为。中枢去甲肾上腺素系统实质与应激反应系统相关，而焦虑和抑郁的发病机制也涉及去甲肾上腺素的失调。作为药用，去甲肾上腺素能显著地增强心肌收缩力，使心率增快，心输出量增多；使除冠状动脉以外的小动脉强烈收缩，引起外周阻力明显增大而血压升高，故临床常作为升压药应用。

6. 一氧化氮（NO）。 一氧化氮作为一种新型的神经递质，在人体内发挥着非常重要的作用。是哺乳动物细胞间传递信息的物质，是一种参与机体生理功能调节和机制保护的重要生物活性因子。一氧化氮是身体中对健康最重要的化学分子之一，在各种生化过程中起着关键的作用，具有显著的生理调节功能；它还参与体内众多的生理和病理过程。作为中枢神经递质，一氧化氮与学习、记忆、睡眠、感觉疼痛、精神压抑等神经活动和感觉有关。

在外周，一氧化氮促使血管平滑肌舒张。在生理状态下，当血管受到血流冲击、灌注压突然升高时，一氧化氮作为平衡使者维持其器官血流量相对稳定，使血管具有自身调节作用。能够降低全身平均动脉血压，控制全身各种血管的静息张力，增加局部血流，因此一氧化氮是血压的主要调节因子。

7. 内啡肽。 内啡肽（endorphin，译音为安多芬）亦称脑内啡肽，是一种内源性（脑下垂体分泌）的类吗啡生物化学激素。它是由脑下垂体和脊椎动物的丘脑下部所分泌的氨基化合物。它能与吗啡受体结合，产生跟吗啡、鸦片剂一样的止痛和欣快感，等同于天然的镇痛剂。

内啡肽能够调整不良情绪，调动神经内分泌系统，提高免疫力，缓解疼痛。在内啡肽的激发下，人能顺利入梦，消除失眠症。内啡肽可以对抗疼痛、振奋精神、缓解抑郁。可以帮助人保持年轻快乐的状态，所以内啡肽也被称之为"快感荷尔蒙"或者"年轻荷尔蒙"。

8. 谷氨酸。 是中枢神经系统的兴奋性神经递质，尤其谷氨酸是中枢神经系统含量最高、分布最广、作用最强的兴奋性神经递质。

谷氨酸作为介导中枢神经系统内绝大多数突触兴奋的重要神经递质，涉及脑内的很多重要生理功能，包括：神经元和胶质细胞的增殖、发育、存活与死亡；学习和记忆密切相关的长时程增强效应（LTP）和长时程抑制效应（LTD）突触传递效率的可塑性变化。

在日常生活中，味精是谷氨酸的一个重要来源。味精在消化过程中能分解出谷氨酸，后者在脑组织中经酶催化，可转变成一种抑制性神经递质。当味精摄入过多时，这种抑制性神经递质就会使人体中各种神经功能处于抑制状态，从而出现眩晕、头痛、嗜睡、肌肉痉挛等一系列症状；有人还会出现焦躁、心慌意乱；部分体质较敏感的人甚至会觉得骨头酸痛、肌肉无力。血液中谷氨酸含量增高，限制人体对钙、镁、铜等必需矿物质的利用。尤其是谷氨酸可以与血液中的锌结合，生成不能被利用的谷氨酸锌被排出体外，导致人体缺锌。另外，日本研究人员认为，长期过量食用味精可能导致视网膜变薄、视力下降，甚至失明。味精吃多了，常常会感到口渴，这是因为味精中含有钠，过多摄入可导致高血压。60 岁以上的人对钠的摄入尤为敏感，所以，老年人和患有高血压、肾病、水肿等疾病的人尤其应该少吃味精。研究人员建议，每道菜不应超过 0.5 克。味精的不良反应产生的严重程度，会因为个人体质不同而有差异。

四、大脑的血液供应

脑组织几乎没有能源储备，需要血液循环连续不断地供应氧和葡萄糖，一旦脑的血液供应受到障碍，其后果是严重的。脑是人体最重要的器官，虽然质量仅占体重的 2%～3%，但正常成人全脑血流量为 800～1000ml/min，占每分心搏出量的 20%，葡萄糖和氧耗量占全身供给量的 20%～25%。脑组织耗氧量多，几乎无氧的储备，这就导致了脑对缺血缺氧耐受能力差。当脑血供中断导致脑缺氧时，6 秒钟内神经元代谢受影响，2 分钟内脑电活动停止，5 分钟后脑组织出现不可逆性的损伤。因此，足够的脑血流供应对保持正常的脑部功能和结构完整极为重要。

脑的动脉壁较薄，平滑肌纤维亦少，中膜和外膜均较相同管径的颅外动脉壁薄。供应大脑的动脉主要是颈内动脉和椎动脉。前者主要供应大脑半球后动脉后 1/3 和部分间脑、脑干和小脑。椎动脉入颅后形成基底动脉，其分支与颈后动脉发出的交通支相吻合，形成大脑动脉环（Willis 环），有调节脑血液供应的平衡作用。当动脉环的血流阻断时，侧支循环即可起到代偿作用以保证脑的血液供给。

由动脉环发出分支入脑，都由颅底向脑室方向辐射分布。供应大脑皮质的动脉环在皮质表面反复分支形成软膜小动脉丛，再由该丛发出皮质和髓质动脉深入脑实质。虽然存在丰富的血管吻合，但吻合支细小，对脑血流的调节和代偿能力较弱。脑灰质的毛细血管密度比白质丰富。脑组织的血流量分布不一，灰质（脑细胞集中的部位）的血流量高于白质（神经纤维集中的部位），大脑皮质的血液供应最丰富，该部位缺血易发生出血性脑梗死，白质的缺血易出现缺血性梗死。不同部位的脑组织对缺血、缺氧性损害的敏感性不同，皮质、海马神经元对缺血、缺氧性损害敏感，所以在不同部位可出现程度不同的病理损害。

脑血流量的自动调节受很多因素的影响，相互间的关系复杂，有关的因素包括：脑灌注压、脑血管阻力、化学因素和神经因素等。脑血流量的化学调节因素包括氧、二氧化碳，以及血液和脑脊液的 pH 值等。脑血管上分布的神经也能调节脑血流量。主要原因为动脉压、动脉静脉压力差及脑血管阻力。

（一）血压因素

正常情况下，脑血流量的自动调节功能在一定范围内是有效的，当平均动脉压介于 60 ~ 160mmHg 时，脑血管平滑肌可以随着血压的变化相应地收缩或舒张，使脑血流量保持稳定，这种作用称为脑血流量的自动调节作用，称 Bayliss 效应。当平均动脉压低于 60mmHg 时，脑小动脉舒张达最大限度，再降低，血管阻力不能继续降低，脑血流量减少；相反，当平均动脉压高于 160mmHg 时，或再升高，脑小动脉收缩达最大限度，血管阻力不能继续增加，脑血流量增多。高血压患者由于管壁的硬化，舒张功能减弱，脑血流量自动调节范围的上、下限均上移，当血压降低时，对低血压的耐受能力减弱，因此在急剧降压后会诱发脑缺血发作。

（二）静脉压的作用

在通常情况下，静脉压对脑血流量的调节作用是微不足道的。在脑部血液供应受引力影响时，静脉压却起着相当重要的作用，在头部垂直位时，头部水平的动脉压明显下降，使得脑血流量勉强维持。

（三）脑血管阻力

1. 颅内压。在正常动 - 静脉压力差的情况下，颅内压过高如超越 500mmH_2O，就显著增大血管阻力，严重减少脑血流量。颅腔内空间固定，如有脑水肿或占位性病变即会迫使总的脑血液容积和脑血流量减少。颅内压增高到一定程度时脑血流量可逐步减少，颅内压增高到接近平均动脉压时，脑血流量可以完全阻断。

2. 血黏稠度。脑血管阻力不仅与动静脉压力差有关，还与血黏稠度有关。血黏度增高，使脑血管阻力增加，可降低脑血流量，当血黏度降低，血管阻力减少，脑血流量可显著增加。

3. 脑小动脉管径。脑血管阻力因素中最主要和影响最大的是脑血管管径的改变，尤其是脑部小动脉的收缩和扩张。主要受以下因素影响。

（1）自主神经调节。颈动脉、椎动脉、基底动脉及其他较大的动脉分支均有颈交感神经末梢的分布。脑动脉的副交感神经支配迄今尚不清楚。刺激交感神经引起脑动脉收缩和脑血流量减少并不明显也不恒定。星状交感神经节阻滞虽然引起皮肤血管扩张，但并不引起脑血管张力或脑血流量的改变。刺激迷走神经的近端所引起的脑血管扩张，是由于血压下降所引起的自动调节反应。总之脑血流量的神经控制作用迄今尚未研究清楚。

（2）体液调节。①动脉内血氧分压：氧吸入可使脑动脉收缩和脑血流量减少。在一个大气压下吸入 85% ~ 100% 的氧气时脑血流量减少 13% ~ 15%，在三个大气压下吸氧可使脑血流量减少达 35%，氧气压力越高脑血流量越减少，这就使脑组织内氧分压维持在较恒定的状态，使中枢神经系统避免受高度压力下氧的危害。氧分压的降低可使脑血管扩张，减少脑血管阻力，从而增加脑血流量，但这种反应一般不明显。脑血管的扩张并非缺氧本身引起的，而是由于缺氧所造成的酸中毒所致；②动脉内二氧化碳分压：二氧化碳是迄今所知的使脑血管扩张、血管阻力减少、脑血流量增加影响最强的因素；③器官本身内在因素：这是指小动脉管腔改变的自动调节功能。其机制不明，可能是由于二氧化碳改变了动脉周围组织的 pH 而影响脑血流量。

（四）大脑血液循环的病生理

1. 高血压。脑血管有自动调节功能，在动脉压改变时脑血流量仍能保持相对稳定。但在脑血管病变脑组织功能受损或短暂缺血后，可使自动调节功能受损，此时该局部脑血管内的血流随血压的升高而被动地增减。慢性高血压的脑血管自动调节有效功能，处在血压较高的水平进行。如果血压降低至自动调节的下限时，脑血流总量减少，将出现灌注不足的症状。血压过分升高并超过一定限度，如平均动脉压突然升高超过平时的40%，则会影响脑血管自动调节功能。这种情况下脑血管病不收缩，脑血流量反而显著增加，导致过度灌注，引起严重的脑水肿及出血，此时应用任何扩张血管的治疗都是有害无益的。

2. 脑缺血与脑缺氧。任何原因引起的脑组织缺血、缺氧导致脑细胞代谢障碍，脑功能严重受损；同时由于酸性代谢产物的影响引起脑水肿；可导致脑组织产生微血管狭窄或闭塞、缺血。缺氧时间较长时，脑部胶质细胞增生，使脑组织呈不完全性灌注，导致脑组织损失进一步加重。

3. 高血糖。对缺血性脑血管病的病情及预后有显著的影响，由于糖尿病不仅引起微血管病变，还引起大血管病变。糖尿病引起动脉粥样硬化时首先损伤内皮细胞，使血小板在该处聚集性增高，形成血栓。糖尿病引起脂代谢的异常，加速动脉粥样硬化的程度。糖尿病时红细胞的变形能力下降，在血黏度高时易形成微小聚集物，引起毛细血管闭塞。高血糖加重酸中毒，导致脑组织坏死，由于严重的动脉粥样硬化、血黏度增高，同时影响梗死灶区的侧支循环，使梗死灶进一步扩大。

4. 脑血管痉挛。是脑梗死的原因之一。发生脑血管痉挛并非一定有脑功能障碍，当局部脑血流减低到每100克脑组织每分钟18毫升，才出现脑缺血症状。由于脑血管痉挛只引起管腔狭窄，故脑缺血或脑梗死不完全。

5. 血液流变学。血液的流动性和黏滞性是血液的基本物理特性，它决定血液沿着血管不停地流动，以保证人体各器官的血液供应，是各个器官和组织保持正常的生理功能的重要因素。影响血黏度的因素包括红细胞比容、红细胞聚集力、红细胞变性能力、血小板聚集性以及血浆或血清的黏度等。平均红细胞容积愈高，红细胞呈聚集状态、红细胞变形能力越低，可使血黏度增高，反之血黏度降低。血小板聚集可促发血管内凝血并形成血栓，因此对血黏度有影响。血黏度是反映血压物理特性的指标，清晨血液黏度达高峰，缺血性脑卒中的早晨发病与早晨血黏度呈高峰有一定的关系。

6. 高凝状态。是动脉或静脉血栓形成的主要病理基础或潜在的危险因素，分为原发性和继发性，原发性高凝状态是由于止血和抗血栓机制某些环节的特异性障碍所致。继发性可有高龄、自身免疫性疾病、糖尿病、妊娠、产后、口服避孕药、血液病等原因。血液高凝指标的异常，可作为预防性治疗的一项客观指标。

7. 凝血因子。由于某些原因使凝血和抗凝血平衡发生障碍，致使凝血因子增高或凝血因子被激活，或促凝血因子进入血液循环，引起血液凝固性增高，促发或引起血栓形成或栓塞。

8. 炎性细胞因子。近年来发现，炎性细胞因子在凝血和血管内皮损伤中有重要作用，尤其是在缺血性脑循环障碍中的表达和作用，更为明显。炎性细胞因子包括白细胞介素 - 1、白细胞介素 - 5 以及肿瘤坏死因子等，可能通过以下途径：经细胞间黏附分子调节，引起血管炎性反应；炎性细胞因子可直接激活血管内皮细胞，使血管通透性增加；影响血管舒缩活性物质的表达等情况，引起血栓形成，血管收缩，导致缺血性脑循环障碍和脑卒中。

9. 抗磷脂抗体。抗磷脂抗体是血清中可与阴性磷脂特异性抗体结合的多克隆免疫球蛋白，主要以 IgG、IgM、IgA 或其复合物的形式表现，包括抗心磷脂抗体和狼疮抗凝物，与很多免疫介导的血栓性疾病有密切关系，与缺血性卒中有关，临床表现主要是脑梗死和短暂性脑缺血（TIA）。

10. 代谢综合征。代谢性综合征主要组成为高血压、高血糖、腹型肥胖、胰岛素抵抗（伴或不伴糖耐量异常）及血脂异常等，胰岛素抵抗是其主要的病理基础，它们之间存在着复杂的协同关系，有致动脉粥样硬化作用，并易导致缺血性脑血管病。

五、认识脑脊液

脑脊液为无色透明的液体，充满在各脑室、蛛网膜下腔和脊髓中央管内。脑脊液由脑室中的脉络丛产生，与血浆和淋巴液的性质相似，略带黏性。

正常成年人的脑脊液约100～150毫升，比重测定: 1.005～1.009, 呈弱碱性，不含红细胞，但每立方毫米中约含5个淋巴细胞。正常脑脊液具有一定的化学成分和压力，对维持颅压的相对稳定有重要作用。患中枢神经系统疾病时，常常要做腰椎穿刺采集脑脊液进行检查，以协助诊断。脑脊液的性状和压力受多种因素的影响，若中枢神经系统发生病变，神经细胞的代谢紊乱，将使脑脊液的性状和成分发生改变；若脑脊液的循环路径受阻，颅内压力将增高。因此，当中枢神经系统受损时，脑脊液检测成为重要的辅助诊断手段之一。

在中枢神经系统内，脑脊液产生的速率为0.3毫升/分钟，日分泌量在400～500毫升。侧脑室内的脉络丛组织是产生脑脊液的主要结构。脉络丛主要分布在侧脑室的底部和第三、第四脑室的顶部，其结构是一簇毛细血管网，其上覆盖一层室管膜上皮，形似微绒毛。此微绒毛犹如单向开放的膜，只向脑室腔和蛛网膜下腔分泌脑脊液。也有人认为室管膜和脑实质也有产生脑脊液的作用。如果脑脊液产生过多，或循环通路受阻，均可导致颅内压升高。

脑脊液的流动具有一定的方向性。两个侧脑室脉络丛最丰富，产生的脑脊液最多，这些脑脊液经室间孔流入第三脑室，再经中脑导水管流入第四脑室。各脑室脉络丛产生的脑脊液都汇至第四脑室并经第四脑室的正中孔和外侧孔流入脑和脊髓的蛛网膜下腔。最后经矢状窦旁的蛛网膜颗粒将脑脊液回渗到上矢状窦，使脑脊液回流至静脉系统。脑脊液的回流（或吸收）主要取决于颅内静脉压和脑脊液的压力差以及血脑屏障间的有效胶体渗透压。脑和脊髓的血管、神经周围间隙和室管膜也参与脑脊液的吸收。

脑脊液不断产生又不断被吸收回流至静脉，在中枢神经系统起着淋巴液的作用，它供应脑细胞一定的营养，运走脑组织的代谢产物，调节着中枢神经系统的酸碱平衡，并缓冲脑和脊髓的压力，对脑和脊髓具有保护和支持作用。

正常脑脊液无色透明，新生儿脑脊液（因含有胆红素）、陈旧出血或蛋白含量过高时，脑脊液可呈黄色。新出血时进则呈红色或血性，须和穿刺误伤引起的出血鉴别，前者脑脊液血染浓度前后均匀一致，离心后上清液黄色或淡黄色，潜血试验阳性，红细胞形态边缘皱缩或破裂，而创伤性出血则反之。细菌性脑膜炎时，脑脊液可呈乳白色或绿色混浊，垂直静置后可出现薄膜样沉淀物，如结核性脑膜炎有由液面倒悬至试管底部的漏斗样蛛网状薄膜等，在薄膜样沉淀物中寻得细菌的阳性率一般较高。

关于脑脊液的功能目前仍有许多问题尚未解决，但许多研究表明，脑脊液不仅仅是一种脑组织的缓冲剂，因其循环特点和生物学功能而被称为"第三循环"，也具有多种生理功能。概括来说具有以下功能：

（1）对中枢神经系统的支持和保护功能。脑脊液最明显的功能就是包绕、支持和保护神经组织。脑脊液在颅腔和脊髓腔内形成脑和脊髓的"液体垫"，并为脑组织和脊髓提供浮力，以减少或消除外力对脑和脊髓的损害作用。1500克脑组织在脑脊液中仅重500克，由此可见，脑脊液在防止脑组织与颅骨接触方面的巨大作用。脑脊液系统在流体静力学上能较准确地对不同的生理刺激发生反应，这样，较脆弱的神经组织就可以得到来自脑脊液的缓冲，从而避免来自坚硬的颅骨和脊椎骨等外力的损害。

（2）调节颅腔和脊髓腔容积，保持颅内压的动态平衡。正常人颅内压的动态平衡与脑脊液的形成率、脑脊液在颅腔和脊髓腔内的积聚量（脑脊液的储存）以及脑脊液的吸收量密切相关。

（3）当脑血流发生变化时，脑脊液也补偿性地出现量的改变，从而使颅内压维持正常。脑血流增多或减少时，脑脊液则相应地出现减少或增多的适应性变化，以维持颅内总体积的不变或少变，以达到维持颅内压动态平衡的目的。脑脊液对颅内压的这种调节作用是有限的，最多只能达到颅腔内总体积的 10%，在生理条件下，对颅内压的波动，脑脊液完全有足够的能力来调节。但是，一旦颅内发生病理性改变，使颅内压的增高超过了脑脊液的调节范围，即可产生高颅内压。

（4）为中枢神经系统提供一个特殊的内环境，脑脊液的另一个明显的功能就是为神经组织提供一个专门的液体环境。在一定限度内，脑脊液的化学成分严格受到血脑屏障的调节，许多有毒或潜在有毒性的大分子或极性分子几乎全部排除在脑细胞间隙外。血脑屏障的功能就是限制血液中的代谢产物进出脑组织，并可以使细胞间液保持为一种低蛋白血浆产物。这种环境显然是神经组织发挥正常功能所必需的，可为生物电冲动的产生和传导提供一个良好的液体环境。

六、大脑健康的标准

人到老年，人们仍希望自己大脑灵活、耳聪目明，脑部功能衰退是大多数老年人最为惧怕的老年病之一。虽然长寿对很多人来说颇具吸引力，但现代老人更加关注生命质量，而脑健康至关重要。调查表明，大多数人的大脑反应力、注意力集中程度以及记忆力都会从 40 ～ 45 岁起显著下降。中老年人会经常出现由于慢性脑供血不足引起的头晕昏重、头痛等症状，且伴有心烦、耳鸣、急躁易怒、失眠多梦、记忆力减退、注意力不集中、健忘。据统计，中老年人群中 2/3 有不同程度的慢性脑供血不足，这不但是中老年多发病，也是脑卒中、痴呆等疾病发生、发展过程中的重要环节，被称为危害中老年人健康的"隐形杀手"。一般说来，老年人脑部疾病主要分为脑血管疾病和脑组织疾病。脑血管疾病最常见的是脑卒中，即出血性卒中（脑出血）和缺血性卒中（脑梗死、脑栓塞）；脑组织疾病最常见的即老年性痴呆。

目前，由于记忆力减退、脑萎缩而导致老年性痴呆等老年人脑健康问题已引起了医学领域和全社会越来越多的关注。据北京市一项调查显示，在 100 多万

60 岁以上的老年人中，就有 2000 多人患有老年性痴呆症。影响老年人脑健康的原因很多，首先是疾病的影响，包括脑卒中、脑肿瘤等在内的脑部疾病，另外高血压、心脏病、糖尿病、高脂血症、肥胖等疾病本身和使用的治疗药物也会引起脑损害。而一些神经变性疾病、代谢性疾病、内分泌性疾病等，几乎所有导致脑细胞损伤的疾病都可能最终引起痴呆。其次，一些不良生活方式如吸烟、饮酒、情绪紧张或者压力过大、睡眠障碍、饮食结构不合理、缺乏锻炼等，也可能造成脑损害。因此，老年人脑部疾病的防治，也是一项重大而细致的"工程"。

大脑是人体最重要的器官，是司令部。大脑担当着非常重要的职责：一是感觉外部世界；二是主持人体常规功能的运作；三是指导有目的的行动。人活着，就要力争活得快乐健康，就必须注重自我保健，特别要注重大脑保健。一个人要活得开心快乐、健康长寿，就必须重大脑保健。美国肯塔基大学流行病专家戴维·斯诺登说："大脑对人的健康和寿命起着非常重要的作用，锻炼和饮食虽然十分重要，但不会起决定性的作用。"由此可见，大脑健全、灵活，对人的健康和寿命，是起决定性作用的。所以，人到老年更要重视大脑的健康。那么，什么是脑健康呢？

脑健康就是脑器质完整无损和生理、生化代谢处于相对平衡状态。就反应功能或者从认识心理学意义上看，脑的健康就是外部刺激与脑的反应过程和结果之间具有相对的一致性和维持动态平衡；就个体经验或个体经验的社会含义来看，脑的健康就是脑的相当稳定的经验系统与不断变化着的社会现实之间能处于动态平衡之中。脑健康是一个过程，是脑在相互关联、相互影响的层面上的动态平衡过程，而健康状态就是这一过程中的相对稳定状态。

虽然长寿对很多老人来说颇具吸引力，但他们更加关注的却是生命质量，其中，脑健康尤为重要。如何衡量中国老人的脑健康呢？2009 年在中国老年保健协会召开的中国老年人脑健康学术研讨会上，专家们达成共识，认为脑健康有"六好"金标准，即：①思维清晰，表达好；②精力充沛，气色好；③心情愉悦，睡眠好；④日常生活，自理好；⑤和谐相处，行为好；⑥社会活动，参与好。具体标准为：

"表达好"是指老人在表达一个事物的时候能不跑题；

"气色好"是指在正常衰老后，血液循环基本正常，面部皮肤润泽；

"睡眠好"是指老人每晚至少要睡 6 个小时，中午再睡 1 个小时，睡醒后不会昏昏沉沉，有解乏轻快的感觉；

"自理好"是要求老人生活上要有自理能力，包括自己能照顾自己，有参加社会活动着装与主题活动协调等能力；

"行为好"是希望老人能处事乐观，态度积极，乐于承担责任，事无巨细不挑剔，保持良好心态，要宽容、平和，切忌焦虑和疑心，言行和谐，用爱去滋养身边的一切事物；

"参与好"就是老人要有较快的环境适应能力，具有一定的社会交往能力，无论在家庭还是社会，都要有主动参与的心态和适应能力。

那怎样才能达到"六好"标准呢？

首先表达好。应从药疗、食疗着手，保证脑部循环充沛，治疗与大脑相关的已有疾病。日常积极学习新知识，理解新事物，与人主动交谈，做到言辞有据，逻辑分明。

气色好。应从外调饮食，内调情志，适当运动三方面着手。老年人应该根据自身体质情况选择合适的膳食，适当增加补肾益脑的食品，如核桃、芸豆等。平时注意保养"精气神"，经常谈笑风生，坚持运动。

睡眠好。大脑充分休息，对提高智力水平大有帮助。宁静益智，噪声损脑。营造避光、避免噪声的睡眠环境，睡前足浴、按摩等都能使睡眠更香甜；卧床后尽量不想事，争取尽快入睡。

自理好。生活行为自理好可间接反映大脑处理问题的能力。研究发现，遍布双手的末梢神经与脑有着千丝万缕的关系，因此，勤用双手、活动手指可显著强化脑功能。老年人应尽可能地积极参与家务及社会活动，强化锻炼，并注重能适应各种场合的仪表与着装。

行为好。老年人应尽量争取从心理上融入家庭及社会，使自身的行为符合家庭及社会的行为规范及道德准则。

参与好。是指老人要营造良好的家庭及社会氛围，并处理好个人和群体的关系。抑郁症和老年性痴呆通常是影响老年人脑健康的两个重要问题。有抑郁症的老人应调整睡眠，开阔胸襟。另外，退休前可以多培养些与工作无关的爱好，以预防退休综合征的出现，减少抑郁症的可能。此外，控制体重、多听音乐、营造芳香居室等，都是保持脑健康的好方法。

第二章 大脑的营养代谢特点

人类大脑有 140 多亿个神经细胞，重量仅占体重的 2% ~ 3%，但所消耗的氧气及能量物质却占全身总消耗量的 1/5，可见其代谢的旺盛。遗憾的是：功能无比复杂，代谢如此活跃的大脑竟然是物资最贫乏的器官，既无氧气的储存又无能量物质如葡萄糖和高能磷酸化合物的储存，全部依靠血液的供应，因此保证大脑正常的血液循环尤其重要。与其他器官相比，这是致命的弱点。如果完全中断氧气和能量物质的供应，数秒钟之内神经细胞就会耗尽其贮存，8 分钟左右整个大脑功能就会陷于瘫痪。当然，在人发生任何疾病的情况下，一般不会发生这种完全中断供应的情况。

脑的活动瞬息万变，需要大量能量的及时供应。脑细胞本身的生物高分子（核酸及蛋白质）的合成以及神经递质的合成与释放固然都是耗能的过程，但这些尚不足以说明为什么脑细胞的功能活动较之其他组织细胞要消耗更多的能量。脑的能量消耗主要在于经常不断地把 Na^+ 泵出细胞外，使去极化（depolarization）后的膜迅速恢复膜电位，以维持神经的兴奋和传导。脑的代谢率（metabolic rate）是很高的，它可以用单位时间的耗氧量（oxygen consumption）和基质消耗量或产物生成量作指标来表示，如表 2。

表2　正常青年男子的脑血流量和代谢率

	每百克脑组织	全脑
血流量（ml/分）	57	798
耗氧量（ml/分）	3.5	49
葡萄糖消耗（mg/分）	5.5	77
CO_2生成（ml/分）	3.5	49

　　脑血流量占心输出量的15%，耗氧量占全身总耗氧量（约250ml/分）的20%，然而脑的重量只不过占体重的2%。分析流入和流出脑组织血液的化学成分（动／静脉差法）发现，除了葡萄糖外，其他可作为能源的物质没有明显减少。由上表可见每百克脑组织每分钟产生的二氧化碳和消耗的氧均为3.5ml（156微克分子），呼吸商（respiratory quotient）为1。再者，按化学计算（1克分子葡萄糖完全氧化要消耗6克分子的氧），葡萄糖的消耗率还稍高于氧的消耗率。

一、脑内碳水化合物的代谢

　　脑组织是以葡萄糖的氧化来供能的，甚至可以说，至少在正常条件下，脑组织惟一利用糖作为能源。因为脑中糖原含量很少（小于0.1%），所以必须依赖血糖的供应。虽然脑组织还可以利用酮体，但必须以低血糖为前提，例如在饥饿引起酮血症（ketonemia）的情况下。如果血糖和血酮体均增高时（糖尿病酮血症），脑仍然优先利用葡萄糖以供能。有人认为，脑利用酮体作能源是对饥饿时低血糖的适应，长期慢性饥饿的人，脑的耗氧量的一半可用来氧化酮体。

　　脑细胞含有完整的糖酵解（EMP）酶系，己糖激酶活性约为其他组织的20倍。

但是即使最大限度地发挥糖酵解的作用也不能满足供能的需要，而必须依赖糖的有氧氧化。所以氧的供给一刻也不能中断。由于脑组织主要依赖糖的有氧氧化供给能量，所以它对缺糖和缺氧均极敏感。血糖下降 50% 即可致昏迷，而中断（流向脑的）血流几分钟就可引起死亡。临床上使用大剂量胰岛素作为治疗手段也可以引起昏迷。胰岛素对脑的这种影响，现在认为是间接作用的结果，也就是因为胰岛素降低了血糖之故。因为胰岛素是大分子物质，它不能透过血脑屏障，这和对其他组织或周围神经组织的作用不同。在那些组织，胰岛素的作用可能主要是直接影响其对葡萄糖的摄取。

脑内 ATP 的水平甚高，它的合成和利用均很迅速。据测定，脑内 ATP 末端磷酸基的半数更新时间平均只有约 3 秒钟，脑组织的磷酸肌酸（CP）水平比 ATP 还要高，它可看作是 ATP 末端高能磷酸键的一种贮存形式。在磷酸肌酸激酶（CPK）的催化下，ATP 和 CP 可相互转变。

老年人会随着年龄的增加，出现一系列的"老化现象"，而脑血流量的减少尤为显著。正常成人在休息状态时，脑血流量占心输出量的 16%。人脑的重量虽然只占人体重的 2% ~ 3%，但人脑的耗氧量却占人体总耗氧量的 20% 左右。人的脑组织本身几乎没有一点供能物质的储备，全部依靠脑循环带来的新鲜血液及其里面的氧气来维持生存和执行正常的生理功能。所以，脑组织对缺氧十分敏感。70 岁左右的老年人，即使没有脑血管疾病，脑血流量也会较年轻时减少 20%。因此，老年人对缺氧更加敏感，稍做激烈运动或室内通风不良时，便会出现头昏、头痛等症状。

二、脑内脂类的组成和代谢

除脂肪组织外，脑是全身含脂类最多的组织，脂类约占脑重的 60％，而脑组织中的脂类几乎全是类脂。其中主要是磷脂质和亚油酸等不饱和脂肪酸。脑细胞内的核、线粒体、小胞体等的膜就是这种脂质构成的。神经纤维里的固体形态有 1/3 以上。酶有 1/4 以上的成分，也是这种脂质。它在神经兴奋的传达以及能量产生等方面有比蛋白质更重要的作用。如果分别测定脑灰质和脑白质的化学成分，就会发现灰质含水分和蛋白质较多，脂类仅占干重的 1/3；而白质中的脂类含量较多，约占干重的 55%。表 3 为正常成人脑的脂类组成。

表3　正常成人脑的脂类组成

成分	灰质			白质		
	温重（%）	干重（%）	总脂（%）	温重（%）	干重（%）	总脂（%）
水	81.9			71.0		
总脂	5.9	32.7	100	15.6	54.9	100
总磷脂	4.1	22.7	69.5	7.2	25.2	45.9
胆固醇	1.3	7.2	22.0	4.3	15.1	27.5
总半乳糖苷脂	0.4	2.4	7.3	4.1	14.5	26.4
总神经节苷脂	0.3	1.7		0.05	0.18	

　　由上表可见，以湿重计，脑白质中脂类含量约 3 倍于灰质。这种差别主要是由于白质中的神经纤维外包裹髓鞘，而髓鞘的脂类可高达干重的 70% ~ 80%。脑中的类脂主要用以构成神经元的质膜和髓鞘。这些膜性结构与其他组织细胞的膜结构有共同之处，即都是由类脂与蛋白质构成的复合物，但在类脂的组成和代谢上亦有一些特点。尤其是髓鞘，它含有某些特殊的类脂成分，这些成分或者仅见

于髓鞘，或者髓鞘中含量较多，而在其他组织中则较少见，例如缩醛磷脂和脑苷脂。

　　脑不从血中摄取脂肪酸，本身也不含游离脂肪酸，那么组成这些类脂的脂肪酸是从哪里来的呢？实验证明，脑中的脂肪酸和胆固醇都可由乙酰 CoA 合成，而乙酰 CoA 的主要来源还是葡萄糖。

　　髓鞘形成之前的未成熟的脑组织含胆固醇和磷脂较多，而含脑苷脂极少，脑苷脂合成酶系的活性也极低。当髓鞘形成时，此酶系的活性升高，脑苷脂的含量亦相应增多，髓鞘形成与神经系统的发育和功能密切相关，而髓鞘脱落是神经系统疾病的重要的病理改变之一。髓鞘的代谢特点是正在进行髓鞘形成时代谢很快，一旦形成之后就变得很慢，成为体内最稳定的一种结构。这是由于髓鞘缺乏催化类脂分解代谢的酶系。已经形成的髓鞘，除了个别成分（如三磷酸肌醇磷脂）有较高的更新率外，其他磷脂和胆固醇等的更新率均甚低。

三、脑内蛋白质的代谢与功能

　　在构成脑的成分中，蛋白质占 30％～50％。蛋白质是由多种氨基酸组成的。研究指出，在人体中，氨基酸一般需要数十天才更新一次，而大脑中的氨基酸，则每隔数小时便需要更新。脑内含量最多的氨基酸是谷氨酸，它的含量是身体其他部分含量的 100～200 倍。它是大脑兴奋和抑制物质的重要组成成分，并能够消除脑代谢中产生的氨的毒害。适量摄入含谷氨酸丰富的食品，对提高智力低下儿童的智商，有明显效果。赖氨酸能够使人的精力集中，对儿童智力发育有显著影响。色氨酸对 5 - 羟色胺的产生有刺激作用，该物质能够刺激大脑神经元的活动，而有益于智力的提高。

　　脑的游离氨基酸组成与血浆有很明显的差别，这是由于血脑屏障的特点和脑本身氨基酸代谢特点造成的。脑和血浆中某些游离氨基酸的含量对比见表 4。

表4 人脑和血浆中某些游离氨基酸的含量

氨基酸	脑（微克分子／克）	血浆（微克分子／毫升）
谷氨酸	10.6	0.05
N - 乙酰天门冬氨酸	5.7	/
谷氨酰胺	4.3	0.7
γ - 氨基丁酸	2.3	/
天门冬氨酸	2.2	0.01
色氨酸	0.05	0.05

由表 4 可见，脑中游离氨基酸以谷氨酸（Glu）含量最高，它比其在血浆中的浓度要高出 200 倍以上。谷氨酸、谷氨酰胺（Gln）和 γ - 氨基丁酸（GABA）三者含量总和约占脑中游离氨基酸总量的一半。所以，在脑的氨基酸代谢中，谷氨酸占有重要位置。

然而，谷氨酸难以通过血脑屏障，脑内谷氨酸来源于自身的合成，同位素示踪实验表明脑内谷氨酸合成的原料是葡萄糖，它来自血糖。葡萄糖进入脑细胞后先转变成 α - 酮戊二酸(α－KG)，后者可在谷氨酸脱氢酶的催化下转变成谷氨酸，亦可经转氨基作用生成谷氨酸，谷氨酸在谷氨酰胺合成酶的作用下与氨结合成为谷氨酰胺，所生成的谷氨酰胺与谷氨酸不同，可以通过血脑屏障而进入血中，这样，脑组织从血中摄入葡萄糖，通过代谢，清除了脑中的氨，以免氨的积存危害脑的功能。

脑中谷氨酸代谢的另一个特点是脱羧生成 γ - 氨基丁酸（GABA），催化此反应的酶是谷氨酸脱羧酶（GAD），它需要磷酸吡哆醛作辅酶。GABA 是一种抑制性的神经递质，仅见于中枢神经系统。脑内 GABA 主要贮于灰质，特别是纹状体、黑质、小脑的齿状核等处。

GABA 对中枢神经元有普遍性抑制作用。1963 年曾有人提出，GABA 能作用于突触前神经末梢，减少兴奋性递质的释放，从而引起抑制。这种效应称为突触前抑制。GABA 在脊髓中的作用就是以突触前抑制为主。在脑内则 GABA 主要是引起突触后抑制。睡眠时皮质释放 GABA 增多，因此有人认为 GABA 可能与睡眠、觉醒的生理功能有关。

在神经元胞体和突触的线粒体内含有大量的 γ-氨基丁酸转氨酶（GABA-T），它可催化 GABA 与 α-酮戊二酸之间的转氨作用，生成琥珀酸半醛和谷氨酸。这可看作是 GABA 灭活的一种方式。GABA-T 也是需要磷酸吡哆醛（维生素 B_6）作辅酶，但与 GAD 比较，它同磷酸吡哆醛的亲和力大，所以当体内维生素 B_6 缺乏时，主要影响 GAD 的活性。例如，使用异烟肼治疗结核病时，由于异烟肼能与维生素 B_6 结合成异烟腙，加速维生素 B_6 从尿中排泄，引起脑组织内维生素 B_6 浓度下降，GAD 活性亦下降，结果 GABA 的合成受阻，容易使中枢过度兴奋而发生抽搐等症状。所以长期使用异烟肼时应合并使用维生素 B_6。此外，临床上对于惊厥、妊娠呕吐的患者，也常使用维生素 B_6，其道理也是提高脑组织内 GAD 的活性，使 GABA 生成增多，中枢抑制相对加强。

谷氨酸脱羧酶与 γ-氨基丁酸转氨酶的协同作用对保持脑中 GABA 一定浓度有重要意义。两种酶的最适 pH 不同，GAD 的最适 pH 为 6.5，而 GABA-T 的最适 pH 则为 8.2。由此可见，脑细胞内 pH 稍有变动就可明显改变这两种酶的活性对比。当酸中毒时，脑中 GAD 活性增强而 GABA-T 活性减弱，可致脑中 GABA 水平上升，呈现中枢抑制；反之，当碱中毒时脑中 GABA-T 活性增强而 GAD 活性减弱，脑中 GABA 水平下降，易于发生痉挛。

尚须指出，谷氨酸对神经中枢有兴奋作用，而其脱羧产物 GABA 却有抑制作用，所以谷氨酸的代谢与中枢的兴奋和抑制调节有关。此外，通过 GABA 代谢旁路，也把脑的氧化代谢与兴奋抑制功能联系起来了。

第三章　大脑的衰老与退化

　　每个人都要经历从成熟到衰老的过程。我们判断一个人是否衰老首先是从他们外表的变化看出来的，比如他们花白的头发，增多的皱纹，老年斑等等，这些都是我们直观可以看到的。其实，在我们无法直接看到的大脑内部，也随着年龄增长会出现一系列的老化征象，比如CT检查会看到大脑皮质的变薄、脑室扩大，生化检查各种神经递质分泌水平减退等，这些都是内在的老化。这些变化引起了我们极大的兴趣，在我们外表迅速老化的同时，我们的大脑，作为整个生命体的最高生命中枢，它为什么会老化？它的老化是如何发生的？它的老化怎样影响我们的情感、学习和记忆，又是如何影响到整个身体的生命活动呢？在现代科技条件下，大脑的老化能否延缓呢？

一、脑老化与神经系统退行性变

　　研究认为，人出生后脑神经细胞即停止分裂增长。自20岁开始，每年丧失0.8%且随神经细胞的种类、存在部位等的不同而选择性地减少。60岁时大脑皮质神经和细胞数减少20%～25%（可能是老年痴呆、记忆力减退、失眠、不能控制情绪的主要原因）；小脑皮质神经细胞减少25%（可表现为步态不稳、平衡能力下降等）。70岁以上老人神经细胞总数减少可达45%，脑室扩大，脑膜增厚，脂褐素沉积增多（外在的表现是老年斑），从而影响细胞的代谢和功能；脑动脉硬化，血循环阻力增大，脑供血供氧减少，耗氧量降低，导致脑软化。约半数 65 岁以上的看似正常的老人其脑部都可或多或少发现缺血性病灶——多发性腔隙性梗塞。

大脑随着年龄的增长可在组织形态学和神经生化方面发生一系列的变化，这些组织形态及生化上的变化必然造成脑功能上的衰退，这些是脑老化的基础。与"正常的脑老化"不同，一些老年人会出现病理性脑老化，即神经系统退变性疾病。最典型的疾病有阿尔茨海默症（AD）和帕金森症（PD）。

正常的、健康的脑老化现象，与脑的结构与功能已发生病变、出现以个体行为和认知能力等异常为基本临床表现的神经系统退变性疾病（如 AD 和 PD）是两个相互独立、有显著差异的生理和病理现象。即脑老化并非引起神经系统退变性疾病的原因。但是，已有越来越多的证据表明，二者具有相互重叠的临床和神经病理特征、相似的病因和病变发生机制。如在一些明确的家族遗传性神经系统退变性疾病的人群中，病变的形态和位置有相当的一致性；但同时，其临床症状却存在很大差异，有 AD 样症状，有 PD 样症状，也有 AD 和 PD 相互重叠的现象，甚至生前"健康"无症状的老年人在死后的尸检中也发现了相同的 AD 或 PD 样病理特征。这些是否意味着大脑的正常老化与神经退变性疾病有共同的病变基础或是因为个体的遗传背景、病变的程度以及不同神经元的生存能力相对差异对各种损伤的敏感性不同，导致不同个体才会有健康、疾病之分。

二、老年人的神经病理学变化

研究表明，脑重量在 40 岁后随年龄增长而减轻，60 岁后变化明显，70 岁时只有年轻时的 95%，80 岁时只有 90%，90 岁时只有 80%，一般老年人的脑重量与年轻人（20 ~ 30 岁）相比，可减少 50 ~ 150 克。脑的增龄性萎缩的发生率为 80%，主要表现为脑回变窄，脑沟加宽，脑室体积扩大，这些变化主要发生在脑皮层的额叶、其次是顶叶和颞叶，与正常脑老化相似，AD 患者病理解剖也发现了同样的现象，只不过 AD 脑萎缩的发生率更高（95%），且呈弥漫性，几乎涉及大脑各部，但仍以额叶最明显。因为某些病例的脑萎缩并不明显，所以这并不是确诊 AD 的必要条件。至于 PD，过去认为脑萎缩不是其特征性病变，但近年来发现它有与 AD 类似的更为普遍的脑萎缩。

（一）神经元减少

很多研究结果表明，随着年龄增长，神经元数量减少，而神经胶质细胞数量增加，这是脑老化的基础性变化。AD 主要以脑内隔区、Meynert 基底核等部位的胆碱能神经元明显减少为主。而 PD 神经元的变性坏死主要集中在黑质的多巴胺神经元、蓝斑的去甲肾上腺神经元等。据报道，脑桥核（NPP）中的胆碱能神经元在不同的神经系统退变性病变中都会引起不同程度的减少，且此病变过程至少在一定程度上与老化过程相关。研究发现，神经胶质细胞的数量和体积在 60 岁后明显增加，但是，PD 和 AD 患者大多数出现胶质细胞的病理性增生和异常活化，释放自由基等毒性物质增多，加速了神经元的变性。这些结果均提示老年人对新记忆的衰退与神经元数减少有关。

（二）老年斑、神经元内纤维缠结与路易小体

阿尔茨海默症（AD）和帕金森症（PD）的神经病理学诊断主要是通过观察特定神经元群体的损伤程度，以及尚存的神经元核周体中包涵体存在的情况来实现的。一般认为，脑组织的老年斑（SP）和神经纤维缠结（NFT）是 AD 病理诊断所必备的典型特征；而黑质中出现路易小体（LB），则是 PD 病理诊断的重要依据。在正常老年人脑组织中，研究表明海马 CAI 区的细胞最易形成 NFT，且 40 岁时在蓝斑、60 岁在黑质也有 NFT 的发现；而大脑皮质和基底节 SP 密度也随着年龄增长而逐渐增多；同时研究还发现，AD 患者的 NFT 和 SP 的密度以及在脑区的分布都超过了正常衰老个体，且 NFT 与 SP 的密度与痴呆程度有很好的相关性。应用立体测量学技术定性、定量分析脑老化的结构变化后发现在正常衰老个体中，

这三种包涵体均会出现。尽管其数量较少，但 80 岁以后，很难以此来区别 AD、PD 患者大脑和同年龄正常人的脑。最近的研究发现，大量神经元内纤维缠结中的微管蛋白（Tau 蛋白）不仅是 AD 病理诊断的典型特征，且病理性的 Tau 蛋白基因变异可能是导致神经退变性疾病发生的主要原因之一，故有人认为，AD 和 PD 的发生，与这些损害超过了一定的"阈值"水平有关。

（三）大脑衰老找到又一"主谋"——星形胶质细胞

为什么人到中老年，脑子逐渐不听使唤？一种名叫神经炎症的病理过程对此负有不可推卸的责任——无论自然衰老还是患上了阿尔茨海默症、帕金森症等中枢神经系统退行性疾病，大脑内的神经炎症反应都被发现普遍存在且异常活跃。我国科研人员新近发现，正常生理情况下出演"正面角色"的星形胶质细胞，竟是这背后的"反派主谋"之一，在"刹车失灵"的情况下从"天使"变成"魔鬼"。

人脑内的主要细胞分神经元、胶质细胞两种，前者占 10%，后者占 90%。星形胶质细胞，是胶质细胞的一种，其"正面角色"是中枢神经系统的支持细胞。和它"共事"的另一类胶质细胞，名叫小胶质细胞。大脑正常生理功能和状态的稳定维持，都离不开脑内这两种胶质细胞的"精细活儿"——调节与保护。不过，当它们过分活跃的时候，对大脑健康可不是一件好事，因为这两种胶质细胞的异常活化和多种炎症因子的释放，会构成大脑的神经炎症反应，进而促进免疫功能的失调和疾病的发生发展。

研究发现，星形胶质细胞也会成为神经炎症的"主谋"，关键取决于该细胞中的"刹车"——多巴胺 D_2 受体（Drd2）。Drd2 正常时，能抑制炎症，星形胶质细胞是"天使"，是神经元的"好朋友"；Drd2 缺失时，会促进炎症，星形胶质细胞就成了"魔鬼"，成了神经元的"敌人"。这也解释了为什么进入中老年后大脑的免疫应答功能会逐渐失调，因为 Drd2 及其配体多巴胺的水平在中老年人群中均呈现进行性下降。而 Drd2 是脑内神经炎症反应的重要"刹车"，它在胶质细胞内的水平下降能显著地给炎症因子"火上浇油"。

国外最新报道称，脑老化可能从 45 岁就已经开始。此项研究，让科学家对星形胶质细胞和多巴胺受体在脑衰老中扮演的角色都有了新的认识，也为找到早期阻断大脑神经炎症的途径指明了方向，这对延缓脑衰老和控制中枢神经系统退行性疾病的发生和发展都具有重要的理论意义。

三、中枢神经递质代谢的生化改变

老年人大脑内多种神经递质的合成及作用能力皆有所下降，导致老年人健忘，智力减退，注意力不集中，睡眠不佳，抑郁、焦虑，动作迟缓，运动震颤，痴呆等。

（一）乙酰胆碱（ACh）

ACh 是研究较早，也是研究较为成熟的神经递质。研究发现，正常人 28 到 70 岁时，此酶活性在达到峰值后即随年龄增长呈线性下降，70 岁以后下降并不明显；而 AD 患者在此期却下降 70% ~ 90%，且发现在海马区 ChAT 活性的丧失只见于 AD 患者和有 AD 样症状的 PD 患者，这与认知障碍有关。新近研究证实，AD 患者脑内一方面正常神经元内乙酰胆碱酯酶（AChE）活性降低（可能是 ACh 缺乏的继发反应），另一方面 NFT 和 SP 内游离于神经元之外的 AChE 活性显著提高，它们可大量水解 ACh，使皮层 ACh 活性进一步降低。ACh 减少的程度与痴呆的严重性呈正相关，动物实验还提示脑内 ACh 不足主要与学习记忆能力缺陷有关。且胆碱药物能改变人的记忆和其他认知能力。

（二）儿茶酚胺类递质

多巴胺等儿茶酚胺类递质在老年人的某些脑区含量下降。研究发现儿茶酚胺类合成酶，如多巴脱羧酶（DDC）、酪氨酸羟化酶（TH）的活性在基底节和杏仁核等区下降，而其降解酶如单胺氧化酶（MAO）的活性在尾状核、菱脑和额皮层等区上升。儿茶酚胺类酶系统的变化表明儿茶酚胺类递质的合成能力在下降，而分解活动却在上升。进一步研究发现，百岁老人壳核区神经元的多巴胺（DA）含量与20岁个体相比下降25%，且该区神经元突触前膜DA的再摄入位点数量减少70%。这些与PD有相当的相似性。PD的主要生化异常是由于患者中脑黑质DA能神经元损伤，表达的TH减少或者活性降低，造成脑内DA含量明显减少，引起锥体外系病变，其核心症状是静止性震颤，肌僵直和运动迟缓三大症状；另有研究发现，90岁老人的尾状核、壳核、黑质等区DA能神经元突触D2型受体的数量减少40%，而D1型受体没有明显变化。而在PD的病理中主要涉及的也就是D2受体的损伤。

（三）氨基酸及肽类递质

在正常脑老化过程中 γ - 氨基丁酸(GABA)递质系统受年龄影响较小。有报道，在年老过程中GABA合成酶——谷氨酸脱羧酶的活性在丘脑和基底节下降，此外在颞叶处也有下降，而额皮层无变化。Allen等同时也发现颞叶皮层的GABA受体的数量有增加。但在AD患者脑内发现GABA浓度显著降低，皮层GABA受体也明显减少。脑内GABA受体分布于相关递质系统的突触前后，调节谷氨酸（Glu），DA，去甲肾上腺素（NE），5 - 羟色胺（5 - HT）等递质的释放，损伤后可引起严重的皮质功能障碍。这可能是AD患者智力减退的原因之一。

此外，科学家还发现老龄鼠前脑的Glu释放量随年龄变化均有不同程度下降。Glu作为神经元的保护剂，在PD的发生中举足轻重。Glu缺乏，直接导致过氧化物生成过多，产生的氧自由基既可以直接损伤神经元，也可以通过损伤线粒体复合物 - Ⅰ而影响神经元的能量代谢。

（四）神经递质之间的调节

随着年龄增长，神经递质系统内酶的活性出现不平衡，导致不同递质系统间的协调活动随之出现不平衡。例如正常人大脑中锥体外系运动功能的调节取决于 DA、ACh 和 GABA 的平衡，随着年龄增长，基底神经节内上述三个递质系统间的协调活动逐渐失衡，使运动能力及运动协调能力减退，甚至出现运动性障碍等 PD 症状。由此可见，某些疾病，不仅取决于单一神经递质的增减，而与几个递质之间是否取得平衡有关。

四、大脑衰老的病因机制

无论是雄才大略的伟人，还是平平淡淡的平民百姓，谁都无法抗拒时光的流逝。随着年龄的增长，身体的各个器官逐步发生退化，大脑这一中枢司令部也概莫能外。那么，大脑的衰老与哪些因素有关呢？

（一）自由基与线粒体损伤

细胞是人体生命最基本的单元，细胞中还有许多微小的器官承担特定的职责，这些微小器官叫作细胞器，比如线粒体、内质网、溶酶体等等。

线粒体，是细胞中最重要的一种细胞器，它的主要职责就是生产能量。线粒体是细胞的"能量工厂"，提供生命体赖以生存的几乎全部能量，生命体中最重要的能量载体——ATP，就是在线粒体中合成的。线粒体合成 ATP 的过程，也就是给生命体供能的过程，这个过程非常复杂，并且需要耗氧，叫作"氧化磷酸化"。

越来越多的证据表明氧化应激和线粒体异常参与了神经系统退变性疾病的发生。线粒体 DNA 的变异，无论是先天遗传，还是后天所致，都可引起线粒体内电子传递链功能损伤，从而引起 ATP 生成减少，产生破坏性的自由基和病理性的钙超载。这些毒性结果又可引起线粒体的进一步损伤，以致造成细胞死亡。线粒体的变异和氧化应激反应在神经系统退变性疾病的作用已被许多实验模型所证明。

在正常脑衰老过程中，同样也发现轻微但持续性的能量生成下降及能量需求增加，紧张情况下能量缺乏加重，线粒体 ATP 生成和释放下降及神经元胰岛素受体失敏。如果这种状态长时间持续，会导致大脑糖代谢失调及脑细胞能量不足、功能降低，这种异常可能是散发性迟发型 AD 发病的危险因素。

对于高能量低营养、Ω-3 脂肪酸不足、油炸食品、重金属超标等危害性食物，线粒体相当敏感。由于这些食物中缺乏维生素、类黄酮、微量元素等天然抗氧化剂成分，加剧了对线粒体的破坏。同时线粒体对于吸烟、环境毒素、病毒、炎症因子也极端敏感。这些破坏性的因素会相互叠加、加大氧化压力（或说"锈蚀"作用），使线粒体遭受重创，无法发挥正常功能，最终导致线粒体功能下降。线粒体氧化应激导致线粒体能量代谢失调，进一步损伤线粒体，从而促进神经退行性疾病的发生发展。而线粒体营养素以及抗氧化营养素可以通过增强抗氧化酶活性或降低活性氧的生成这两种机制，有效地保护线粒体免受氧化损伤，改善线粒体的结构和功能，进而对防止神经退行性疾病的发生发展具有重要作用。

（二）神经细胞凋亡

细胞凋亡是指为维持内环境稳定，由基因控制的细胞自主的有序的死亡。细胞凋亡与细胞坏死不同，细胞凋亡不是被动的过程，而是主动过程，它涉及一系列基因的激活、表达以及调控等作用，它并不是病理条件下自体损伤的一种现象，而是为更好地适应生存环境而主动争取的一种死亡过程。

近年来，脑老化被看作是环境因素作用于神经元引起神经元凋亡的结果。研究表明，神经细胞在发育过程中有 50% 的细胞凋亡，这是具有重要生理意义的细胞自然死亡。它在与年龄有关的衰老过程中可能是正常的。但是，不适当的或者是加速的细胞凋亡在慢性神经退变性疾病的细胞死亡发生发展中可能起着一定作用。研究证明，在脑老化过程中，自由基等引起的慢性氧化应激反应逐渐增多，更易诱发细胞凋亡

（三）激素对大脑的影响

激素对大脑有广泛的影响，研究结论较为明确的是性激素和糖皮质激素。科

学家们早已知道，随血液循环流动的性激素在大脑发育早期影响海马区的形成，这个区域对记忆日常事件和某些学习过程至关重要。不久前科学家们才开始认识到其他激素如雌激素以及包括可的松在内的应激激素可以影响成年人大脑的功能，这个消息让人亦喜亦忧。

长期的应激激素增多对大脑是有害的。持续的压力状态会改变脑细胞的结构及功能。研究显示，慢性压力状态能使大脑记忆中心海马区萎缩。斯坦福大学的科学家几罗伯特·萨波斯基通过动物实验发现，如果持续两周糖皮质激素保持在高水平就会出现神经元树突皱缩，信号的传递将受影响。不过令人欣慰的是，当糖皮质激素水平回落后树突还能够重新长出来。然而如果由于慢性压力使身体常年处于高糖皮质激素状态，神经细胞就会死亡，记忆力相应下降。洛克菲勒大学的著名神经学家布鲁斯·麦克尤恩说，这种情况造成的神经元缺失从各个方面看都与中风或脑卒中所导致的细胞死亡相像。压力还会产生自由基化学物质，使脑细胞萎缩和死亡。

在过去 20 年中，人类已经积累了大量的证据说明雌激素对大脑有益，尤其有助于保持和恢复记忆力。新的研究还表明雌激素使老年妇女大脑的记忆中心年轻化。老年妇女使用雌激素期间通过大脑扫描可看到，与短期记忆相关的区域呈现活跃状态。

雌激素作用的机制是什么呢？根据大量的研究，人们认为有几种途径。已知雌激素能够提高多种神经递质的活性，尤其是提高与记忆密切相关的神经递质乙酰胆碱的活性。雌激素还刺激神经细胞上的树突生长和新的突触建立，加强信息交流通道。另外最近的研究还证实雌激素是一种强大的抗氧化剂，能保护脑细胞免受自由基化学物质的破坏。细胞学研究表明雌激素可降低某些脑细胞毒素的毒性，如在阿尔茨海默症患者大脑中发现的谷氨酸和一种叫 β - 淀粉样蛋白的物质，它们能制造过多的自由基，雌激素则抑制这种毒性作用。

（四）细胞内钙稳态及细胞钙调节能力

大量研究证据表明，脑老化伴随着神经细胞内钙稳态的失调和细胞钙调节能力降低而发生。随年龄的增加，细胞内钙离子呈渐进性增加。其途径主要是通过细胞膜上钙通道开放和细胞内钙库的释放而引起。研究发现，随着老龄化的发生，细胞内的钙离子调控能力逐渐衰退。首先，细胞膜钙泵活性随年龄增加而显著降低，外排钙离子的能力明显降低；内质网膜钙泵活性是否随年龄变化，现仍不明。但已经证实，线粒体摄钙能力也随着年龄增长逐渐衰退，结果导致细胞内游离钙持续增加，钙稳态被破坏。钙超载使兴奋性氨基酸过度释放，产生自由基造成线粒体能量代谢障碍，此外，钙离子超载也可直接损伤线粒体，最终导致神经元死亡。

近年来，钙代谢及其体内平衡与老化及神经系统退变性疾病之间联系的研究格外引人注目。研究发现维生素 D 依赖型 28Da - D 钙结合蛋白（CB28K）广泛分布于神经组织、骨组织等。脑内的 CB28K 活性并不需要维生素 D 的调节，与神经元凋亡有关。采用放射免疫等方法测定了 PD 大鼠和 PD 患者 CB28K 的含量，用 CB28K 的 cDNA 探针测定了 CB28K 的 mRNA 含量，在老年大鼠的纹状体、脑干、和小脑内 CB28K 及其 mRNA 的含量降低 60% ~ 80%，而在大脑皮质及海马却未降低。与正常人比较发现，PD 患者黑质、海马和中缝背侧核的 CB28K 及其 mRNA 含量明显降低，提示该结合蛋白的基因表达降低可导致细胞内的钙缓冲失去平衡，导致钙离子介导的细胞毒作用。提示钙结合蛋白具有神经保护作用。另有学者已证明神经细胞内的游离钙离子浓度增高可导致神经细胞变性，而增加细胞内钙离子的结合可减轻这一损害。

五、精神压力和不良情绪对大脑的影响

人人都免不了遭遇压力，生病、跳槽、考试、离异等生活事件，都可能让人们体验到紧张、焦虑、恐惧等负面情绪。除了心理变化，压力的打击就像泰山压

顶一样，会从你的大脑往下传递，引起身体一连串应激反应。

以前的研究已经显示，像皮质醇这样的压力激素会增加心脏病和其他疾病的危险，现在新的研究则认为，压力激素还会使大脑发生萎缩。研究人员发现，体内含有高水平皮质醇的年长者在记忆力测试方面表现不好，而且脑中负责学习与记忆的海马部分较小。

加拿大蒙特利尔麦吉尔大学的研究人员说："压力在我们的生活中是普遍存在的，而且可被接受；许多研究认为，压力对高血压、心脏病等身体健康都具有负面影响，但很少有研究强调其对精神健康的影响；我们的研究则是直接研究了压力或压力激素对大脑功能的长期影响。"

发表在最近出版的《神经心理内分泌学》期刊上的这份研究报告称，在一系列的研究中，研究人员观察了年长者、年轻人以及儿童长期置于压力荷尔蒙之下对大脑功能的影响。

研究人员说，该项研究报告很清楚地显示出长期压力所带来的负面影响，这也解释了为何某些老年人的大脑功能不佳，有些老年人脑功能却良好。研究还发现，年轻人与儿童大脑内的皮质醇含量暂时性的增加对思考与记忆力具有负面影响，但这些损害只是暂时性的。

研究发现，位于大脑下部的下丘脑会分泌多种"释放"激素，激活位于它下面的垂体，使之释放一批"促进"激素，包括促甲状腺激素、促肾上腺皮质激素、促性腺激素等。接着，这些激素往下传导，作用于各自的内分泌靶腺，诱发更多的激素释放。其中，位于肾脏上方的肾上腺髓质部分最为重要，它分泌肾上腺素和去甲肾上腺素，直接刺激人体各器官。这一调节过程，被称为"下丘脑—垂体—肾上腺轴"。

肾上腺素和去甲肾上腺素大量分泌后，人的心跳加快、血压上升、呼吸短促，脂肪、蛋白质等储备能源迅速分解。另外，立毛肌收缩，使人"汗毛竖起来"；汗腺分泌，使人"大汗淋漓"。总的来说，整个机体就像被"叫醒"了一样，平时休养生息的细胞全都被动员起来。短时间的应激能激发潜能，增强适应力。但持续高压，身体会不堪重负，导致精神崩溃，健康毁在激素手里。

压力的确可以使你的大脑发生改变：重塑大脑的部分结构，帮助你应对生活中的压力。在短期内，这种压力反应是有益的，比如可以激发人的奋斗精神，但长此以往，这种压力反应会令人饱受折磨，有可能引起脑部和身体其他部位的疾病。一项新的研究确定了一种与压力有关的关键蛋白质，使人们对这种潜在有害变化的成因有了更深入的了解。

这种蛋白质名为脑源神经营养因子（BDNF）。实验发现，大脑中这种蛋白质数量异常的老鼠，尽管看上去与正常老鼠无异，但实际上它们已经长期饱受压力折磨。美国洛克菲勒大学的神经学家布鲁斯·麦克尤恩说："这项研究结果表明，BDNF是参与调节大脑可塑性的多种蛋白质之一。"假如研究人员能够设法去除或补充成年老鼠大脑中的BDNF，那么研究人员或许就能够知道在老鼠的发育过程中乃至成年老鼠体内，BDNF何时发挥的作用最大。这项研究还使人们更加了解了BDNF与激素之间的相互作用。麦克尤恩的实验室最近发现，BDNF基因的一种变体很可能与女性经前紊乱症状有关。

长期情绪不佳是很多疾病的催化剂，不但对大脑，对整个身心健康都很不利。学会调节情绪、化解压力，设法把工作变得有趣些，这或许比吃任何补品、药品都有益于大脑健康。

六、其他疾病对大脑的影响

1. **糖尿病对大脑的危害**。糖尿病是一种须要终身治疗并呈渐进式发展的慢性代谢病，由于身体长期处于相对高血糖状态，高血糖会逐步侵蚀血管和神经，导致人体的微循环和神经出现损伤，从而导致全身性的多种并发症。糖尿病对大脑的伤害表现在以下几个方面：

　　糖尿病可导致记忆力下降，糖尿病脑病是一些老年糖尿病患者的常见并发症，糖尿病脑病主要表现在糖尿病认知功能障碍。具体反应在患者身上的症状为：学习能力下降，记忆功能减退，语言、理解、判断等能力受影响，可伴有神情淡漠，表情呆滞，反应迟钝，严重者生活不能自理。而学习记忆障碍是糖尿病中枢神经系统并发症的主要表现。

　　在这些反应当中，1 型糖尿病患者主要在联想记忆和学习技能及注意力方面存在障碍。2 型糖尿病患者认知功能损害主要在学习和记忆方面。反复发作低血糖的患者常出现反应时间延长和注意力下降。此外，糖尿病患者伴发抑郁症概率明显高于普通人群。研究表明，糖尿病患者抑郁症状突出，不良情绪对糖尿病的代谢控制和病情转归有消极影响。

　　2. 高血压促发大脑衰老。新近的一项研究发现，不受控制的高血压在中年早期就能破坏大脑的结构和功能。研究发现，高血压可引起大脑萎缩，加速老年人记忆力及其他认知能力的丧失。脑萎缩会随着高血压患者年龄的增加而加重，因此高龄老人更易因高血压的长期影响而使大脑受损。除了记忆力减退外，脑萎缩的主要症状还有神情呆滞、反应迟钝、定向力障碍、行走不稳、手足震颤、头晕目眩等。CT 或核磁共振检查可发现，患者脑室扩大、脑沟增宽、脑回变平、蛛网膜下腔增宽或出现软化灶。

　　其实早在 20 世纪 80 年代，日本学者就通过 CT 发现老年高血压患者有脑萎缩迹象，怀疑脑萎缩是高血压长期作用的结果。美国国立保健研究所的一项调查表明，中年时期血压越高，25 年后智力性能力下降幅度越大，也怀疑可能与脑血管障碍等疾病有关。后来，美国国家老年研究所用更新的磁共振显像仪，对 18 例 51 ～ 80 岁、有 10 年高血压病史的患者，和 17 例同龄无高血压的健康者做对照检查，测算各人脑组织三面影像和脑室腔的百分比。结果表明，慢性高血压患者的脑动脉变厚，脑部血流减少，从而引起部分神经细胞脑白质组织受损死亡，随着年龄增加，脑萎缩加剧，可发展为阿尔茨海默症。

德国科学家研究也发现，高血压会使人脑正常的老化过程变快，因而高血压患者患阿尔茨海默氏症的风险比普通人可能要高。当人步入中年时，大脑神经细胞减少，重量减轻，开始自然脑萎缩。

3. **低血压加剧脑损伤。**我们已经知道，高血压会引发大脑的衰老，那低血压安全吗？其实，血压低也会导致一系列疾病的发生，因此老年人不仅要重视高血压，也要防止低血压。长期低血压对心脑的危害程度不亚于高血压，因为老年人存在不同程度的器官退行性病变，体内各种血压调节机制如压力感受器等敏感性均降低，自主神经对血管的调节机制减弱，加之老年人动脉硬化，血管的弹性差，心脏搏出量又跟不上，极易发生大脑缺血缺氧。由于大脑对缺血缺氧极为敏感，从而加速大脑的衰老。低血压引起脑组织的缺血性损害极为突出，患者常感头晕、头痛、眼前发黑、健忘、思维迟钝，容易发生缺血性脑卒中。

4. **颈椎病。**颈椎病压迫椎基底动脉可以导致脑供血不足，而引起头疼、头晕、恶心、视力模糊、记忆力减退等，长期脑供血不足，会引起高血压、脑萎缩、脑血栓、脑梗死等比较严重的后遗症。

七、心脏与大脑的关系

大脑本身并无氧气和能量储存，因此时时刻刻离不开血液循环来供应其足够的营养和氧气。所有对血液循环有害的因素，比如咖啡因、尼古丁、高血脂、高血糖、高血压，对心血管系统有害，对大脑也同样有害。保持良好的血液循环，是大脑健康的第一要素。

研究证实，心脏排血量（也称心排血指数）越大的人其大脑容量也就越大，这意味着他们的大脑也就更加健康。而且，心脏排血量最低的人与心脏排血量最高的人相比，前者大脑老化的进程要比后者早2年多，即使是没有患上任何心血管疾病的人，上述结论也依然成立。这些研究的首席作者、波士顿大学医学院阿尔茨海默症研究中心的神经病学副教授安吉拉·杰弗逊说："心排血指数低和处于中等水平的人群的大脑容量要小于那些心排血指数高的人群，并且心脏的健康状况与大脑的健康状况紧密相关。"

研究者选取了 1500 多人作为研究样本，他们的平均年龄为 61 岁，其中 54% 的人为女性，有明显心血管疾病的人被排除在研究范围之外。其中 2% 的人为吸烟者，9% 的人患有糖尿病，28% 的人患有高血压。研究者对这些志愿者的心脏和大脑进行了核磁共振成像扫描（MRI）以评估他们的心排血指数和大脑容量。统计结果证实了心脏的健康状况与大脑的健康状况紧密相关。如果人们的心脏不太健康，那么他们的神经、心理状况也容易受到损伤，也容易患上阿尔茨海默症。研究者还发现，心排血指数和大脑容量之间的相关关系在 60 岁以下的人群中最强。

美国心脏病协会的主席拉斐尔·萨克博士建议人们应当积极采取预防心血管疾病的措施，包括经常锻炼，合理饮食，保持正常的体重，不吸烟，控制血压和胆固醇，预防糖尿病，这样不仅会有益于心脏健康、血管健康，更有助于大脑健康。

八、影响大脑健康的生活因素

1. 睡眠不良。充足的睡眠是大脑发挥最佳功能的保证，清醒时大脑皮质前额叶功能最为活跃，能保证注意力、逻辑思维能力、语言能力及对环境的应变能力和迅速反应能力等正常发挥，睡眠不足会使前额叶的功能降低，从而影响脑功能的发挥。长期失眠不仅会影响大脑功能，也会在一定程度上影响智力。人的智力包括记忆能力、逻辑思维能力等，而记忆是大脑的一项重要功能，学习新事物需要大脑记忆的参与。当睡眠不足时会影响到大脑的记忆功能，从而影响智力。

2. 不用大脑。"利器不用会变钝，机器不开则生锈。"大脑亦是用进废退。勤用脑，善用脑，可使外界的各种信息增加传入大脑的机会，促进其血液循环，有利于保持脑神经细胞结构与功能的正常，从而使大脑有旺盛的活力。勤用脑可使思路宽阔灵活，潜力发挥充分，人即变得年轻聪明。如不勤于用脑，努力学习，大脑会愈来愈空。反之，若勤奋刻苦，持之以恒地学习，经常用脑，伴随知识和经验的不断增加，大脑会越来越聪明。

3. **过度使用。**脑功能很强大，也很脆弱，大脑能量消耗巨大，却没能量储备，所以过度"透支"脑功能会受到损害。脑科学研究成果表明，在年纪轻的时候，脑血流灌注充足，用脑增加时血液可提供足够的能量和氧气，满足大脑的需求。到了年老时，由于脑动脉硬化、血黏度升高等病理性因素，使大脑的供血供氧明显不足。所以，应避免过度用脑。

4. **过分饱食。**专家研究发现，长期饱食损害大脑健康。这是由于经常饱食，身体摄入的总热量远远超过机体的需要，致使机体脂肪过剩，血脂增高，会导致脑动脉硬化，引起"纤维芽细胞生长因子"明显增加。这种物质能使毛细血管内皮细胞的脂肪细胞增生，促使动脉粥样硬化的发生。目前，对于"纤维芽细胞生长因子"的增加，还没有特效药物来控制。经常饱食，促使大脑内生长因子增加，就会使大脑的氧和营养物质减少，使人记忆力下降，思维迟钝，严重者可发生中风。另一方面，经常过量进食，体内的血液大部分被调集到胃肠系统，以供消化所需。而人的大脑活动方式是兴奋与抑制相互诱导的，若主管胃肠消化的神经中枢——自主神经长时间兴奋，其大脑的相应区域也会出现兴奋，这就必然引起语言、思维、记忆、想象等区域的抑制，就会出现肥胖和"大脑不管用"现象。

5. **吸烟酗酒。**大量资料表明，吸烟与酗酒是各种脑病发病的最重要诱发因素，烟中含有大量的烟碱和尼古丁，它可以提高血浆纤维蛋白原的含量，促使红细胞凝集，导致白细胞大量沉积，使血液变黏稠，加速动脉粥样硬化的形成。大量抽烟可引起脑血管痉挛、血压升高，上述原因均可增加中风的发病率，是形成脑血管病的危险因素，可引起大脑供血不足，最后导致脑组织萎缩而罹患阿尔茨海默症。嗜酒也同样会造成大脑皮质的抑制功能减弱。

6. **药物不良反应。**不少药物对大脑会产生不良反应，老人用药时务必谨慎。

镇静安眠药、抗癫痫药、抗肿瘤药以及胃药都会影响大脑健康。

7. 饮水不足。"大脑进水了"虽是一句玩笑话，但也是事实。人体含水量最多的器官就是大脑。人的味觉和嗅觉随着年龄的增长而渐趋迟钝，老人就是由于不常感口渴，便很少喝水，造成体内水分补给不足，反而加速老化。除此之外研究者认为，最先受饮水不足影响的是大脑，天长日久，可导致脑的老化，加速脑细胞的衰亡。

8. 运动不当。运动可以保护和刺激大脑，并增强神经元的新陈代谢。运动可以增加脑的氧气和葡萄糖供应，同时还有助于排出脑细胞的坏死物质。运动可以增加脑细胞树突的体积和数量，对延缓脑衰老非常有益。但运动一定要适度，剧烈的运动可增加自由基的产生，促使脑衰老。

9. 沉默寡言。人们常说"沉默是金"，但是对于大脑而言，大脑怕的就是寂寞。大脑中有专司语言的叶区，经常说话也会锻炼大脑的功能，促进脑部疾病的康复。应该多说一些内容丰富、有较强哲理性或逻辑性的话，朗诵、唱歌等都有助于大脑健康。

10. 不良情绪。大脑是主要的思维器官，任何精神、心理的不健康状态都会给大脑带来不良影响，诸如愤怒、焦虑、忧愁、烦恼、悲哀等，都会对你的学习、生活和健康带来十分不利的影响。坏情绪不仅会引起大脑活动效率下降，而且有可能加速大脑的衰老。情绪波动超过一定限度后，甚至可造成脑血管破裂。

九、大脑老化的营养学因素

现在人们对饮食与健康的关注，主要集中在"吃多了"造成的危害上。但就大脑而言，营养缺乏比营养过剩更可怕。人类大脑有一百四十多亿个神经细胞，重量仅占体重的 1/40～1/50，但所消耗的氧气及能量物质却占全身总消耗量的 1/5。遗憾的是，代谢如此活跃的大脑，既无氧气储存又无能量储存，全靠外来供应，因此，和其他器官相比，大脑对营养缺乏更为敏感，营养不良对大脑的危害性更为严重。

大脑需要营养物质，营养是"主宰"脑健康的主要因素，如果大脑有足够的营养物质，其衰老进程也能减缓。很多营养素对促进脑细胞生长和防止脑力衰退有重要作用。动物实验证明，在脑组织的发育过程中，营养不良使脑细胞的数目、大小、分支情况都发生改变。同时，营养不良还可间接影响脑内某些物质（神经递质）的平衡。人的正常生命活动必须依赖这些物质在脑内的平衡。如果发生平衡失调，就会出现生理及精神的障碍。例如，氨基酸缺乏或失调时，可出现精神幼稚症；核酸代谢障碍时，可使脑细胞对氧的利用率下降；而脑缺氧时，则可出现意识障碍等；维生素 A 缺乏可引起脑的发育迟缓；维生素 B_{12} 缺乏时除可造成贫血外，还可出现脑积水；叶酸缺乏可致胎儿畸形；泛酸缺乏可引起表情淡漠，情感抑郁，感觉异常等；碘缺乏可引起克汀病；血钾升高，可引起情感反应迟钝、困倦及嗜睡等；其他如锌、铜等微量元素缺乏均可影响人的智力发育。

随着年龄的增长，老年人胃肠道黏膜逐渐萎缩、各种消化酶的分泌减少，肠道消化功能逐渐减退，吸收功能也有所减弱，从而导致老年人对食物的化学性消化功能减退，进而影响到各种营养素的吸收，容易导致大脑的营养不良。同时，在 55 岁以上的老年人中，有 90％以上的人都患有不同程度的脑动脉硬化症，老年人血管弹性差，血流阻力增加，使脑部的供血、供氧量减少，也不利于大脑神经细胞得到充足的营养。

那么，我们该如何去改变大脑功能，延缓大脑衰老呢？主流医学以及普通民众往往把注意力放在寻找所谓的"灵丹妙药"方面，而忽略了营养对大脑的作用。其实我们可以通过合理的膳食、健康的生活方式、快乐的心态来防止或逆转因年龄增长或神经系统疾病引起的脑功能恶化。

维护大脑健康，除了保证大脑健康的饮食，还应避免一些损害大脑的垃圾食品的摄入。

我们都知道大脑中的脑细胞是不可再生的，长期吃下有碍脑部健康的食物，也是提早脑部老化的一大因素，所以在日常饮食中，要注意多吃一些健脑的食物，有助于保护大脑。还有一些食物对于大脑损伤极大，例如下面这些食物能不吃就尽量不要吃。

1. 含铅食物。铅是脑细胞的一大"杀手"，食物中含铅量过高会损伤大脑引起智力低下。含铅量高的食品主要有松花蛋、爆米花、爆黄豆、爆蚕豆、罐装食品或饮料等。

松花蛋的制作原料中含有氧化铅和铅盐，铅会透过蛋壳迁移到蛋中。传统的松花蛋含铅量非常高，即使只给孩子吃 1/8 个松花蛋，铅摄入量就已经超过 2 岁儿童每天允许摄入量的 5 倍。罐头或饮料的罐，是用含铅的锡焊接的，长期贮存或盛酸性食品，铅容易逸出，同时铅又具有极强的穿透能力，容易进入食品中。

2. 含铝食物。世界卫生组织提出人体每天摄铝量不应超过 60 毫克，要是一天吃 50～100 克油条便会超过这个允许摄入量，导致记忆力下降，思维能力迟钝，所以，早餐不能经常以油炸食品为主食。经常使用铝锅炒菜、铝壶烧开水，也应注意摄铝量过大的问题。

天然明矾（结晶氯化钾铝）和小苏打（碳酸氢钠）混合后加入面粉中，加热时会产生大量气泡，使面食更加松软适口。如油条、油饼、焦圈、薄脆等，据有关部门化验，每根油条中含铝量达到数十毫克之多！一些淀粉类食品如粉条、粉丝、粉皮、凉粉、凉皮等在制作时也常被加入明矾。

含铝药品也不宜长期服用。一些西药中也含有一定的铝成分，有些还相当多。例如治疗胃酸过多和保护胃黏膜的氢氧化铝凝胶、胃舒平（复方氢氧化铝）、盖胃平等。这些药在解除人们病痛的同时，也会带来铝在患者体内沉积、富集等不良反应。含铝的西药还有镇痛的阿司匹林、调节血脂的安妥明铝盐、烟酸铝盐等。俗话说"是药三分毒"。患者在服用上述药品时，不要忘记他们的不良反应，更不宜长期依赖。

3. 油炸食品。 油炸食品在日常餐桌上常见，很多人迷恋它"醇香"的味道，看到油炸食品时会禁不住诱惑，明知道这是不健康的食物，但还是会纵容自己想吃的欲望，最终形成对油炸食品的"心瘾"，忽略了它对身体带来的一系列危害。

很多油炸食品除了含有大量的铝外，还含有大量过氧化脂质，如果长期从饮食中摄入过氧化脂并在体内积聚，可使人体内某些代谢酶系统遭受损伤，促使大脑早衰或痴呆。哪些食品中含有较多的过氧化脂质呢？主要有油温在200℃以上的煎炸类食品及长时间曝晒于阳光下的食物，如熏鱼、烧鸭、烧鹅等。还有炸过鱼、虾的油会很快氧化，并产生过氧化脂质。其他如鱼干、腌肉及含油脂较多的食品在空气中都会产生过氧化脂质，以不吃或少吃为好。

4. 反式脂肪酸。 又称为反式脂肪酸或逆态脂肪酸。是一种不饱和脂肪酸。主要来自经过部分氢化的植物油。反式脂肪酸对健康并无益处，也不是人体所需要的。所有含有"氢化油"或者使用"氢化油"油炸过的食品都含有反式脂肪酸。如油炸食品、固化植物油、人造黄油、方便面、方便汤、快餐、冷冻食品、烘焙食品、薯片、炸薯条、早餐麦片、巧克力及各种糖果、沙拉酱等。

反式脂肪酸摄入后，直接进入大脑细胞，取代二十二碳六烯酸（DHA）、二十碳五烯酸（EPA）、γ-氨基丁酸（GABA）、花生四烯酸（AA）等好脂肪酸的位置，扰乱思维过程，并阻碍必需脂肪酸转化为脑细胞需要的脂肪（如γ-氨基丁酸和二十二碳六烯酸），以及对大脑有重要调节功能的前列腺素等，从而危害大脑健康。

5. 含糖精、味精较多的食物。 糖精用量应加以限制，否则会损害脑、肝等细胞组织，甚至会诱发膀胱癌。世界卫生组织曾提出成人每天食用味精不得超过4克，孕妇及周岁以内的婴儿禁食。动物试验提示，周岁以内的婴儿食用味精有引起脑细胞坏死的可能。妊娠后期的孕妇多吃味精，会引起胎儿缺锌，影响孩子出生后的体格和精神发育，不利于智力发展。

6. 过咸食物。 人体对食盐的生理需要极低，成人每天6克以下，儿童每天4

克以下，习惯吃过咸食物的人，不仅会引起高血压、动脉硬化等症，还会损伤动脉血管，影响脑组织的血液供应，使脑细胞长期处于缺血缺氧状态而智力迟钝，记忆力下降，甚至过早老化。

7. 高糖食品。 对于大脑而言，糖是一把"双刃剑"，既是大脑的动力，也是大脑的杀手。葡萄糖是大脑惟一的能源物质。其他细胞可以把脂肪和蛋白质转化为一小部分葡萄糖，但神经细胞不能，大脑没有葡萄糖就无法运转，因此对于大脑来说没有什么比葡萄糖更重要的了。葡萄糖是一剂天然的"聪明药"，是振奋精神的"兴奋剂"。它能提高记忆力、专注力和学习能力；能驱走忧郁的阴影，安抚急躁的心情。血糖不足会使大脑运转减慢，甚至出现障碍。另一方面，高血糖也是极其危险的，会损害大脑功能、阻碍记忆，毁坏细胞"精细的建筑"，加速老化过程中脑功能的下降。

十、自测大脑老化程度

1. 自测方法： 请根据您的实际情况，在下述 40 个问题备选答案的"是"或"否"上做标记。

2. 自测内容

（1）此时此刻您是不是想睡一会儿？（a. 是　b. 否）

（2）您是不是在哪儿都能睡得着？（a. 是　b. 否）

（3）您是不是从没有在影剧院或浴池里睡着过？（a. 是　b. 否）

（4）您是不是已有 3 个月没过性生活了？（a. 是　b. 否）

（5）您是不是每天吸烟超过 10 支？（a. 是　b. 否）

（6）您是不是稍有劳累就立即饮用滋补药品？（a. 是　b. 否）

（7）您是不是从不记日记？（a. 是　b. 否）

（8）您是不是根本不想看小说和电影？（a. 是　b. 否）

（9）年轻时曾被感动过的影片，再看时，您是不是感动不起来了？（a.是 b.否）

（10）您是不是很少笑？（a.是 b.否）

（11）您是不是不喜欢游艺或分输赢的活动？（a.是 b.否）

（12）您是不是不愿同强于自己的人交往？（a.是 b.否）

（13）您是不是不愿看杂志、周刊、周报等时间周期较长的读物？（a.是 b.否）

（14）您是不是愿意去请教比自己强的人？（a.是 b.否）

（15）您是不是无一值得提起的乐趣？（a.是 b.否）

（16）您是不是进过出租录像带的商店？（a.是 b.否）

（17）您是不是认为，人生的目的只有工作？（a.是 b.否）

（18）您是不是在休息时也在考虑工作？（a.是 b.否）

（19）您是不是被人们称为"太古板"？（a.是 b.否）

（20）您是不是只有一双鞋子？（a.是 b.否）

（21）您是不是讨厌穿新衣服？（a.是 b.否）

（22）您的朋友是不是都是同代人？（a.是 b.否）

（23）您是不是一个朋友也没有？（a.是 b.否）

（24）您是不是每天饮酒？（a.是 b.否）

（25）您是不是酒后牢骚满腹？（a.是 b.否）

（26）您是不是从不邀请后辈饮酒？（a.是 b.否）

（27）在人多的场合，您是不是擅长引用名人的话？（a.是 b.否）

（28）您是不是认为"红""白"事儿的仪式很重要？（a.是 b.否）

（29）即使看见异性的裸体，您是不是也无动于衷？（a.是 b.否）

（30）您是不是谈"性"色变？（a.是 b.否）

（31）您是不是不愿与您认为"讨厌"的人来往？（a.是 b.否）

（32）您的桌子或抽屉里，是不是有许多没用的东西？（a. 是　b. 否）

（33）遇上较紧急的工作，您是不是就烦躁？（a. 是　b. 否）

（34）您是不是奉行"闲事莫管"？（a. 是　b. 否）

（35）您是不是根本不看电视中的智力竞赛节目？（a. 是　b. 否）

（36）当工作、生活计划变化时，您是不是没有怨气和无名火？（a. 是　b. 否）

（37）您对公共场合年轻恋人的亲昵行为，是不是十分生气？（a. 是　b. 否）

（38）当您忘记或丢失了什么时，您是不是耿耿于怀？（a. 是　b. 否）

（39）您是不是很久没有做过饭菜了？（a. 是　b. 否）

（40）您是不是懒于活动？（a. 是　b. 否）

3. **评析与判定。**如果您的答案超过35个"是"，则您的大脑已经老化，并可能成为反应迟钝的人；如果您的答案超过25个"是"，说明您的大脑正在老化，要加强保养和锻炼，延缓老化进程；如果您的答案超过15个"是"，不能掉以轻心；如果您的答案"是"在10个以下，则您暂时不必担心大脑老化问题。

第四章　脑血管疾病的自我保健

　　脑血管病是神经系统常见病之一，尤其是 50 岁以上的中老年发生率较高，男性多于女性。脑血管疾病是指脑血管壁病变或血流障碍基础上发生的局限性或弥漫性脑功能障碍，主要病因为高血压性脑动脉硬化和脑动脉粥样硬化，此外还包括心脏病、先天性脑动脉硬化、脑动脉炎、肿瘤、外伤和血液病等，是目前导致人类死亡的三大主要疾病之一，存活者中 50% ~ 70% 遗留有严重的残疾，给社会和家庭带来沉重的负担。

　　脑中风与动脉血管硬化有密切的关系。当脑动脉硬化后，血管壁会变狭窄，使附着在血管壁的脂质及其他栓塞物阻碍血液循环，引发中风；或者是脑部以外形成的血栓，随着血流运行到脑血管所造成的脑动脉阻塞。

　　脑动脉硬化是各种因素导致的脑动脉管壁变性和硬化的总称。由于动脉硬化的形成过程是相当缓慢的，多数患者不一定有临床症状，因此也往往容易被人们忽视。随着脑动脉硬化的进展，脑组织会因缺血而软化、坏死，脑细胞变性死亡，最后产生脑萎缩和脑动脉硬化性痴呆。严重的患者可出现严重的脑中风（脑出血和脑梗死）而危及生命，即使能活下来，大多会遗留程度不同的功能障碍。

一、脑血管疾病的分类

脑血管病通常分为缺血性脑血管病和出血性脑血管病两大类。

（一）缺血性脑血管病

1. **短暂性脑缺血发作（简称 TIA，又叫小中风或一过性脑缺血发作）**。其病因与脑动脉硬化有关，是脑组织短暂性、缺血性、局灶性损害所致的功能障碍。

2. **脑血栓形成**。多因动脉粥样硬化、各种动脉炎、外伤及其他物理因素、血液病引起脑血管局部病变形成的血凝块堵塞而发病。

3. **脑栓塞**。可由多种疾病所产生的栓子进入血液，阻塞脑部血管而诱发。临床上以心脏疾病为最常见的原因。次要原因有：骨折或外伤后脂肪入血，虫卵或细菌感染，气胸等空气入血，静脉炎形成栓子等。

（二）出血性脑血管病

1. **脑出血**。是指脑实质血管破裂出血，不包括外伤性脑出血。多由高血压、脑动脉硬化、肿瘤等引起。

2. **蛛网膜下腔出血**。由于脑表面和脑底部的血管破裂出血，血液直接流入蛛网膜下腔所致。常见原因有动脉瘤破裂、血管畸形、高血压、动脉硬化、血液病等。

二、脑血管疾病的诱发因素

一般认为脑卒中主要是多种危险因素协同作用或相互作用所致。

1. **高血压**。正常稳定的血压是保证脑血流量稳定的前提。人体通过脑血管阻力的自动调解机制，使得血压在一定范围内波动而不引起脑血流量的太大变化，以保证大脑的正常血液供应。但如果血压超过一定界限，脑血管自动调节能力失调则会引起一系列的病理过程。国内外研究一致认为高血压是脑血管病最重要的危险因素，科学、合理、规范的管理血压是防治脑血管病的关键。高血压的治疗目标主要是提高控制率，减少脑卒中以及心血管病的死亡和病残的总危险。

2. 高脂血症。当脂肪代谢障碍时，患者会得高脂血症，脂肪和胆固醇从血液中析出，沉积在血管的内膜上，大多数发生在大动脉和中等动脉，如颈内动脉、椎 - 基底动脉、脑底动脉环的近端分岔等处。病变的动脉粗细不均，管腔变得细而弯曲，血管壁受到损伤；有的血管扩张，形成梭形动脉瘤。当血压突然升高时，血管就容易破裂，发生脑出血。同时，由于血管腔变小，管壁上脂肪沉积变得粗糙不平，使得血液流动受阻，血流缓慢，也常常容易导致脑供血不足或脑血栓形成。

3. 糖尿病。糖尿病是脑血管病的重要危险因素，糖尿病使脑卒中的患病危险增加 2.6 倍，其中缺血性卒中的危险增加 3.6 倍。脑血管病的病情轻重和预后与糖尿病患者血糖水平以及病情控制程度有关，因此，预防和控制糖尿病对脑血管病的防治十分重要。

4. 心脏病。各种心脏病都与脑卒中密切相关，尤其是风湿性心脏病及瓣膜性疾病。有心脏病者发生脑卒中的危险要比没有心脏病者高 2 倍以上。心房纤颤是脑卒中一个非常重要的危险因素，房颤患者发生卒中的危险性与年龄增高呈正相关，有效的抗凝治疗可使血栓栓塞性卒中发生的相对危险性减少 68%。专家建议，40 岁以上的人应定期体检，以早期发现心脏病；确诊的心脏病患者应积极找专科医生治疗。

5. 肥胖。超过标准体重 20% 以上的肥胖者患高血压、高脂血症、糖尿病或冠心病的危险性明显增加，而且腹部肥胖比均匀性肥胖与缺血性卒中的关系更为密切。有人说："腰带长，寿命短"，即腰带长度与寿命成反比，一些证据提示男性腹部肥胖和女性体重指数增高是卒中的一个独立危险因素。建议超重者和肥胖者通过采用健康的生活方式、良好的饮食习惯、增加体力活动等措施减轻体重，降低卒中发病的危险性。

6. 吸烟嗜酒。吸烟对机体的危害是多方面的，除了大家熟知的各种癌症外，对全身血管和血液系统更是有直接的危害。烟雾中的多种有害物质可直接损伤血管内皮细胞，加速动脉硬化，升高纤维蛋白原水平，促使血小板聚集，增加血液黏度，降低高密度脂蛋白等。吸烟是脑卒中的独立危险因素，其危险度随吸烟量而增加，而长期吸二手烟对全身的危害甚至高于吸烟者本人。因此，劝说吸烟者戒烟，动员全社会采取综合性措施对吸烟者进行善意的干预，既有利于吸烟者预防脑卒中的发生，又可减少被动吸烟的危害。

酒精摄入量对于出血性卒中有直接的剂量相关性，长期大量饮酒和急性酒精中毒是导致青年人脑梗死的危险因素。研究证实，与饮酒相比，男性每天喝白酒不超过 50ml，啤酒不超过 640ml，葡萄酒不超过 200ml（女性减半），可能会减少心脑血管病的发生。

7. 血流变学异常。血黏度有全血黏度、血浆黏度与血清黏度之分。通常检测的是全血黏度。影响全血黏度的因素很多，但主要是血细胞比容、红细胞变形能力、红细胞和血小板的聚集性与血浆黏度等。血浆黏度主要由纤维蛋白原、球蛋白与血脂的浓度决定。其中，纤维蛋白原浓度与血细胞比容是影响全血黏度的主要因素。

血黏度与缺血性中风的发生、发展密切相关。缺血性中风患者，血黏度大多是增高的。而病情好转时，血黏度趋向正常。这是因为血黏度越大，血液流动性越差，越易形成血栓，阻滞血流，造成缺血性中风。所以，当发现血黏度增高时，宜及时给予治疗。因此，定期检查血液流变学是十分必要的。而抑制血小板凝集的药物和抗氧化营养素能降低血小板聚集性，对心脑血管疾病的预防有一定的效果。

三、脑血管疾病的营养学原因

1. **脑血管病变的危险因子——胆固醇**。大量摄入油腻性食物和富含胆固醇的食物，是动脉硬化发生的主要原因。胆固醇在体内是细胞膜、脑及神经组织的重要成分，与荷尔蒙、维生素 D 的形成有关，具有特别的生理功能，不可缺少。但如果摄取过量，血清中胆固醇的含量就会超出正常范围，久而久之，就会诱发动脉硬化，危害健康。临床研究发现，血液中胆固醇含量过多，是发生冠状动脉硬化及脑血管病的重要危险因素之一。

2. **油脂饮食与动脉硬化关系密切**。日常饮食中，一般都含有一定量的油脂，如果平时喜欢吃肥腻食物而又不注意维生素、其他矿物质的摄取，就会使过多油脂沉积于血管壁上，诱发动脉硬化和其他心脏血管病变。

3. **矿物质、维生素摄入不足**。日常饮食中盐摄入过多，而钾、镁、硒等矿物质以及多种维生素摄入不足，会诱发或加重高血压及动脉硬化，导致心脑血管疾病的发生。

4. **缺乏维生素 D 易导致血管病变**。美国埃默里大学医学院的研究人员对 554 名平均年龄为 47 岁的中年人进行研究发现，缺乏维生素 D 易导致动脉硬化，从而增加患心脑血管疾病的风险。研究人员比较了研究人群体内的维生素 D 水平和他们的血管弹性状况，结果发现：维生素 D 水平正常的人血管弹性往往较好，出现动脉硬化的概率较低；而缺乏维生素 D 的人血管弹性往往较差，容易出现动脉硬化，患心血管疾病的概率也较高；当缺乏维生素 D 的人补充维生素 D 后，他们的血管弹性获得改善，血压也有所下降。

5. **缺乏维生素 K_2 会加重动脉硬化**。动脉粥样硬化往往与血管钙化并存，两者"狼狈为奸"加剧心脑血管疾病的发展进程。血管钙化又称营养障碍性钙化，是骨形成的另一种形式即异位骨形成，换句话说就是在动脉血管壁上形成了骨骼样的物质，主要原因是大剂量钙在体内迁移的结果。其危害是造成血管动脉硬化、血管狭窄、极易导致心肌梗死和脑中风。据统计90%的冠状动脉疾病患者伴有血管钙化。

研究结果证实，具有生物活性的维生素 K_2 有调节钙离子沉积并将错误部位所沉积的钙离子移出的双重功能。当维生 K_2 水平下降时，钙质在错误部位的沉积增加，造成血管钙化，进而引发严重的心脑血管疾病。对这些人补充维生素 K_2 之后，钙质在错误部位的沉积减少，正确部位的沉积增加，抑制和阻断了血管钙化进程。同时，维生素 K_2 尚可与血管壁上沉积的钙离子结合，并将其移出血管，使动脉硬化得到改善。荷兰马斯特里赫特大学研究者的试验是第一个动物试验。结果显示动物通过大量服用维生素 K_2 可以逆转动脉钙化和动脉弹性的减退。

6. 导致动脉硬化的新型杀手——高同型半胱氨酸。"我血压不高，血脂不高，不胖，怎么也会发生脑血栓？"在我们的周围，提出这样问题的大有人在。确实，高血压、动脉硬化、糖尿病、高脂血症、高黏血症、肥胖症、高脂饮食和烟酒过度、缺乏锻炼等均能引起脑中风已为大家所知，经过预防和治疗，确已收到了很好的效果。近年经过科研人员的研究，已被临床医生证实的体内同型半胱氨酸可致脑中风、冠心病这一新的独立致病危险因素，却尚鲜为人知。

近年来发现，一些中风和冠心病患者不存在传统的危险因素如高血压、高脂血症、糖尿病、吸烟等，但患轻、中度的"高同型半胱氨酸血症"的占一定比例，尤其是年轻的患者。研究发现，10%的冠心病与同型半胱氨酸升高有关，轻 - 中度的同型半胱氨酸水平升高可使心血管疾病死亡危险升高 4 ～ 6 倍，血浆同型半胱氨酸水平每升高 5 μmmol/L，则冠心病危险性男性升高60%，女性升高80%，相当于总胆固醇每升高 20mg/dL 的危险性，因此，同型半胱氨酸已成为心脑血管病公认的危险因素，有"21 世纪的胆固醇"之称。

四、脑血管疾病患者的饮食原则

动脉粥样硬化患者应在平衡膳食的基础上控制总能量和总脂肪，限制膳食饱和脂肪酸和胆固醇，保证充足的膳食纤维和多种维生素，补充适量的矿物质和抗氧化营养素。

1.控制总能量摄入，保持理想体重。能量摄入过多是肥胖的重要原因，而肥胖又是动脉粥样硬化的重要危险因素，故应该控制总能量摄入，并适当增加运动，保持理想体重。

2.限制脂肪酸和胆固醇摄入。膳食中脂肪摄入量以占总热能的 20% ~ 25% 为宜，饱和脂肪酸摄入量应少于总热能的 10%，适当增加单不饱和脂肪酸和多不饱和脂肪酸的摄入，鱼类主要含 n - 3 系列的多不饱和脂肪酸，对心血管有保护作用，可适当多吃。少吃含胆固醇高的食物，如猪脑和动物内脏等。胆固醇摄入量 < 300 毫克 / 天。高胆固醇血症患者应进一步降低饱和脂肪酸摄入量使其低于总热能的 7%，胆固醇 < 200 毫克 / 天。

3.提高优质蛋白的摄入，少吃甜食。所谓优质蛋白即食物蛋白质的氨基酸模式越接近人体蛋白质的氨基酸模式，则这种蛋白质越容易被人体吸收利用，称为优质蛋白。奶类的乳清蛋白，蛋类的卵清蛋白及卵黄磷蛋白，肉类的清蛋白，大豆蛋白等都是优质蛋白。例如，大豆既有较高的蛋白营养价值，又不含胆固醇，它特有的生理活性物质———异黄酮还有降胆固醇的作用，因此适合心脑血管疾病患者服用。蛋白质的摄入应占总能量的 15%。此外，还要限制单糖和双糖的摄入，少吃甜食，少喝含糖饮料。

4.保证充足的膳食纤维摄入。膳食纤维是指来源于植物的不被小肠中消化酶水解而直接进入大肠的多糖（非淀粉多糖）和极少量木质素的总和。膳食纤维可分为可溶性膳食纤维和不可溶性膳食纤维两类。前者包括果胶、树胶和植物多糖等（例如燕麦、水果中的果胶、海藻类食品中的藻胶及魔芋制品等人工提取物）；

后者包括纤维素、木质素和半纤维素等（例如粗粮、水果的皮、蔬菜的茎叶、荞麦、小麦、玉米面等）。膳食纤维主要存在于蔬菜、水果以及谷物中。大量的流行病学证据显示：增加膳食纤维的摄入能降低心血管疾病的发生风险，并可延缓高危人群向心血管病转化的速度。其作用机制包括：调节血脂、降低血压、改善胰岛素敏感性和改善炎症等。

5. **供应充足的维生素和矿物质**。维生素以及微量元素具有改善心血管功能的作用，特别是维生素 E 和维生素 C 具有抗氧化作用，B 族维生素能够调节代谢、营养神经、降低同型半胱氨酸，因此应多食用新鲜蔬菜和水果。此外，钾有"钠的克星"之称，有降低血压的作用，给高钠引起的高血压患者补充钾，其降血压效果明显，其作用机制除了钾具有促进尿钠排泄外，还可能与抑制肾素释放、舒张血管、减少血栓素的产生等有关。

钙摄入不足可使血压升高，在饮食中增加钙可使血压降低。美国全国健康和膳食调查结果显示，钙摄入量低于 300 毫克 / 天者与摄入量为 1200 毫克 / 天者相比，高血压危险性增加 2 ~ 3 倍。有研究认为体内钙离子能置换出钠离子，从而促进钠离子从尿液中排泄出去，这可能是钙起降血压作用的机制之一。饮食中钙摄入量少于 600 毫克 / 天时，有可能导致血压升高。一般认为低镁血症与血压升高相关，高镁膳食益于降低血压。其机制可能是镁降低血管紧张性和收缩性，减少细胞钙摄取及胞浆钙离子浓度，从而促进血管舒张，降低血压。

五、有利于大脑健康的营养素

1. **银杏叶提取物**。银杏是中国最古老的药材之一，人称"活化石"，其提取物中含有银杏黄酮、双黄酮和银杏内酯，能扩张血管，促进血液循环，预防心脑血管疾病，还有抗氧化的功能，有效清除自由基，防止心肌细胞的衰老，有助于改善心脏供血供氧，缓解冠心病症状，减少心肌梗死的发生概率。

2. **白藜芦醇**。白藜芦醇是从野生葡萄中提取的天然抗毒素，它能抑制血栓的形成，软化动脉血管。法兰西民族著名的"法兰西现象"闻名于世，法国人饮酒虽多，但是法国人循环系统患病率却远比其他国家低得多，原因就在于多饮的酒是带皮和籽的葡萄酿造而成的干红葡萄酒。葡萄皮和籽内富含总黄酮等活性物质，在发酵酿造过程中，总黄酮类物质会释放于酒中。所以，虽然法国人的饮食习惯和美国人差不多，但法国人患心脑血管疾病的却很少，原因就是法国人爱喝葡萄酒。我国有句俗语叫"吃葡萄不吐葡萄皮"，也算是"歪打正着"吧。

3. **红曲米**。红曲米含有多种天然他汀类物质，既保留了他汀类降血脂的作用，又减少了合成他汀类药物的不良反应。同时，曲红米还含有多种氨基酸、麦角甾醇、γ-氨基丁酸等微量活性成分，有助于保护血管壁的弹性。他汀类物质能够稳定动脉硬化斑块，减少血栓栓子脱落，对减少急性心肌梗死有很大的帮助。临床研究显示，红曲米的降脂作用可与他汀类药物相媲美，而且还不会出现类似他汀类药物发生的"逃逸反应"（他汀类的"逃逸现象"是指在他汀类药物延展治疗期间，患者在起始反应出现后发生的 LDL－C 水平缓慢升高）。

4. **卵磷脂**。卵磷脂是机体细胞的膜组成成分，一旦缺乏，就会使细胞的完整性被破坏；卵磷脂也是维护大脑神经髓鞘的主要物质，保障脑细胞膜的健康及功能正常传导；卵磷脂还具有滤过乳化作用，可以把沉积在血管壁中的胆固醇分解成被组织所吸收利用的微粒清除出血管，因此卵磷脂也被称为"血管清道夫"，可防止动脉粥样硬化。

5. **欧米伽3脂肪酸**。其主要成分是二十碳五烯酸（EPA）、二十二碳六烯酸（DHA），这些物质能降低人体血液中胆固醇、甘油三酯，升高高密度脂蛋白胆固醇（又称好胆固醇），防止血液中粥样硬块的形成，并且通过影响体内其他物质新陈代谢阻止血小板凝聚，以防止血栓形成致病。

6. **辅酶Q_{10}**。辅酶Q_{10}在能量产生过程中起关键作用，辅酶Q_{10}也是一种强力抗氧化剂，能够保护身体免受自由基的侵害，还是帮助身体吸收维生素 E 保护细胞膜和血胆固醇的主要抗氧化剂。

辅酶 Q_{10} 在提升细胞能量方面起着重要作用。辅酶 Q_{10}、维生素 E 等细胞代谢和细胞呼吸激活剂能增强细胞能量，促进线粒体把食物中蕴藏的能量释放出来，转换成能量分子 ATP，从而解决细胞营养失衡和细胞中毒能量不足的问题。线粒体是人体细胞中负责制造能量及代谢脂肪的地方，对身体功能的正常发挥起着重要的作用，被医学界称为"细胞的发电厂"。线粒体一旦不能正常工作，后果不堪设想。辅酶 Q_{10} 能迅速激活和修复损伤的线粒体，对改善全身细胞，尤其是心脏和大脑细胞的能量代谢具有重要意义，能够促进脑血管疾病患者的康复。

7. 一氧化氮。研究发现，高血压患者的血浆一氧化氮（NO）水平明显低于正常人，提示高血压患者的内皮细胞存在功能障碍，导致一氧化氮生成释放不足。人体内凡是有血液的地方就有一氧化氮存在，一氧化氮是调节血液循环的重要元素，当内皮要向肌肉发出放松指令以促进血液流通时，它就会产生一些一氧化氮分子，这些分子很小，能很容易地穿过细胞膜。血管周围的平滑肌细胞接收信号后舒张，使血管扩张。一氧化氮以此来调节全身的血管系统和血液循环系统，将含氧的血液输送到组织和器官当中，避免血管内出现血流速度变缓的现象，保持血管清洁、畅通，维持正常血压，有效改善心脑血液循环，减轻脑血管疾病的症状。

8. 共轭亚油酸（CLA）。人体摄入 CLA 后，血脂降低，主动脉早期粥样硬化减轻。专家分析这可能是 CLA 对人体肝脏内脂质和脂蛋白的合成起抑制作用，促进胆固醇和脂肪酸从粪便中排除所致。另外，针对 CLA 能够扩张冠状动脉、减少血栓形成、延缓动脉粥样硬化的作用，有专家认为，这可能是通过影响前列腺素代谢、改善血小板及白细胞功能而起的作用。

共轭亚油酸可清除血管中的垃圾，有效调节血液黏稠度，达到舒张血管、改善微循环、平稳血压的作用。有专家还认为，CLA 具有扩张和松弛血管平滑肌、抑制血液运动中枢的作用，降低了血液循环的外周阻力，使血压下降，尤其是使舒张压下降更为明显。

9. **维生素 K$_2$。**维生素具有调节钙离子沉积、并将错误部位所沉积的钙离子移出的双重功能。当补充维生素 K$_2$ 之后，钙质在血管部位的沉积减少，抑制和阻断血管钙化进程，使动脉硬化得到改善，并具有平稳降压的作用。

10. **维生素 D$_3$。**维生素 D$_3$ 通过抑制一种会导致心力衰竭的炎症蛋白（称为细胞活素类）的产生来保护动脉血管内皮层和心脏肌肉。德国的一项最新研究也得出这样的结论：维生素 D$_3$ 可以作为新的消炎剂来减少血管的炎症反应，进而治疗心脑血管疾病。

11. **叶酸、维生素 B$_6$、维生素 B$_{12}$。**高同型半胱氨酸血症的发病是由甲硫氨酸代谢遗传因素和环境营养因素两种病因所致。遗传因素是天生的不可变；环境营养因素是指代谢辅助因子如叶酸、维生素 B$_6$、维生素 B$_{12}$ 等缺乏导致代谢障碍引起的。环境营养因素是可以防治的，针对其发病原因，一方面补充叶酸和维生素；每天口服 200 μg 叶酸可使高半胱氨酸水平降低 4 μmol/L。

六、哪些症状暗示脑血管疾病

（一）与脑血管病相关的症状

脑血管疾病常悄悄潜伏在人们身体里，在不经意间突然发作，严重威胁现代人的健康和生命。以下 4 种"暗号"，能帮助我们及时发现脑血管疾病，保卫大脑健康。

1. **神经衰弱、易疲劳。**脑动脉硬化、脑供血不足等退行性病变和缺血性病变的早期，常会出现类似神经衰弱的症状，如不明原因的头晕、头痛、头部有紧箍和压迫感、嗜睡、容易疲劳等。这些症状被称为"动脉病性神经衰弱"，通常提示大脑供血不足，最好进一步检查，以便及时发现问题。

2. **记忆减退、判断力变差。**脑血管病会直接影响大脑的认知功能，导致记忆力下降，特别是记不住最近发生的事情、抽象的数字等；判断力下降，遇事反应迟钝，处理问题不果断，需要别人的协助和建议才能做决定；以及有缺乏想象力、注意力难以持久集中等认知功能受损的表现。

3. 情绪波动，缺乏自制力。不少脑血管病患者早期会出现明显的情绪变化，如情绪不稳、好发脾气，或感情脆弱、多愁善感，对自身健康状况过度焦虑等，严重时可出现"动脉硬化性精神病"。因此，当中老年人经常因微不足道的小事大发雷霆，钻牛角尖时，要考虑是否由脑血管疾病所致。

4. 性格反常，喜怒无常。由于疾病直接受累或间接影响，不少患者的性格会出现改变。比如原本开朗健谈的人变得感情淡漠、与他人交往减少、性情孤僻、难亲近，或者原本内向、沉默的人变得容易兴奋激动、话多、爱笑等，还有一些患者表现为喜怒无常，时而充满热情，时而忧心忡忡。

（二）脑中风的前兆症状有哪些

脑中风来势急骤，但在发病之前，也是有一个病理演变过程的，其中有一个脑循环轻度失调但又可以恢复的阶段，临床上表现为各种先兆症状，常在脑中风发生前数分钟至数天内出现。当怀疑自己脑中风时，你可以观察自己是否有下列症状：

（1）头晕，特别是突然发生的眩晕；

（2）头痛，特别是与平日不同的头痛，即头痛突然加重或由间断性头痛变为持续性剧烈头痛；

（3）肢体麻木，突然感到一侧脸部或手脚麻木，有的为舌麻、唇麻或一侧上下肢发麻；

（4）突然一侧肢体无力或活动不灵活，时发时停；

（5）暂时的吐字不清或讲话不灵；

（6）突然出现原因不明的跌跤或晕倒；

（7）精神改变，短暂的意识丧失，个性的突然改变和短暂的判断或智力障碍；

（8）出现嗜睡状态，即整天的昏昏欲睡；

（9）突然出现一时性视物不清或自觉眼前一片黑蒙，甚至一过性突然失明；

（10）恶心呕吐或呃逆，或血压波动并伴有头晕、眼花、耳鸣；

（11）一侧或某一肢体不由自主地抽动；

（12）鼻出血，特别是频繁性鼻出血。

特别值得说明的是，上面这些先兆征象并无特异性，即还有很多其他疾病也可出现类似症状。因此在出现这些症状时，要及时去医院请医生给予正确的诊断和治疗，千万不能大意。

七、脑血管疾病的运动康复

（一）脑血管病的康复机制

实验和临床观察证据表明，脑损伤后在结构上或功能上有重新组织的能力或可塑性，从而使其损伤后的功能恢复成为可能。可塑性是生命机体所共有的，也就是从结构和功能上，生命机体能够适应已经发生变化的现实环境。中枢神经受损后，通过残留部分的结构和功能重组以保持或适当保持原有的功能，以新的方式取代已丧失的功能。同时，特定的功能训练在此过程中是非常重要和不可缺少的。

1.同侧支配。中风后肢体功能恢复的机制可能与同侧支配的理论有关。国外一些科学家认为，一侧上肢的前臂和手指的运动是受对侧大脑半球支配的，但上肢近端的活动可受同侧大脑半球所支配。

2.大脑两半球之间的联系。两面大脑半球运动区的同位区之间存在着相互联系。即使在非同位区之间也存在着一些联系。此外，一侧运动区的神经纤维会投射至对侧运动前区，或投射至对侧感觉区，这些联系显然有助于易化。在损伤后运动功能恢复的机制之一就是运动支配区的转移，即从受损区转至由未受损的皮质区或皮质下区来支配。

3. 神经过敏再生和大脑的可塑性。 脑损伤后运动功能恢复的解剖学基础之一，可能就是神经出现新生或出芽。所为"出芽"，就是指从一个神经细胞的胞体、树突及轴突长出树突或轴突芽。这些芽是向着某一空白区而生长的。哺乳动物的神经细胞也可能有出芽现象。目前认为，只要神经系统成熟，由于失去支配作用而形成的组织空缺可引起明显的出芽反应。一些实验证明，在实验条件的影响下，成年动物的大脑可出现可塑性，包括神经发生和突触发生。脑血管病患者有限程度的塑性在临床上对功能恢复可能有作用。至于轴突损伤后，功能恢复的解剖学基础可包括以下几个因素：所属的神经元有存活和再生新轴突的能力；未受损伤的神经元能形成新的突触接触；更有效地利用原有的突触接触。

4. 环境和康复计划对神经活动过程的影响。 康复治疗中丰富的感觉（视觉、听觉等）刺激对患者大脑皮质相应区域的神经细胞功能有促进作用。受到活动训练的动物，其大脑皮质颞叶和枕叶经过标记的神经元数目增多。认真执行精心制订的康复计划，且取得较满意的结果时，能提高中枢神经系统固有的可塑性。在损伤后不久，即提供多种积极的康复措施，可较好地调动神经损伤的修复潜力。功能性电刺激能引起中枢性神经营养增加。这些神经营养因素可促进神经细胞存活和轴突的生成，促使末端突触再生。损伤后反应性的突触生成，对功能的恢复有一定的意义。据观察，早期进行康复活动，恢复性的突触再生似乎比反应性的突触增生更为明显。

（二）脑中风康复锻炼的注意事项

脑中风后康复锻炼应掌握主动运动和被动运动相结合的原则，尤其要强调以自我主动的康复运动为主。

（1）每学一个动作，务必了解其具体内容、功能和正确做法，每练一个动作，务必做到姿势正确并把意念集中在这个动作正在锻炼的主要身体部位上。

（2）每锻炼某一部位肌肉，就应该使该肌肉连续多次受到所需要的一定强度的刺激，并要它完成一定量的工作负荷，来促使人体的组织和力量为适应这种强度的刺激和负荷而得到发展。再者，在人体的组织和力量已发展到能完全适应某种刺激强度和胜任该工作负荷后，就必须再逐步适当增大刺激强度和负荷量。否则，进步就会停止。

（3）在一次康复锻炼课程中，每个动作的负荷是用某种重量连续做多少次数（算为一组），共做多少组构成的。一次锻炼的总负荷是由各个动作的负荷相加而成的。重量愈大，次数和组数愈多，负荷量就愈大。同样的负荷量在愈短的时间内完成，一个动作和下一个动作之间的间歇愈短，运动强度就愈大。当做某个动作时感到吃力，在做到已难以继续再做的情况下而仍然勉强再做的坚持程度愈高，对肌肉的刺激强度就愈大。负荷和强度的增加应力求适应。对不同条件、不同目的和锻炼阶段的锻炼者，其增加程度都应有所不同。处理是否得当，会影响进步的快慢。要时常改变锻炼项目，如果锻炼某部分肌肉长期采用相同的动作，就会因习惯动作而感受不到新鲜刺激，从而降低锻炼效果。每经过一至二个月，可全面改变一下康复锻炼课程，也可在一定时期内同时上二三个课程，每练一次就交替进行。对同一肌肉关节部位，康复运动总有集中锻炼的、可供选用的多个不同动作。同一个动作，只要变动一下握把、握距、速度、角度就会产生不同的刺激。再者，改变这一动作和其他动作的前后搭配也会产生不同的刺激。

（4）切勿锻炼过度。康复锻炼虽然要消耗人体的能量和养料，并破坏其细胞，但引起的补偿更多，重建的也更强，这是康复的前提。补偿和重建都需要有足够的养料，它是在人体休息（主要是在睡眠）时进行的。因此，锻炼的强度越大，需要的养料越多，需要的休息质量就越高。否则，就会疲劳过度。这不仅不能达到超量补偿，甚至不能获得等量恢复，将会大大影响康复进程。

（5）预防扭伤筋骨、撕伤肌肉和韧带等事故，勿使康复锻炼中断。在开始锻炼时，应先做充分的准备活动。开始进行新康复锻炼动作时，应由家属在旁保护，以保证安全。

（6）想产生良好的锻炼效果，必须按规定的时间进行，不能缺课和中断，除非疲劳过度而有意休息几天。时断时续的锻炼，不能使被锻炼的部位感受到一定的重复性刺激，并不能产生适应性的反应。

（7）避免在康复锻炼中偏重多练某些部位，而忽视锻炼其他部位，要全面兼顾各关节、肌肉及各种不同功能。

（8）可做一些康复锻炼记录，并时常加以比较、分析和研究。从中总结本人对哪个动作反应较好或较差，哪段锻炼期间进步较快或较慢。从中得出改进锻炼的有效办法，以鼓舞自己坚持锻炼，不断进步。

（三）脑中风康复的具体措施有哪些

正确的开始才是良好康复的基础，有时家属对康复讨干迫切，或因为种种原因不能及时到专业康复科进行康复训练时，掌握一些基本的康复常识很有必要。

1. **正确的卧位姿势**。患侧卧位、健侧卧位、仰卧位（过渡性、时间不宜过长）。

2. **床上坐位**。首先要保持患者躯干直立，为此可以用大枕头垫于身后，髋关节屈曲90°，双上肢置于移动小桌上，防止躯干后仰，肘及前臂下方垫枕头，以防肘部受压。

3. **维持关节活动度的训练**。应早期开始，急性期可在病房实施。一般每天做两次，每次10～20分钟。做各关节及各方位的运动2～3次。

4. **正确的椅子及轮椅上的坐姿**。与卧床相比，坐位有利于躯干的伸展，可以达到促进全身身体及精神状态改善的作用。因此在身体条件允许的前提下，应尽早离床，采取坐位。但是，坐位时只有保持正确的坐姿，才能起到治疗和训练的目的。治疗者应该随时观察患者的坐姿，发现不良坐姿并及时纠正。

5. **转移动作训练。**可分为床上的转移（仰卧位的侧方移动和翻身），床上起坐、自床向轮椅的转移、起立等。

6. **上肢运动感觉功能的训练。**经常使用木钉盘，如将木钉盘上的木钉稍加改造，如在木钉外侧用各种材料缠绕，如砂纸、棉布、毛织物、橡胶皮、铁皮等，在患者抓握木钉时，通过各种材料对患者肢体末梢的感觉刺激，提高其中枢神经的知觉能力，就可以使运动功能和感觉功能同时得到训练。

7. **患侧上肢负重训练。**是改善上肢运动功能的训练方法之一。这种运动不仅对运动功能有益，对感觉功能也有明显的改善作用。

8. **下肢功能训练。**恢复期下肢功能训练主要以改善步态为主。具体的训练方法有：踝关节选择性背屈和跖屈运动，双下肢做步行状，自立位向前迈出患侧下肢，患侧下肢负重及平衡能力，向后方迈步，骨盆及肩胛带旋转。

（四）脑血管疾病患者运动锻炼的基本原则

体育锻炼可以增强体质，提高抗病能力，延缓衰老，这已是公认的事实。运动可以增强心脏功能，改善血管弹性，加强全身的血液循环，提高脑血流量。大量实践表明运动能降低血压，扩张血管，使血流加速并能降低血液黏度和血小板聚集，可以减少血栓形成的可能。体育锻炼可以促进脂肪代谢，据报道，运动能提高血液中高密度脂蛋白的含量，从而可以预防动脉硬化。长期锻炼可以降低体重，防止肥胖。

由于预防脑血管病的对象多属中老年人，所以通常体育锻炼的项目和内容，多采用体力负担不大、动作较简单易学、体位变化小而又能取得效果的运动。患有高血压等疾病的中老年人，以参加动作较缓慢和有节奏的项目如太极拳、气功、练功十八法、慢跑、各种健身操、散步等比较适宜；体力较好的中年人还可以参加乒乓球、羽毛球、网球、爬山、自行车、游泳等活动，但不要做剧烈的运动。体育锻炼关键在于：

（1）要循序渐进，量力而行，掌握好运动量及其强度是取得成效的关键之一。运动量要根据本人的体质、年龄及病情来考虑，开始时做短时间的锻炼，次数不要多，以后逐步增加，不要使身体过度劳累，如心跳过快就应休息一下，如果运动睡眠不好，头痛，说明运动量过大，应及时予以调整。因为超量运动对老年人反而更危险。

（2）要坚持锻炼、持之以恒。任何项目的锻炼都贵在坚持，要有恒心和毅力，不能练练停停，能坚持下去，就会取得效果。当然，在发热或感到疲劳或生病时，可以暂时不要锻炼，下雨、地滑、刮风、下雪时也可采取在室内活动的形式。

（3）要劳逸结合，动静结合，应把体育锻炼安排在一天的生活工作之中。体育锻炼的项目不在于多，选择 1 ～ 2 项即够了，如太极拳与散步，气功和保健操，慢跑和体操等，每天锻炼的时间以 20 ～ 30 分钟为宜，退休以后有条件者也可以锻炼 1 小时左右，以不感到过分疲劳和紧张为原则。有条件者最好固定时间锻炼，早晨是最适合锻炼的时间，晚间散步也有好处。不能做到每天锻炼，至少隔日进行，也有好处。

（五）脑中风的心理康复和训练

人的心理活动是大脑功能活动的表现。突如其来的中风，会使脑神经功能骤然受到损伤，神经递质的活动失去平衡，常常带来不同程度的情感反应。一个以往很健全的人，突然变得手脚不听使唤，生活不能自理，说话别人听不懂或者是听得懂说不出。这种突如其来的变故会对患者带来重大的心理创伤。中风患者最关心的问题，莫过于瘫痪的肢体能否康复，他们可以整天为此焦虑不安。情绪过度紧张，日子一长，茶不思，饭不想，就会造成营养状况低下，身体的免疫能力下降，并发症也就与日俱增了。有的患者因肢体瘫痪，生活不能自理，往往苦闷、自卑，面对生活整天抑郁、忧愁，年纪轻一点的人担心婚姻破裂，老年人生怕"久病床前无孝子"，从而产生悲观情绪，暗自伤感；有的患者因经过一段时间治疗效果不理想，感到急躁和烦恼，常为一点小事而发火；也有些患者只要家属在场，事事依赖，本来自己可以料理的事，也要让别人去做。因此对中风患者进行心理治疗与护理十分重要。

在心理治疗中，要帮助患者学会主动进行心理调节和自我控制，正确对待疾病，树立战胜疾病的信心。让他们保持愉快乐观的情绪，消除恐惧和悲观，摆脱一切杂念，积极配合医生治疗，坚持有效的主动锻炼和被动锻炼。

在心理治疗和心理护理中，最好给患者创造一个安静、舒适的环境，这样有利于增进患者的心身健康和保持良好的心理状态，在情绪上得到稳定，可以增加心理治疗的效果。

家庭所有成员都应积极关心、体贴、尊重和谅解患者，使患者感受到家庭的温暖和照顾。绝不能在患者面前表现出烦躁、厌烦或随意训斥患者，也不可装聋作哑，不理睬患者。对待患者的合理需要，要尽量设法给予满足。

中风患者的心理障碍往往从认识活动障碍开始，进一步引起智能障碍和情感障碍。因此，不能单独依靠使用药物来恢复患者脑神经的功能，更重要的是，要根据患者不同的文化程度，从简到繁，指导患者去进行分析、归纳、判断、推理，帮助他（她）去重新认识周围事物。

对中风患者的心理康复治疗绝不是某一个人的责任，而是整个家庭、整个医疗团队都应积极做的事情。需要说明的是，中风患者的心理障碍往往是从活动障碍开始的，之后逐步引起智能障碍和情感障碍，因此绝不能简单依靠药物来解除患者的疑虑，一定要倾听、解释、沟通和指导，帮助他们重新认识周围事物，以便尽早回归家庭、回归社会。

八、走出脑血管疾病的防治误区

❓ 误区一：血压正常或偏低不会中风

中风分出血性中风与缺血性中风两种。缺血性中风的病因在于某支脑动脉发生了堵塞，导致局部脑组织因缺血缺氧而丧失功能。血压正常或偏低的脑动脉硬化患者，由于脑动脉管腔变得高度狭窄，或伴有颈动脉斑块形成，或有血脂、血糖、血黏度增高等因素存在，均可以发生缺血性中风。

❓ 误区二：小中风无关紧要

不少中风患者发病前在短时间内出现过一侧肢体无力或麻木症状，伴有突然说话不利或吐字不清。但由于上述症状常在数分钟内消失，头部 CT 检查正常，故不易引起人们的重视。其实，这是微小脑血栓引起的瞬间脑局部缺血，医学上称为小中风。约有近 50% 小中风患者在 5 年内会发生偏瘫，因此必须高度重视小中风，及早就诊防治。

❓ 误区三：只管吃药不复查

比如使用抗凝药，不注意监测就存在较大风险。风湿性心脏病引起的偏瘫多见于心房纤颤患者，这类患者要终生使用抗凝药，同时进行用药监测。尤其对于彩超检查发现心房内有血栓的患者，在使用抗凝药时，要根据病情不断监测凝血酶原时间，以及时调整临床用药剂量。否则，用药多了，会引起出血，用药量不足，又会引起血栓。许多风湿性心脏病患者术后出问题，都是由于这个问题没处理好。

❓ 误区四：漏服或重复用药

一些老年人由于记忆力差，常忘记或重复服药。所以，建议中老年朋友将自己常服的降压药、降脂药、降糖药、强心药等分开包装，上面注明服用日期及早中晚的具体时间。或者把每日用药种类按时间写在一张纸上，贴在家庭醒目处作为备忘录。工作繁忙的朋友应备三套药，办公室、家里、手提包内各一套，随时提醒自己服药。

❓ 误区五：中风患者不可能完全恢复

这种认识是错误的，事实上只有 15％ 的中风患者出现严重伤残，这些患者可能会永久性地失去说话能力或者偏瘫、卧床。每年发生中风的患者中，约 2/3

能够存活下来，有 1/3 的患者可以恢复到接近发病之前的正常水平。在中风患者中，大约有半数的患者在经急性治疗后仍有说话障碍和部分偏瘫，但许多患者坚持适当治疗仍能有所恢复。得了中风一定要有坚定的信心，积极治疗。

❓ 误区六：定期输液可预防脑血管病

很多门诊患者要求定期输疏通血管的药物，如丹参、脉络宁等，认为这样可以有效地预防脑血管病。事实上这是没有道理的，脑血管病的发病因素很多，预防要依靠综合方法，仅靠输点扩血管药是绝对不能预防脑血管病的，且这种治疗又是间断使用。应该明确，目前尚没有这样的灵丹妙药。

❓ 误区七：重视药物轻视康复治疗

有些人认为中风患者住了院吃上药、输上液，在床上就可以等待康复那一天的到来。殊不知正是这种错误认识导致了许多患者的残疾，严重影响日后的生活质量。当中风发生时应立即将患者送到有条件（如可做 CT 检查）的医院进行积极的早期治疗，这将为后期的康复治疗打下坚实的基础。但是药物治疗的作用是有限的，中风患者常可有肢体瘫痪，语言、认知等一系列障碍，如果不进行或不及时介入康复治疗，一味长期卧床静养，极易导致肌肉和神经的继发改变，例如肌肉萎缩、关节挛缩、足下垂内翻畸形、心肺功能下降等等。这在康复医学上称为"废用综合征"，将给患者留下终身残疾。

因此，中风患者在医院的治疗只能算完成了疾病治疗任务的一小部分，更艰巨的任务是通过早期和持续的康复训练，使他们尽可能地恢复正常的功能。现代康复理论认为急性期中风患者的临床药物治疗和康复治疗应同步进行，不能将两者截然分开。中风患者康复训练开展得越早功能恢复得越好，足下垂、肩关节半脱位等并发症也越少。脑卒中偏瘫绝非靠药物就能逐渐恢复的疾病，必须尽早进行康复治疗才有希望实现最大限度的功能恢复。

❓ 误区八：重视治疗，轻视营养调养

长期以来，我国对老年慢病的医疗主要依赖于对相关药物的选择和应用。对

于老年慢病的管理往往忽略营养的支持和调理。

脑卒中会对大脑组织造成突发性损坏。大脑的神经细胞一旦缺乏足够的氧气和营养供给，几分钟内就会死亡。接着，受这些神经细胞控制的身体功能也会随之失去作用。由于这一过程是不可逆的，因此脑卒中造成的后果通常是永久的。

因脑卒中患者存在不同程度的脑功能衰竭，病程中可伴发感染、消化道出血、肾功能障碍；脱水剂、激素等应用，可引起水与电解质紊乱；轻症患者进食减少，重者禁食，饮食营养摄入明显低于需要量。因此，脑卒中患者原有的营养失调，可能因摄入减少而加重，导致更为严重的营养不足。

在强调疾病治疗的同时需要加强营养支持，其目的是不仅是要改善机体的营养状况维持机体正常的生命活动，而且要增加一些神经营养素，以促进神经功能的恢复，保障重要器官功能，维持机体免疫功能，减少并发症的发生，改善患者预后。

❓ 误区九：家人过度关怀照顾

生活中一个非常有趣的观察结果显示，家庭成员的过度照顾反而成为脑中风患者日常生活能力恢复的阻碍因素。在人口较多及子女很"孝顺"的家庭，患者日常生活能力恢复较差。相反在人口较少的家庭，患者的日常生活能力恢复较好。

由于在家庭成员多或子女"孝顺"的家庭，许多患者能做的日常活动能做也不让动手，都是由家人代替完成，例如吃饭、洗漱等。所以患者在住院期间虽然也同样接受了康复治疗，但在日常生活中的康复意识不强，偏瘫肢体的运动功能和生活自理能力的恢复也就较差。

而在人数较少家庭的患者，许多事情只能靠自己去做，生活自理的意识相当强烈，偏瘫肢体运动功能和日常生活活动能力的恢复程度较高。因此患者的家庭成员应培养患者积极主动的康复训练意识，鼓励患者完成力所能及的家务活动，配合医务人员对患者进行康复治疗。

九、脑中风后为什么多发抑郁

脑中风患者往往会因为疾病而出现种种症状，这其中精神抑郁的症状是人们关注的焦点所在，因为抑郁不仅会令患者的精神状态不好，而且他们还可能因此而不配合治疗，这就会对病情造成不利的影响。

专家指出，患上脑中风以后，患者一般都或多或少会产生一些抑郁的情况，通常患者抑郁的程度有所不同，分为轻型和重型两种。轻度抑郁，症状类似神经性抑郁，表现为悲哀、沮丧、睡眠障碍、精神活动能力减退、注意力不集中、思虑过度、兴趣减退、失望和易愤怒等；重度抑郁，症状类似内源性抑郁，除了上述轻度抑郁症状外，常有紧张、早醒、食欲减退、体重减轻、思维困难、濒死或绝望及自杀意念等。那么，是什么原因导致了中风后抑郁的发生呢？

从生物机制角度讲，脑卒中后抑郁的发生与大脑损害后的神经生物学改变有关：因为去甲肾上腺素能和5 - 羟色胺能神经元胞体位于脑干，其轴突通过丘脑及基底节到达额叶皮质，病灶累及以上部位时，可影响区域内的5 - 羟色胺能和去甲肾上腺素能神经通路，使去甲肾上腺素能和5 - 羟色胺含量下降而导致抑郁。近来有学者利用PET对脑卒中患者的脑代谢进行研究，结果显示脑卒中后抑郁患者脑内去甲肾上腺素和5 - 羟色胺神经递质下降，支持本学说。

从神经解剖机制讲，脑内病变部位与脑卒中后抑郁是否有联系仍是最有争议的问题。最近很多研究未能证实脑卒中后抑郁与左半球或左额叶受损之间的关系，而认为脑卒中后抑郁与功能性抑郁相同。也有研究认为左额叶和双颞叶局部血流低灌注也与抑郁的发生有关。从社会心理机制上讲，有学者认为卒中后家庭和社会的支持、经济状况、运动功能、参与家庭和社区活动能力的改变，以及就业能力的改变等均可导致患者心理平衡失调、产生抑郁。由此可见，卒中后抑郁状态的发生并非单一机制所能解释，还有待进一步研究。

脑卒中后抑郁是临床十分常见但常被忽略的综合病症，约75%的患者因种种原因被漏诊,其重要原因就是患者的脑卒中后抑郁症状易被临床医师及家属忽视。在脑卒中后抑郁患者中,有 6% ~ 24% 发生在脑卒中急性期,即 1 个月之内;约有半数患者在脑卒中后 6 个月左右发病,这段时间是合并抑郁的高峰期;脑卒中后 2 年内为合并抑郁症的高危期。因此,对脑卒中后有情绪异常的患者随访至少应在 2 年以上。

脑血管病后抑郁症的治疗与其他症状性抑郁症的治疗原则相同,均是以心理疗法与药物疗法相结合为基本方法。研究证明,给予适宜的抗抑郁药物,不仅可以改善抑郁情绪,而且可促进患者肢体功能和日常生活能力的恢复,所以不可轻视药物治疗的重要性。

十、脑血管疾病的中药治疗

中医药学在脑血管病的治疗上强调整体统一、辨证论治、个性化的综合治疗疗法,是治疗脑血管病的有效途径。

传统中药通过改善脑内血液循环,调节谷氨酸、天门冬氨酸、γ - 氨基丁酸等神经递质水平,维持大脑的神经功能。此外,中药还能提高脑组织缺血缺氧的保护,保护神经元免遭神经毒作用损伤。中药还有维持神经元的特异功能和存活时间,引导神经纤维的生长,促进神经元损伤的修复与再生等作用。缺乏神经生长因子营养支持是神经元退行性病变的重要原因。

研究表明首乌藤、当归、枸杞子、龟甲、黄精、丹参、五味子、红花、川芎、远志、核桃仁、地龙、石菖蒲、牛黄、麝香及参类能有效降低血清内及脑内胆碱酯酶的活性,抑制胆碱酯酶合成,提高超氧化物歧化酶(SOD)及谷胱甘肽过氧化物酶的活力,从而提高机体抗氧化酶活性,清除氧自由基,对减少自由基的损伤、抑制神经细胞的凋亡、促进神经细胞功能恢复都起着重要作用。

十一、脑血管疾病的四季保健

脑血管病早期没有症状，所以必须年轻时开始预防，尽可能早期发现，早期诊治，避免病情加重。心脑血管病四季均可发生，那么一年四季怎样才能正确地进行心脑血管疾病的保健呢？

春: 春季气温变化大，是脑血管病的高发季节。大量临床医学统计资料表明，50%以上的中风发生在早春，故医学专家把中风又称为"中老年人早春的流行病"。那么，该如何预防脑中风的发生呢？专家指出，应从以下方面积极预防。

1. 重视防寒保暖。俗话说：春捂秋冻，百病不生。老年人，尤其是心脑血管病患者，不宜过早地脱去冬衣，要注意天气的变化，及时增减衣服，防止因气温的变化引起血压波动和受凉感冒，起夜时更应注意保暖。

2. 清淡饮食。坚持低油、低糖、低盐、高纤维、高维生素的"三低二高"饮食原则。每日的食盐摄入应限制在6克以下，即普通啤酒瓶盖大小；少吃胆固醇含量高的食物，如动物内脏、蛋黄、鱼子、肥肉等；多食用一些新鲜蔬菜和提高人体免疫力的天然食品，如黑木耳、银耳、蘑菇和香菇等；适当增加海产品的摄入，如海带、紫菜、海鱼等。

3. 多饮水，降低血液黏稠度。增加饮水量，尤其不应过度控制睡前水的摄入量。睡前饮水并不包括饮茶或咖啡之类，因其有利尿作用，会促使水分的排出，增加血液黏稠度。如果洗浴，应在沐浴前后各喝一杯水，以补充体内因沐浴而丢失的水分。

4. 保持大便通畅。大便长期滞留在肠内，不仅影响人的食欲，而且有害物质不能及时排出而被吸收入血有损身体健康，且大便干结，易使腹内压增高，血管外周阻力增强，血压骤增，易诱发脑中风。可以通过调整饮食结构、按摩腹部及适当药物干预达到规律性排便的目的。

5. 进行有规律的体力运动。运动锻炼应注意个体化，以适度为宜。老人应尤为注意，不应大汗淋漓，以周身发热却尚未出汗即可。活动时应循序渐进，量力而行。每日晨练应安排在太阳出来后，这时气温会有所上升，从而避免因冷空气刺激使血管骤缩诱发心脑血管意外。

6. **保持乐观的心态，学会自我减压**。狂喜、暴怒、忧郁、悲哀、恐惧和受惊都会诱发中风。尤其是老年人和高血压患者，要学会自我调控心境，遇到烦心事及时宣泄，培养多种兴趣爱好，淡泊名利，乐观大度，善待自己，保持情绪稳定。良好的心态能使脏器活动及新陈代谢处于最佳状态，机体免疫功能增强。

夏：一般来说，夏季血压的特点就是比冬天低，因此许多高血压及心脑血管疾病患者在夏天会放松警惕。从急诊室的患者来看，每年的七八月份都是心脑血管疾病多发的一个小高峰。夏季的天气炎热，人体皮下血管扩张，皮肤血流量比平时增加 3～5 倍，回到心脏的血流量也显著增多，这样势必加重心脏的负担。人体为散热会自动扩张体表血管，血液集于体表，心脏、大脑的血液供应就减少，加重了心脑血管患者的缺血缺氧反应。如果出汗多，血液黏稠，容易形成血栓。而对于高血压病患者来说，持续处在高温环境中，则会诱发心肌梗死、中风、心力衰竭。再者，闷热的天气里，人们容易急躁，心脑血管疾病的患者更是如此，自主神经紊乱容易引发心律失常。缺乏睡眠休息的心脑血管患者更容易发病。要控制心脑血管病的发生，安全度过夏季，需要注意以下几点。

1. 维持正常的生物钟，保证睡眠充足，尽力改善闷热的环境，避免情绪郁闷，多参加有益身心健康的活动。

2. 平日饮食宜清淡，尽量少食或避免摄入高动物性脂肪、高胆固醇的食物，饮食要平衡、多样化，增加维生素、矿物元素的摄入。同时，因夏季温度较高，身体水分蒸发多，因此要补足水分，尤其是要养成定时喝水的习惯，不要等到口渴时再喝。每天的饮水量也要保持在 2500ml 以上。

3. **夏季需防"情绪中暑"**。炎热的夏季，人们往往会出现急性情绪中暑，这对夏季养生危害甚大。特别是老年人，由于"发火"会造成心肌缺血，使心律失常、血压升高，甚至会发生猝死，故防止情绪中暑乃夏季养生的重要一环。首先，要特别注意"静心"养生。俗话说："心静自然凉"，在"静心"方面要注意以下几点：一是遇事戒躁戒怒，心平气和。盛夏阳光强烈、天气酷热，加上人体阳气旺盛，容易使人心烦急躁，老年人在酷热的天气里，一定要让情绪处于平静状态，不可过度劳累、激动。良好的心态是身体最好的调节剂，可防止"内火"的滋生。二是根据夏季天气炎热和昼长夜短的特点，及时调整与安排好自己的工作和学习。三是注意居室通风。因为通风可以散去屋里的热量，使人有凉快的感觉，同时减轻空气污染。四是要有足够的睡眠时间。情绪与睡眠密切相关，睡眠不足，心情会变得急躁，故夏季尤应给自己安排一个严格的就寝起床时间，保持良好的作息规律。

4. 注意防暑降温。当气温超过33℃时，患有心脑血管疾病的人，应注意防暑降温，以防止缺血性晕厥。如果是用空调，温度调到27℃～28℃。一般来说，空调的温度应调节在26℃左右，老人不妨将温度再调高一两度，维持在27℃～28℃，这样室内外的温差可以保证在合适的7℃左右。还要注意，空调通风口不要直对着人吹。老人不宜长时间待在空调房里，最好每隔2个小时就关掉空调，打开窗户通通风，呼吸下新鲜空气，或者到室外走一走，舒展下身体。晚上睡觉最好不要开空调。

5. 要根据血压的水平，调整用药。一般来说，夏季由于外周血管扩张，血压会有所下降，这也会让高血压患者误以为病情好转而忽视正常的治疗和保健。

要牢记夏季高血压降中多变的规律，不放松对血压的监测观察。如能每天自测血压最好，不能自测者也应每3～5天去诊所测一次血压，最长间隔时间不要超过1周。如果发现血压随气温变化出现明显波动，间隔时间就要缩短些。如果发现昼夜差值较大或波动不规律，应去医院进行24小时动态血压监测，以了解血压的波动规律，并按医生意见采取措施。

一般来说，血压没有过分降低时仍要继续维持原来的用药剂量。但一些人夏天血压明显偏低，这时仍服用冬天的剂量容易使血压降得太低，导致头晕、脑供血不足、浑身无力等现象。因此，在炎热的夏季，高血压患者要经常测量血压，并做好记录。然后把这些记录及时告诉医生，医生会根据患者监测的结果来调整用药剂量。患者绝不可以自己随意改变用药。

秋：冷空气对人体产生不良刺激，可使血管收缩、痉挛，血流速度减慢，血液黏稠度增加，容易诱发血栓形成，并使交感神经兴奋，血压增高。 血管遇冷还会变硬变脆，容易破裂出血。所以，天气转凉时，更容易发生心绞痛、心肌梗死、脑中风等。特别提醒老年朋友，如原有心脑血管病，在天气转凉时要注意按时服药，同时在日常要留意以下几个方面：

1. **谨慎"秋冻"**。"秋冻"既是顺应自然收敛的养生需要，也是防范疾病的自我保健良法。由于秋季气温是渐进性降低，人体可慢慢适应，不忙于添衣，也不至于着凉受病，却能使人体的抗御功能得到锻炼和激发，使机体能适应寒冷的气候环境，增强御寒能力，有利于避免疾病的发生。但是，心脑血管疾病患者应慎重"秋冻"。由于低温时血液从皮下血管输送到身体内部，加重心脏负担，引发心脑血管痉挛，导致心脑血管意外事件的发生。

2. **注意三个时段**。由于劳累、激动等原因，人体的血压会出现 10 ~ 20mmHg 的波动。但从生理角度讲，人的血压在一天中有两个高峰和一个低谷，这三个时间段患者一定要谨记。

一般情况下，进入睡眠状态后，血压会逐渐降低，在凌晨 3 点左右达到最低值。因此，一般来说，医生不主张高血压患者在晚上 10 点以后服用降压药，这样可能会由于低血压状态，引发脑梗死。清晨以后，血压会在 8 ~ 9 点和 15 ~ 16 点达到两个小高峰，因此这两个时间段不主张高血压患者进行锻炼，以免引发脑出血。夜间睡眠时，血流减慢，容易形成血栓，造成心肌梗死及缺血性脑血管病的发生，夜晚要适量补充水分以稀释血液。

3. **注意早期症状**。老年人心绞痛发作时，有时症状不典型，却表现为胃痛、肩背部疼痛，没有引起重视，导致严重心肌梗死的发生，如果抢救不及时就会有生命危险。老年人还要警惕小中风（短暂性脑缺血发作）发展为中风。小中风症状，如语言不清、吞咽困难、视力模糊、半身麻木或无力等。这些症状大多是一过性的，在 24 小时内消失，因而常被忽视，但其中有 1/3 可发展为中风，所以千万不能掉以轻心。

4. **慎"贴秋膘"**。"贴秋膘"是中国民间的一个传统，人们认为夏季之后应该多吃肉类，增加营养、储备脂肪，以备过冬御寒。但是这个传统适用于过去食物单一匮乏的时代。现在生活中食物种类多，人们摄入的脂肪、蛋白质含量并不低，没有"贴秋膘"的必要了。而且，对于心脑血管病患者来说，盲目"贴秋膘"会使血脂血糖的升高，易导致疾病发作。心脑血管疾病患者仍要坚持膳食结构合理，应以低脂、低钠为主，要多吃新鲜蔬果，增加维生素的摄取，防止便秘；不能过饱，因为进食后血液流向胃肠，心脑血液供应相对不足，容易诱发心绞痛、脑缺血。

5. **重视精神调养**。遇事要心平气和，愤怒、烦恼等不良情绪都会促使血液中肾上腺素分泌过多，使心跳加快，血压升高，诱发心脑血管病的发作。

6. **适量活动**。日常运动最好以散步、打拳等有氧运动为主，注意避免劳累，并将运动时间安排在下午或傍晚进行为佳。

冬：冬季的天气一天天变冷，空气也相对干燥，心脑血管疾病随着冬季的到来，也进入了发病的高峰期。尽管心脑血管病四季均可发生，但在冬季因天气寒冷会令人体处于一种应激的状态，血管收缩，代谢增加，同时心脏的负担及心肌耗氧量也在增加。此外，冬季频发的感冒等呼吸系统疾病也会加大心脏的负担。所以，每年的 10 ~ 12 月份都是心脑血管病的高发期。那么，冬季心脑血管疾病患者如何进行预防保健？

1. **生活规律，注意保暖。**冬季早晚温差较大，中老年人在锻炼时应有适宜的"温度缓冲"，不要过早去晨练，最好在早饭后9～10点钟风和日丽时再锻炼，多晒晒太阳可促进钙质合成和吸收，在外出活动时还要注意添加衣服，尤其要重视手部、头部、面部的保暖，宜戴口罩、手套和帽子。因为这些部位受寒，可引起末梢血管收缩，加快心跳或冠状动脉痉挛。

2. **控制热量，以防加重病情。**为抵御冬季的风寒，人们需要摄取更多的热量，于是餐桌上各种肉类食品明显增多，比如涮锅、烤肉等，这就会增加高脂血症、动脉粥样硬化的危险性。在这里提请中老年人注意，冬季进补应注意合理搭配，除适当增加肉类食物外，每日水果和蔬菜不可少。还要给那些偏爱火锅的中老年人提个醒，特别是那些体形偏胖或是已经发现患有高血压、高脂血症、动脉粥样硬化的老年人，餐馆里的火锅配料偏咸，餐后因大量饮水很容易使血容量增加，加重高血压。所以，在食用时不要过分追求口感，应少用调料。另外，吃涮锅后，血脂在短时间内增加，血液的黏稠度随之增加，可诱发急性脑梗死，故应少选用肥牛、肥羊、肥肠等，可多选择鱼类等海产品。

3. **慢起床，慢下地，慢排尿。**慢起床要做到二个二分钟。在平仰卧的状态下，睁大双眼，适应由睡至醒的交替过程。这时可将手掌搓热后"干洗脸"1分钟。然后，慢慢坐起来，呈半卧位，用手指梳头100下，持续2～3分钟。再将双脚移至床沿，静坐2～3分钟。这个期间缓慢练习深呼吸。其次要慢排尿。早晨一觉醒来，可能会有急不可待地排尿感，但尿意越是紧迫，越要沉得住气。因为膀胱迅速排空容易引起头晕，甚至出现排尿性晕厥。排尿尽量缓慢，不可用力过快过猛，直立位或蹲起时，要手扶支撑物。建议中老年男性尤其是心脑血管疾病患者也应采取坐位排尿。

4. **适度饮水，降低血液黏稠度。**增加饮水量，尤其不应过度控制睡前水的摄入量。有研究表明，脑梗死最易发生在天亮将起床时和刚刚起床后，因为此时血液黏滞性大，易形成血栓阻塞血管。有些老人为了减少起夜次数、睡好觉，晚饭后就开始控制饮水量，从而增加了血液黏滞度。冬季是一年中比较干燥的季节，再加上冬季供暖，房间内空气湿度不够，限制饮水会使血液中的水分更显不足，增加卒中发生机会。所以，老年人晚上8时前不宜过分限水。对于那些确实夜尿多，或次日晨起时有颜面水肿而不宜在晚上喝水的人，也可以采用减慢起床动作和晨起后先喝一杯温开水的措施。需要提醒的是，睡前饮水并不包括饮茶或咖啡之类，因其有利尿作用，会促使水分的排出，增加血液黏滞度。另外，如果洗浴，应在沐浴前后各喝一杯水，以补充体内因沐浴而丢失的水分。

5. 注意保暖，尤其起夜要注意。老年人对环境温度的耐受性明显降低，在遇到寒冷刺激时，肾上腺分泌活动会增加，促使血液循环加快以抵御寒冷。但同时肾上腺分泌的激素增多会使血管收缩、血压升高，过高的血压会引起脑出血，加速的血流有使动脉粥样斑块脱落堵塞脑血管的危险。另外，冷空气会使血管骤缩，管腔变细，如果管腔内有大量脂类沉积和硬化斑块，则易使血液流通受阻。特别在夜里，当衣着单薄离开温暖的被窝起夜时，这种寒冷刺激则会更明显。所以，冬天里老人们除了应根据气温的变化及时增减衣物避免受凉外，起夜时更应注意保暖。

6. 耐心排便，保持大便通畅。高血压及心脑血管疾病患者切忌排便急躁、屏气用力，以防血压骤升。最好是坐便，蹲位易疲劳。如有慢性便秘，应多吃蔬菜，香蕉和含纤维素多的食物，适当使用轻泻剂。

7. 保持运动，调整心态。冬季凛冽的寒风会使多数老人选择室内活动，运动量明显减少。另外，冬季常因食欲大增，而饮食过量。此时，如果运动量不足会使热能消耗减少，脂肪蓄积，导致肥胖。另外，冷暖空气的交替也会对人们的生理、心理产生一定影响，出现情绪不稳定，容易诱发脑血管意外。因此，在冬季老年人仍应坚持户外锻炼。这既可以帮助消耗多余的热量，也可以通过丰富的文体活动，加强与他人的沟通，调整心态。但运动量不宜过大，不应大汗淋漓，以周身发热却尚未出汗即可。老年人活动时更应讲究循序渐进，量力而行。每日晨练应安排在太阳出来后，这时气温会有所上升，从而避免因冷空气刺激使血管骤缩诱发心脑血管意外。

8. 仔细观察，症状有异及早就医。患有高血压病、高脂血症、冠心病、糖尿病、心房纤颤等疾病者属于脑卒中的高危人群，除需按照医嘱规律服用相应的药物外，还应长期服用阿司匹林或波利维等药物，防止血小板聚集、血栓形成。生活中，患者和家人除了注意观察原有疾病的症状外，还应注意那些新出现的症状，比如排出的大便颜色是否变黑（消化道出血）、刷牙时是否有出血等等，如有异常改变，应及时看医生。另外，当突然出现反复发作性眩晕、耳鸣、耳聋、行走不稳、言语含糊或手肩麻木时，提示血栓形成前兆，或血栓已经形成，应及时就医，以免错过最佳的治疗时机。有资料表明，脑梗死在发病 3 ~ 6 小时内进行治疗的患者，比 6 小时以后才得到治疗的致残率低 40%。

第五章　老年期痴呆的自我保健

潘某某，男，80岁，患老年痴呆症，于2012年1月15日在南阳市北庄村走失。身高：1.70米，较瘦，上身穿灰色羽绒服，下身穿黑色裤子，头戴黑绒帽，脚穿黑色皮鞋。如有知其下落者请与周先生或潘女士联系，联系电话：1311*******，1333*******，当面酬谢！

殷某某，女，70岁，于2014年8月13日上午在北大东门附近走失。上身穿白底蓝花圆领衫，下身穿白底黑色横条有红色小花点缀的裤子。患有老年痴呆症，也没带任何显示她身份的证件，望好心人能给予帮助找寻。谢谢！联系电话：591*****，158********。

电视剧《贫嘴张大民的幸福生活》中，张大民的妈妈由于受到了某种刺激患上了老年痴呆症，不仅找不着自己的家，不认识家里的人，连简单的日常生活也需要别人来照顾，完全失去了生活自理能力……

患有老年痴呆症的美国前总统里根完全不记得曾经做过8年美国总统这段辉煌的人生经历，甚至连别人的话都听不懂了……

随着社会的不断发展，人类寿命的延长，老龄化社会来临，大约十分之一的社会成员已经是老年人，这意味着可能患老年痴呆症的潜在人群正在日益膨胀，有的从中年开始就出现潜在性症状。由于老年痴呆症使人的生活能力下降，最后失去生活自理能力，这不仅为社会带来了巨大的压力，还给家庭造成了沉重的经济负担。

尽管医学科学已经取得了长足的发展，但是在日益增长的老年痴呆人群面前，医学的发展实在显得太缓慢了。人类至今不能确切得知老年痴呆症的真正病因，众多的医务人员也不知道老年痴呆症的具体诊断标准，更不知道治疗的诀窍。可以说，到目前为止，人类面对老年痴呆症仍然束手无策。因此提高对老年痴呆症的认识，早期发现、尽早治疗才可以尽快控制病情，阻止病情恶化，提高患者生存质量。

老年期痴呆是老年期常见的一组慢性进行性精神衰退性疾病，在老年人的疾病谱和死亡谱中占有重要的位置。它是由神经退行性变、脑血管病变、感染、外伤、肿瘤、营养代谢障碍等多种原因引起的，以认知功能缺损为主要临床表现的一组综合征，通常多见于老年人群。痴呆患者除表现有定向、记忆、学习、语言理解、思维等多种认知功能损害外，多数还表现有行为异常。认知功能缺损和行为异常终将导致患者的职业及社会生活能力下降或独立生活和工作能力丧失。

一、老年期痴呆的危险因素

人脑年轻时约有 150 亿个神经细胞，70 岁以后减少 20％～45％，脑重量减少 6.6％～11％，脑血流量减少 17％。这些与年龄增长相关的退行性变化可以解释为什么大多数老年人感觉自己的记性不如年轻时好，这也是发生在老年人身上的自然生理现象，即所谓的老年记忆衰退。另一方面，正常老年人的理解能力、分析和归纳能力以及推理和判断能力并无明显下降，相反，由于经验的积累，有的还可能比年轻时强,这在那些眼界开阔、常学不辍、勤于用脑的老人中尤为明显。

但随着年龄的增长,表现为智能全面衰退的老年期痴呆的发病率确呈上升之势,这是为什么呢? 人的脑组织重量占身体重量的 1/50 左右,但其血流量却占心输出量的近 1/5,每 100 克脑组织每分钟的血流量为 50 ~ 60 毫升,相对来说,明显高于人体其他组织的血流量。大脑无葡萄糖和氧的储备,脑的能量代谢及所需要的各种营养物质几乎全部靠血液供给,因此,脑组织对缺血和缺氧十分敏感。另外,许多有害物质如酒精、氨、肌酐和重金属等的蓄积,以及某些物质如维生素 B_1、维生素 B_{12}、叶酸和烟酸等的缺乏均可对脑组织造成损害。由于中老年人普遍存在脑动脉硬化,老年人的脑血流量已呈下降趋势,神经细胞亦不断减少,大脑抵抗各种有害因素的能力亦随之降低,容易遭受各种有害因素侵袭的机会增多,故痴呆的发病率随年龄的增长而增加。

老年期痴呆的危险因素有很多,有的是直接对大脑造成损害,比如头颅外伤、铝中毒;有的则是间接对大脑造成损害,比如高血压并不直接损害大脑,但它可诱发和加重脑动脉粥样硬化,增加脑血管病和血管性痴呆的发病率,高血压性心脏病时心脏泵血功能下降会造成大脑供血不足;有的兼而有之,比如吸烟、饮酒可直接损害大脑,同时可诱发动脉硬化,发生心脑血管疾病如冠心病、脑卒中,故可诱发血管性痴呆。

在老年期痴呆中,阿尔茨海默病(AD)和血管性痴呆(VaD)占绝大多数。阿尔茨海默病又名老年性痴呆,起病隐匿,缓慢发展,早期主要表现为记忆力和计算力减退,而后逐渐出现思维迟缓、反应迟钝、时间和空间定向力下降、主动性下降、固执和多疑等。早期一般不出现四肢活动障碍,生活尚能自理,头部 CT 和核磁成像(MRI)显示大脑较为广泛的萎缩。阿尔茨海默病属于大脑的一种退行性病变,60 岁以上的老人约有 5% 患此病。可能大家注意到有的老人活到 90 岁时,头脑仍然比较清楚,而有的未到 60 岁,却已出现明显的痴呆症状,即使在兄弟姐妹之间也存在这样的差别。目前,医学尚不能完全解释为什么有的人患老年性痴呆，而其他人则能幸免。有关调查统计发现与老年性痴呆有关的危险因素有以下几种：①增龄；②阳性家族史（若直系亲属有 AD 的，其子女患痴呆的危险性可能增加 1～2 倍左右）；③病毒感染；④过多使用铝制品；⑤文盲和低教育、低经济水平；⑥心情低落、情绪抑郁；⑦丧偶且不再婚、离群独居、不参加社交活动；⑧缺乏体育及脑力锻炼；⑨头颅外伤；⑩绝经和雌激素缺乏等。

　　血管性痴呆大多伴随脑卒中的发生而出现，可轻可重，常伴有肢体活动障碍，头颅 CT 和 MRI 显示大脑有程度不等的缺血灶或出血灶，通过相应的治疗，伴随肢体活动障碍的恢复，智能障碍亦可能部分或基本恢复。与血管性痴呆有关的危险因素有以下几种：①增龄；②脑动脉粥样硬化；③食盐过多、高血压病；④低血压、贫血；⑤高脂血症；⑥糖尿病；⑦冠心病、风湿性心脏病、房颤；⑧长期吸烟、饮酒；⑨过食肥甘、肥胖等。

二、老年期痴呆的症状表现

　　在大家的印象中，痴呆的老人就是痴痴傻傻，目光无神，谁也不认识，或口中叨叨咕咕，说着别人听不懂的话，无故喊叫，行为无常。的确，这些是痴呆老人的部分表现，但很不全面，且都是病情发展到了较严重时的表现。患者的病情发展到了这一步时，其本人与家庭成员的生活往往受到严重的影响，治疗最佳时机也被严重贻误。

　　但遗憾的是，老年期痴呆在早期往往不能被识别。患者本人与家属通常会认为是"人老了，记忆力总归会差些"或"老了总归会糊涂些"。这种认识误区在全国各地特别是农村地区普遍存在。

　　痴呆的早期症状可以有很多，比如记忆力下降、心情或性格变化、猜疑别人偷他钱物等等。有些老人可以只有单一症状，但通常生活或工作已经受到了影响，比如还能每天做饭，但做饭的样式变得单一或质量下降。或者仍然工作、出席会议甚至发言，但常出错。北京某三甲医院有一位老外科主任，虽然已退休，但每周仍有两天特需门诊，专业诊疗技术丝毫不差，奇怪的是进行简单计算时，两位数的减法如34-15，就怎么也算不对。再详细询问，会发现老主任有时说话也很奇怪，明明没有的事却能说得像真的一样。经过详细检查，被诊断为早期老年期痴呆。

那么，老年期痴呆会有哪些症状表现呢？

1. 日常生活能力下降。患者最初可能表现为不能独立理财、购物；逐渐过渡到难以完成其熟悉的活动，如洗衣、做饭、穿衣等；严重者个人生活完全不能自理。

2. 精神与行为症状。包括幻觉、妄想、错认、抑郁、躁狂、激越、无目的漫游、徘徊、躯体和言语性攻击、喊叫、随地大小便及睡眠障碍等。

3. 认知功能减退

（1）记忆障碍：常为痴呆早期的突出症状。最初主要累及近期记忆，记忆保存困难和学习新知识困难。好忘事，刚用过的东西随手即忘，日常用品丢三落四。后期远期记忆也常受损。有的患者以错构或虚构来填补记忆的空白。

（2）视觉性空间障碍。表现为在熟悉的环境中迷路，找不到自己的家，甚至在自己家中走错房间或找不到厕所。绘图试验时，常不能临摹简单的图形。

（3）抽象思维障碍。痴呆患者的理解，推理，判断，概括和计算等认知功能受损。首先是计算困难，不能进行复杂运算，甚至两位数以内的加减运算也不能完成。不能区分事物的异同，看不懂小说和电影等；不能完成熟悉的工作和技术，最后完全丧失生活能力。

（4）语言障碍。最早表现为自发言语空洞，找词困难，用词不当，赘述，不得要领，不能列出同类物品的名称。不能命名，可以出现感觉性失语，不能交谈；最后患者可能缄默不语。

（5）失认症。痴呆患者的失认症状以面容认识不能最常见，不认识自己的亲属和朋友，甚至丧失对自己的辨认能力。

（6）失用症。表现为不能正确做出连续的复杂动作，如做刷牙动作。穿衣时将里外、前后、左右顺序穿错。进食不会使用筷勺，常用手抓食或用嘴舔食。

（7）人格改变。最初的人格改变表现为主动性不足，活动减少，孤独，对新环境难以适应，自私，对周围环境兴趣减少，对人缺乏热情。以后渐渐对人冷淡，甚至对亲人漠不关心，不负责任，情绪不稳，易激惹，因小事而暴怒，打骂家人等。

最后，缺乏羞耻及伦理感，行为不顾社会规范，不修边幅，不讲卫生，拾破烂，乱取他人之物据为己有。可表现本能活动亢进，当众裸体，甚至出现性行为异常等。

三、老年期痴呆的分类

（1）老年性痴呆：主要指阿尔茨海默病（AD），有家族遗传性和散发性两种。

（2）血管性痴呆（VD）：有多种类型，如多发梗死性痴呆、多发腔隙性痴呆、宾斯旺格病、脑淀粉样血管病变、脑低灌注状态所致的痴呆以及出血性痴呆。

（3）混合性痴呆：指既有阿尔茨海默病（AD）又有血管性痴呆（VD）的混合痴呆或其他类型痴呆。

四、什么是阿尔茨海默病

阿尔茨海默病（AD），又叫老年性痴呆，是一种中枢神经系统变性病，起病隐袭，病程呈慢性进行性，是老年期痴呆最常见的一种类型。主要表现为渐进性记忆障碍、认知功能障碍、人格改变及语言障碍等神经精神症状，严重影响社交、工作与生活能力。AD的病因及发病机制尚不明确，本病最早由德国医生 Alois

Alzheimer 于 1906 年描述，其患病率随年龄增高而增高，在 65 岁以上人群中约为 5%，85 岁以上人群中约 20%。本病常散发，女性多于男性，女性患者的病程常较男性患者长。随着人口的老龄化，AD 的发病率逐年上升，严重危害老年人的身心健康和生活质量，给患者造成巨大的痛苦，给家庭和社会带来沉重的负担，已成为严重的社会问题，引起各国政府和医学界的普遍关注。

（一）发病原因

阿尔茨海默病病因尚不明确，研究认为，其发病可能与遗传和环境因素有关。

1. 遗传因素。痴呆阳性家族史是 AD 公认的危险因素，提示遗传因素在 AD 的病因中起重要作用。流行病学研究显示，AD 患者的一级亲属有极大的患病危险性，是一般人的 4.3 倍，呈常染色体显性遗传及多基因遗传，具有遗传异质性。目前已发现至少 4 种基因突变与 AD 有关，即：淀粉样蛋白前体（APP）基因，早老素 1（PS - 1）基因，早老素 2（PS - 2）基因和载脂蛋白（apoE）基因，分别位于 21、14、1、19 号染色体。前三者已被确认为家族性 AD 的致病基因，apoE 基因与散发性 AD 相关。

2. 环境因素。文化程度低、吸烟、脑外伤、重金属接触史等可增加患病风险。据报道 AD 发病前 35 年内脑外伤史占 15 ～ 20%；饮水中铝含量与痴呆死亡率显著正相关，且 AD 患者脑组织中铝水平较高，并发现铝可导致脑组织神经元纤维缠结（NFTs）和老年斑（SP）形成。而长期用雌激素、非甾体抗炎药可能有保护作用。

（二）发病机制

1. 中枢胆碱能损伤。胆碱能神经递质是脑组织中的重要化学物质，发生阿尔茨海默病时脑内的胆碱能神经元减少，导致乙酰胆碱（ACh）合成、储存和释放减少，进而引起以记忆和识别功能障碍为主要症状的一系列临床表现。在阿尔茨海默病的发病机制中，此学说是目前较为公认的阿尔茨海默病的发病机制。这也是目前阿尔茨海默病治疗获得有限疗效的重要基础。

2. β 淀粉样蛋白级联学说。该学说认为 AD 患者可能是由于淀粉样蛋白前体基因和早老素基因等的突变，导致 Aβ 异常分泌和产生过多，在脑组织内沉积，对周围的突触和神经元具有毒性作用，可破坏突触膜，最终引起神经细胞死亡。Aβ 沉积导致 AD 的其他病理变化，是 AD 发病的核心环节。减少 Aβ 的形成，抑制 Aβ 的沉积，是预防和治疗 AD 的根本途径。

3. 兴奋性氨基酸毒性学说。兴奋性氨基酸，尤其是谷氨酸（Glu）的兴奋性神经毒性作用越来越受到关注。谷氨酸及谷氨酸受体参与了神经元的兴奋性突触传递，调节多种形式的学习和记忆过程。谷氨酸是中枢神经系统的主要兴奋性神经递质，具有重要生理功能，如大量释放可以造成组织损伤。现有研究提示，AD 患者脑内谷氨酸功能亢进，造成神经元损伤，从而产生认知功能缺陷。

4. 微管蛋白学说（Tau 蛋白学说）。微管系统是神经细胞的骨架成分，参与多种细胞功能。微管是由微管（Tau）蛋白和微管相关蛋白组成，Tau 蛋白是一种含量最高的微管相关蛋白。在 AD 患者脑内，Tau 蛋白异常过度磷酸化，并聚集成双螺旋丝形式，与微管蛋白的结合力降低，失去了促进微管形成和维持微管稳定的作用。异常磷酸化 Tau 蛋白的病理性沉积，导致了神经元纤维缠结（NFTs）的形成，而 NFTs 可作为大脑早老化的标志。AD 患者较正常老年人脑内 NFT 数目更多、分布更广。NFTs 随 AD 的发展而增多，并与临床痴呆的程度相关。

5. 线粒体损伤。生物能量代谢包括能量的合成代谢利用代谢。它是机体维持正常生理功能所需的。一旦此代谢失衡，可导致疾病的发生或疾病恶化。脑只占人体重量的 2%，但却是一高耗能组织，对血流量和氧的需求占全身总量的 20% 和 25%。老年痴呆的发病无疑与生物能量代谢的关系十分密切。

生物能量是以高能磷酸键的形式贮存于三磷酸腺苷（ATP）之中。ATP 的合成主要依赖于线粒体，线粒体数以百计地存在于细胞中，形似球状体，含有双层生物膜，内膜有大量内向的嵴，嵴的表面有排列规则的球型颗粒，这些颗粒就是 ATP 的合成部位。ATP 的产生系通过氧化磷酸化反应和一毓电子传递链系统，包括复合酶Ⅰ，Ⅱ，Ⅲ，Ⅳ，Ⅴ的作用，最终经 ATP 酶合成 ATP。电子传递链系统中的各种蛋白包括线粒体 DNA 的转制、转录、翻译等，都是由核中 DNA 所编码，而由某些信息肽转运到线粒体各个特异组分之中。任何一个电子传递链的阻断，都可造成线粒体或核性 DNA 的突变。现已证明，AD 患者脑内及血小板中有复合酶Ⅰ和Ⅳ的减少。

线粒体产能的破坏与自由基的生成和释放有直接的关系。如上所述，线粒体的能量代谢过程中要消耗大量氧气，在正常情况下，约有 1% ～ 2% 的氧在氧化磷酸化过程中被氧化成超氧阴离子，但可被 SOD、GSH - Px 和还原型谷胱甘肽、NADPH、维生素 E、维生素 C 等及时清除掉，在病理情况下，尤其是脑缺血 - 再灌注损伤等疾病能引起线粒体形态、功能损伤，ATP 生成减少，磷酸腺苷（AMD）和次黄嘌呤生成增多，此时，即可经黄嘌呤氧化酶（XO）的酶促作用而生成超氧阴离子。在线粒体损伤过程中也可产生一氧化氮（NO）等自由基，高浓度的 NO 能抑制线粒体传递链系统复合酶Ⅰ、Ⅲ和三羟酸循环中的代谢酶的活力，引起神经元变性、坏死。越来越多的学者主张，线粒体功能障碍是老年痴呆发病的重要原因，因此给予线粒体营养素对老年痴呆的预防和辅助治疗有很好的帮助。

6. 氧化损伤。近十多年来的研究，已把自由基引起神经退行性变和神经细胞死亡的作用置于中心位置。自由基产生的主要场所是线粒体，SOD 把超氧物转变为 H_2O_2，再经过氧化氢酶和谷胱甘肽过氧化物酶转变成水。当线粒体缺 O_2 或 H_2O_2 和 $OH-$ 的形成过多，H_2O_2 和 / 或超氧自由基与转运金属铁交互作用，会导致高反应性 $OH-$ 的形成。ROS 也来源于花生四烯酸的磷脂代谢产物和儿茶酚胺、黄素、铁氧化还原蛋白的自氧化反应，不饱和脂肪酸受自由基攻击后形成脂质过氧化，且这一氧化过程是以自催化为特征的。蛋白质和 DNA 被自由基攻击，导致细胞内的许多稳态系统包括钙调节系统受损。当细胞内的钙离子持续升高并同时存在自由基时，会出现恶性反馈循环，即 Ca^{2+} 加速自由基的生成，或反过来，自由基增加胞内钙堆积。

（三）阿尔茨海默病营养因素

营养因素被认为是阿尔茨海默病的重要因素之一，伴随着年龄的增加，人体器官功能降低，腺体分泌减少，代谢、免疫功能下降，如果所需要的营养素（蛋白质、维生素、微量元素等）补给不足或不当（脂肪过多），老化的进程就会加快。

1. 神经递质。中枢神经系统中有许多重要的神经递质。许多研究表明，乙酰胆碱在学习和记忆等认知功能中有特殊作用，5－羟色胺是维持大脑正常智能的重要递质。阿尔茨海默病患者的大脑皮质和海马中，胆碱乙酰化酶活性和乙酰胆碱酯酶活性显著下降；胆碱乙酰化酶是乙酰胆碱的生物合成酶，其下降表明乙酰胆碱不足。

乙酰胆碱活性不足是阿尔茨海默病的早期异常表现，可能是患者记忆减退的原因。近年发现阿尔茨海默病患者的5－羟色胺系统也严重受损，因此维持大脑正常智能的功能受损。有人认为此病与神经递质生物合成酶的活性降低有关，也有人认为是神经组织过氧化、自由基产生过多导致细胞病理性老化所致。此外，还有多种神经递质如生长抑素、5－羟色胺、去甲肾上腺素、谷氨酸、神经肽（加压素等）与阿尔茨海默病的发生发展有密切联系。

2. 矿物元素

（1）铝。据有关报道，环境中铝的含量过高与痴呆的发病率、死亡率有关。老年性痴呆者脑内含铝量（3.6±2.9微克／克干重）较正常人（1.80±0.8微克／克干重）明显增高，铝过多可引起神经纤维变性，可能参与老年斑及神经元纤维缠结的形成。铝能抑制与记忆、认知功能有关的胆碱能系统功能和降低乙酰胆碱转化酶的活性等，从而使患者发生老年性痴呆。

（2）铁。为人体必需的微量元素，参与体内的氧化代谢，铁和铁蛋白对脂质过氧化和神经细胞损害有一定影响。此外，铁蛋白和运铁蛋白可清除铁和其他金属元素（如铝等）。在正常情况下铝与血浆中运铁蛋白完全结合，避免游离铝产生。如铝不能与运铁蛋白全部结合而呈游离状态，则游离铝易通过血脑屏障进入脑内，使脑组织中铝大量增高。在老年性痴呆的脑组织中，运铁蛋白普遍降低，脑皮质中铁的浓度增高，意味着两者参与了老年性痴呆的病理过程。且铝可促进运铁蛋白释放三价铁，后者可促进自由基产生，自由基毒性反应使蛋白质变性，细胞膜破坏，从而导致患者神经细胞变性、坏死。

（3）锌。也是人体必需的一种微量元素，脑组织中不少酶类和神经递质的合成均有锌参与。老年性痴呆者血、脑脊液及脑组织中锌的含量均降低，从而影响神经递质的合成，以及含锌酶的合成和活化（尤其清除自由基的酶），导致自由基清除受阻、神经细胞损害和脑功能障碍。但也有报道称在老年性痴呆者脑组织中未见含锌量降低，且不少疾病在体内均存在锌含量的变化，故老年性痴呆者体内锌含量的改变究竟是起始的作用，还是一种继发改变尚不能确定。

（4）硒。硒具有抗氧化活性，在人脑分布较丰富，老年性痴呆者的脑组织中硒含量普遍降低，从而导致自由基清除障碍，引起对神经细胞的毒性作用，但在硒降低时常伴有其他微量元素的变化，硒的作用占多少尚不清楚，有人认为可能仅是一种协同作用。

3. 维生素

（1）B族维生素。英国一项研究表明，加大维生素 B_{12} 和叶酸的摄入有利于避免常见的早发性痴呆。研究人员对数百名受试者进行血样分析揭示，血液中维生素 B_{12} 含量在正常范围的 1/3 下限者患老年痴呆的可能性增加 3 倍以上，而叶酸含量同样低者患此病的可能性增加 2 倍。

过去研究发现，补充维生素 B_{12} 确有降低老年人患痴呆症的神奇作用。研究认为：维生素 B_{12} 缺乏，可使体内转钴胺素Ⅰ结构和作用改变，进而导致免疫球蛋白生成衰竭，抗病能力减弱，严重时会引起神经细胞的损害。近期研究发现，在维生素 B$_{12}$ 和叶酸缺乏的人中，半胱氨酸（一种有潜在危害的氨基酸）浓度最高，半胱氨酸含量在正常范围的 1/3 上限者患老年痴呆的可能性要高 35 倍。如今研究者对维生素 B$_{12}$、叶酸和半胱氨酸的差异究竟是导致老年痴呆病的结果还是原因，还不能最终确定。但老年痴呆症与维生素 B$_{12}$ 和叶酸的缺乏肯定有密切关系，研究者认为，富含 B$_{12}$ 和叶酸的饮食调理可能有助于防止老年痴呆，通过膳食营养剂补充维生素 B$_{12}$ 和叶酸也是安全有效的方法。

（2）维生素 D。据英国《每日邮报》近日报道和美国《老年医学杂志》刊登的最新研究发现，女性补充维生素 D 可降低罹患老年痴呆症的风险。

两项新研究结果表明，维生素 D 缺乏的中年女性智力衰退速度更快，罹患老年痴呆症的危险也相对更大。法国昂热大学研究人员完成的第一项研究对近 500 名女性参试者的相关数据进行了分析。新研究负责人塞德里克·安韦勒博士发现，罹患老年痴呆症的女性平均维生素 D 摄入量为 50.3 毫克 / 周；相比之下，没有罹患老年痴呆症的妇女平均维生素 D 摄入量为 59 毫克 / 周。由此可见，维生素 D 在老年痴呆症发病率方面发挥着重要作用。

第二项研究由美国弗吉尼亚医学中心的叶莲娜·斯琳宁博士主持完成。该研究对 6257 名老年妇女进行了认知能力测试。结果发现，维生素 D 水平偏低的妇女更可能发生认知能力下降问题。血液维生素 D 水平低于 20 毫微克 / 毫升会导致认知能力下降危险明显增加。

（四）老年性痴呆的疾病分期

临床上将 AD 的临床过程大致分为三个阶段。

第一阶段（1 ～ 3 年），为轻度痴呆期。表现为记忆减退，对近事遗忘突出；判断能力下降，患者不能对事件进行分析、思考、判断，难以处理复杂的问题；工作或家务劳动漫不经心，不能独立进行购物、经济事务等，社交困难；尽管仍能做些已熟悉的日常工作，但对新的事物却表现出茫然难解，情感淡漠，偶尔激惹，常有多疑；出现时间定向障碍，对所处的场所和人物能做出定向，对所处地理位置定向困难，复杂结构的视空间能力差；言语词汇少，命名困难。

第二阶段（2～10年），为中度痴呆期。表现为远近记忆严重受损，简单结构的视空间能力下降，时间、地点定向障碍；在处理问题、辨别事物的相似点和差异点方面有严重损害；不能独立进行室外活动，在穿衣、个人卫生以及保持个人仪表方面需要帮助；不能计算；出现各种神经症状，可见失语、失用和失认；情感由淡漠变为急躁不安，常走动不停，可见尿失禁。

第三阶段（8～12年），为重度痴呆期。记忆力严重丧失，仅存片段的记忆；日常生活不能自理，大小便失禁，呈现缄默、肢体僵直，查体可见锥体束征阳性，有强握、摸索和吸吮等原始反射。最终昏迷，一般死于感染等并发症。

由于阿尔茨海默病目前还无法治愈，所以患者自患病后一直需依赖他人。富裕家庭也许可以请专业医护人员照顾，可免受事必躬亲的麻烦。但巨额看护费以及治疗费无疑是普通家庭难以承担的，他们通常选择在家自己照顾患者。这对阿尔茨海默病患者的伴侣、儿女和亲戚等来说，需要承受的精神压力非常大，因为患者通常没有生活和社交能力，他们可能变得任性暴躁、大小便失禁，还极具攻击性。长期照护患阿尔茨海默病的人，在经济、体能、精神和社交等方面都深受影响。

五、什么是血管性痴呆

与脑血管因素有关的痴呆，统称为血管性痴呆（vascular dementia）。过去曾称为多发性梗死型痴呆（multi - infarct dementia），近年来病理形态学研究发现，除了多发性脑梗死性病变外还有其他脑血管病变，故现已改称为血管性痴呆。

（一）血管性痴呆的病因

血管性痴呆的病因主要是脑内血管病变，即颈动脉与椎基底动脉两大系统。可以是这些血管本身的病变，也可以是颅外大血管及心脏的病变，间接影响脑内血管，使供血不足而致脑组织缺血缺氧性改变，最终使大脑功能全面衰退。

本病多在中老年起病，男性多于女性。病程多呈阶梯式发展，常可伴有局限性神经系统体征。脑部有弥漫性或局限性萎缩，脑室扩大，显微镜检查可见在额叶及白质中有大小不等的小软化灶，软化灶周围有胶质细胞增生，形成小囊、瘢痕及稀疏区。

1. 脑动脉闭塞导致多发性梗死和脑组织容积减少。颈内动脉或大脑中动脉起始部反复多次发生动脉粥样硬化性狭窄及闭塞，使大脑半球出现多发性的较大的梗死病灶，或出现额叶和颞叶的分水岭梗死，使脑组织容积明显减少，当梗死病灶的体积超过 80 ～ 100ml 时，可因严重的神经元缺失和脑萎缩出现认知功能障碍的临床表现。

2. 缺血和缺氧性低灌注。大脑皮质中参与认知功能的重要部位以及对缺血和缺氧较敏感的脑组织由于高血压和小动脉硬化所致的小血管病变，长期处于缺血性低灌注状态，使该部位的神经元发生迟发性坏死，逐渐出现认知功能障碍。临床常见的血管性痴呆患者可在反复发生短暂性脑缺血发作之后，出现近记忆力减退、情绪或性格改变。国外学者通过对心血管疾病患者发生认知功能障碍所做的调查发现，有多次心力衰竭病史或心律失常病史的患者中，痴呆发生的比例明显高于同年龄组的对照者。

3. 皮质下白质病变。白质内的小动脉壁出现玻璃样变性，管壁纤维性增生及变厚，白质发生广泛弥漫的脱髓鞘改变，使皮质和皮质下的联系受到影响，出现不同程度的认知功能障碍，最常见的类型为 Binswanger 病，其次还可见于伴有皮质下梗死和白质脑病的常染色体显性遗传脑动脉病。

4. 出血性病变。包括脑组织外出血的硬膜下血肿和蛛网膜下腔出血，以及大脑半球内出血性血肿，对脑实质产生直接破坏和间接压迫，并阻塞了脑脊液循环通路，临床逐渐出现不同程度的痴呆表现。

5.各种类型的炎症性脑血管病。包括非特异性血管炎，以及结核、梅毒、真菌、寄生虫等均可成为脑血管性痴呆的病因。此外，血液病、一氧化碳中毒，以及中枢神经脱鞘病等偶尔也可引发脑缺血或脑梗死，进而出现痴呆症状，值得注意。

（二）临床类型

脑血管性痴呆大致可分为 5 种临床类型，即多梗死性痴呆、大面积脑梗死性痴呆、皮质下动脉硬化性脑病、丘脑性痴呆，以及分水岭区梗死性痴呆。

1.多梗死性痴呆。多梗死性痴呆为最常见的类型，是由于多数脑梗死所致的痴呆，临床常有高血压、动脉硬化、反复发作的脑血管病，以及每次发作后留下的或多或少的神经与精神症状，积少成多，最终成为全面的严重的智力衰退。

2.大面积脑梗死性痴呆。常由于脑动脉的主干（如大脑中动脉、基底动脉等）闭塞，引起大面积脑梗死，严重脑水肿，甚至出现脑疝。大部分患者可能死于急性期，少数存活的患者遗留不同程度的神经精神异常，包括痴呆，丧失工作与生活能力。

3.皮质下动脉硬化性脑病。此病由于生前很难诊断，长期以来未引起临床注意，现诊断手段不断改进，特别是影像学的进展，已有可能通过 CT 或 MRI 得出皮质下动脉硬化性脑病（Binswanger）的正确诊断。尽管尚有作者对此型痴呆是否为一独立类型置疑，但此型痴呆无论临床或其病理均有其特点，应归于脑血管性痴呆的类型之一。

4.丘脑性痴呆（Thalamic dementia）。丘脑性痴呆指由于双侧丘脑（偶尔一侧丘脑）局灶性梗死或病变引起的痴呆，临床较为罕见。丘脑性痴呆系指单纯丘脑局灶性病变引起的痴呆，不包括多发性脑梗死中存在的丘脑病变。

5.分水岭区梗死性痴呆（Watershed infarct dementia）。分水岭梗死性痴呆又称边缘带梗死性痴呆（Borderzone infarct dementia），系指由于大脑前、中、后动脉分布区交界处的长期低灌流，导致严重缺血甚至梗死，致脑功能障碍。临床可出现痴呆，生前可通过影像学诊断，较少见。

（三）血管性痴呆与老年性痴呆有何不同

血管性痴呆与老年性痴呆是老年人中最常见的两种痴呆，大概占全部痴呆的70%～80%。由于它们病情进展都呈慢性过程，并且脑内有器质性损害，故有人称它们为慢性脑综合征或不可逆性脑损害。

有关这两种痴呆发病的统计数字，各地报道有很大差异。例如欧美地区，以老年性痴呆高发，约占全部痴呆的50%以上，血管性痴呆则占15%～20%，二者混合性痴呆占15%～20%左右。我国存在地区性差异。北京地区与日本相似，以血管性痴呆为主，上海地区则与欧美相似，以老年性痴呆为主。目前这种发病的地区性差异尚缺乏满意解释。

虽然这两者痴呆都属于老年人慢性脑病综合征，但它们的病因、病理与临床表现都有不同。从病因上看，老年性痴呆目前病因不清，血管性痴呆则因脑动脉供血障碍所致，大多数伴有高血压病和高脂血症等。

从病理上看，老年性痴呆在脑神经系统有特征性病理变化，如老年斑和神经纤维缠结。血管性痴呆基本病理变化是脑动脉硬化。脑CT或核磁共振检查可查到脑部大的梗塞灶或多发性小梗塞灶。

从临床表现看，血管性痴呆多发于75岁以下的老年人，病程缓慢，但可呈急性、阶段性进展，常有明显的自觉症状，如头痛头晕、全身麻木等。即使到病程晚期，人格一般也保持较好，多呈部分性痴呆。本病还可出现感情失控，可伴有局灶症状和忧郁症状，还可出现强哭强笑。老年性痴呆多发于75岁以上的老年人，病情缓慢，隐匿性进行性进展，多无特殊自觉症状，呈全面痴呆。其人格障碍显著，对疾病的自知力早期就丧失。

这两种痴呆有时很难鉴别，老年人多合并脑动脉硬化，尤其是75岁以上的老年人则更难鉴别。

（1）阿尔茨海默氏痴呆。起病缓慢，常常无明显的起病期，早期症状多种多样，以近事记忆力障碍为最常见的表现，一天前或刚刚发生的事情记不清，而几十年前发生的事情还能记清。随着病情的发展，逐渐对往事也会遗忘，严重时出现完全性遗忘，其次以猜疑为其最先出现的症状，随着病情发展，精神显著衰退，有心胸狭隘、情绪迟钝、爱闹意见和易发怒、睡眠昼夜颠倒的倾向。病情进一步发展时，记忆能力减退，还可能有认知障碍即精细思考发生困难。逐渐发展到对日常生活和常识的理解、判断也会发生障碍，如裤子当衣服穿在脖子上，帽子当夜壶。此阶段也可出现语言障碍，词汇减少，言语单调，喃喃自语，或不能叫出物体名称或完全失语。大多数患者还对时间、人物和地点的定向力发生障碍，不认家门，四处游走等。在痴呆晚期还会出现神经功能障碍情况，如口、面部不由自主动作，如吸吮、噘嘴、厌食或贪食、大小便沾满身上等。神经系统检查病理征可出现阳性和腱反射亢进。晚期患者完全卧床，生活全靠别人照顾，病程维持在5～10年左右而死亡。

（2）血管性痴呆。起病较迅速，病程中常有反复多次的脑卒中发生，多见于60岁左右，半数患者有高血压病史。病程呈阶梯样进展，即每发作一次卒中痴呆症状加重一次，患者情绪易激动，动作执行障碍，记忆力减退，或有头痛、头沉、睡眠障碍、心悸、食欲不振等症状，晚期可出现明显痴呆，粗暴、定向力障碍。检查时可见明显神经系统体征，如偏瘫、肢体麻木、语言障碍等表现，脑CT或核磁共振检查可查到脑梗死、脑出血病灶。

六、什么是混合性痴呆

混合性痴呆指同时患有阿尔茨海默病和血管性痴呆。混合性痴呆的特点是患者同时具备上述两种痴呆的特点，例如起病十分隐匿，认知功能缓慢地、渐进性地减退，但患者同时又有高血压、高脂血症、糖尿病等多种疾病，在某一段时间里又多次发生脑血管意外，使智力衰退在缓慢进展的基础上，又出现阶梯式的下降，并出现神经系统的局灶性症状和体征，同时逐步丧失自知力。脑 CT 或核磁共振检查，除了发现大脑弥漫性萎缩以外，还有多发性的梗死病灶。

混合性痴呆是相当常见的痴呆类型，在痴呆发病总数中，占 10% ～ 20%，而且两种混合的痴呆类型可以互相促进。脑血管疾病可以加重阿尔茨海默痴呆，因此脑血管意外不但是血管性痴呆的直接原因，而且是阿尔茨海默痴呆的危险因素。脑出血或脑梗死发生后，脑血流量降低，使脑的氧化代谢和糖代谢下降，不仅导致神经元损伤和死亡，也会使淀粉样蛋白在脑内沉积，形成老年斑，促使老年性痴呆发生。

七、老年期痴呆的治疗

（一）治疗目的

现代医学已经从神经病理学、生物化学、基因学、病毒学等方面对老年期痴呆病进行了广泛的研究并取得了可喜的进展，但其病因和发病机制目前尚不明确，因此治疗也不尽人意，目前治疗的目的主要在于：

（1）延缓或阻止痴呆程度的加重。

（2）减轻痴呆症状和改善记忆功能。

（3）抑制和逆转老年原发性退行性痴呆早期的关键性病理改变发生。

（4）提高痴呆患者的日常生活能力，改善生存质量。

（5）减少并发症，延长存活期。

（二）老年期痴呆的药物治疗

现代医学对老年痴呆的治疗主要围绕胆碱酯酶抑制剂、其他神经递质替代治疗、抗氧化剂、非甾体抗炎药、雌激素、神经生长因子、抗 β 淀粉样蛋白产生物质药物等进行，但是效果有限。

1. 药物治疗老年痴呆期的原则。凡经医生诊断为老年痴呆症的患者，无论病程长短，常常需要接受药物治疗，一般以口服给药为主。在家照料老年痴呆患者服药应注意以下几点：

（1）痴呆老人常忘记吃药、吃错药，或忘了已经服过药又过量服用，所以老人服药时必须有人在旁陪伴，帮助患者将药全部服下，以免遗忘或错服。

（2）对伴有抑郁症、幻觉和自杀倾向的痴呆患者，家人一定要把药品管理好，放到患者拿不到或找不到的地方。

（3）痴呆老人常常不承认自己有病，或者常因幻觉、多疑而认为家人给的是毒药，所以他们常常拒绝服药。这就需要家人耐心说服，向患者解释，可以将药研碎拌在饭中吃下，对拒绝服药的患者，一定要看着患者把药吃下，让患者张开嘴，看看是否咽下，防止患者在无人看管后将药吐掉。

（4）痴呆患者服药后常不能诉说其不适，家属要细心观察患者有何不良反应，及时调整给药方案。

（5）卧床患者、吞咽困难的患者不宜吞服药片，最好研碎后溶于水中服用。昏迷的患者要下鼻饲管，应由胃管注入药物。

老年痴呆的治疗，不只要给患者选择一个适合自己的治疗方法，还应在日常生活中对患者进行正确的心理疏导，让患者正视自身疾病，认识到积极治疗对身体康复有着很大的帮助。

2. 临床常用药物

（1）改善胆碱神经传递的药物。老年痴呆的一个主要原因是胆碱不足，导致患者记忆减退、定向力丧失、行为和个性改变等。因此，具有增强胆碱能作用的药物在老年痴呆症的治疗方面发挥了重要作用。美国食品药品监督管理局（FDA）至今批准的 5 种治疗药物，其中有 4 种是乙酰胆碱酯酶（AchE）抑制剂，包括他克林、安理申、艾斯能、加兰他敏。另外一种是 N - 甲基 - D - 天门冬氨酸（NMDA）受体拮抗剂，盐酸美金刚。

（2）改善脑血液循环和脑细胞代谢的药物。老年痴呆患者存在糖、蛋白、核酸、脂质等代谢障碍，同时其脑血液流量及耗氧量明显低于同龄正常人。因此，脑代谢激活剂和脑循环改善剂，尤其是具有脑血管扩张作用的脑代谢激活剂成为老年痴呆治疗的一大类可供选用的药物。此类药物如脑复康、都可喜、喜得镇、己酮可可碱、脑通等。

（3）钙拮抗剂。此类药物易于通过血脑屏障，选择性扩张脑血管，减少因钙离子内流造成的神经细胞损伤或死亡，从而改善记忆和认知功能。常用的有尼莫地平、氟桂利嗪、脑益嗪等。

（4）激素类药物。 使用雌激素治疗老年痴呆症可以缓解女性患者的症状，并可以延缓或防止患者病情发展。研究认为，雌激素的这方面作用与其抗氧化、减少淀粉样蛋白沉积对细胞的损伤、促进神经元的修复、防止神经细胞死亡等有关。加拿大研究人员发现，男性睾丸素可以用来治疗包括老年痴呆症在内的多神经退化性疾病。加拿大医学界几十年来一直在用男性睾丸素治疗男性记忆力丧失、抑制等病症，并使用睾丸素增强女性精力和性欲，积累了丰富的经验。

（5）非甾体抗炎药物。经常服用阿司匹林或消炎镇痛药物的老年人患老年痴呆和认知障碍的危险性明显降低。小剂量阿司匹林可以减少老年痴呆症恶化。这是因为阿司匹林具有增强脑血流量，防止血液凝固的作用。此外，正在研究的非甾体抗炎药布洛芬、双氯芬酸、奈普生等都有可能成为治疗老年痴呆症的有效药物。

（6）自由基清除剂和抗氧剂。利用具有自由基清除作用的银杏叶提取物EGB-761治疗老年痴呆患者，发现有明显的认知功能改善作用。维生素 E 是重要的抗氧化剂，具有自由基代谢的神经保护作用，还可能通过抑制和清除脑内 β - 淀粉样蛋白沉积，产生延缓衰老的作用。其他常用的自由基清除剂还有辅

酶 Q_{10}、α - 硫辛酸、白藜芦醇、花青素、维生素 C、硒元素等。

（7）抗焦虑药物的应用。主张以抗精神病药物及抗抑郁药物治疗为主，如果对患者的焦虑和睡眠障碍作用不明显时，可以考虑使用抗焦虑药物治疗，如丁螺环酮和苯二氮䓬类药。该类药物易导致跌倒、过度镇静、共济失调、运动障碍等，应尽可能选择镇静不良反应较轻、中枢性肌松作用较弱、半衰期较短的药物，而且剂量尽可能小，使用时间应尽可能短，常用的药物有咪达唑仑、地西泮、去甲氯羟西泮（劳拉西泮）、阿普唑仑、氯硝安定等。

（8）抗抑郁药物的应用。抗抑郁药物主要用于痴呆患者合并的抑郁症状，三环类药物具有较强的抗胆碱不良反应，对老年人容易诱发意识障碍，特别是谵妄、习惯性便秘、诱发青光眼、加重认知功能损害、引起心动过速、传导阻滞或体位性低血压、尿潴留等。5 - 羟色胺再摄取抑制剂（SSRI）同样具有以上不良反应，但其发生率和严重程度远低于三环类，因此现在已经成为治疗老年人抑郁的首选药物，其最常见的不良反应有消化道症状、失眠、激越、静坐不能等精神症状，这类药物有氟西汀、氟伏沙明、帕罗西汀、舍曲林、西肽普兰。

（三）老年期痴呆的中药治疗

老年痴呆症属于中医学的"呆病""健忘""虚劳""善忘"等范畴，且多以中医的"虚证"表现出来。中医学认为其病位在脑，与心肝脾肾功能失调、气化不利关系密切。中国学者早就开始探索用中医中药治疗脑病的新途径。他们运用中医学思想方法，在治疗上强调融整体调整和对抗于一体，形成整体的辨证论治与其他方法相结合的综合治疗方法。传统中医药因人制宜地根据患者不同的辨证，采取不同的治疗方案。现代研究表明中药治疗老年期痴呆具有多途径和多靶点的作用优势。

传统中药通过调节脑内谷氨酸、天门冬氨酸、γ - 氨基丁酸水平，维持神经元内钙离子的稳定，保护神经元免遭神经毒作用。此外，能降低脑组织内因缺血损伤而显著升高的单胺类神经递质合成前体色氨酸的含量，从而对单胺类神经递质的合成、释放、失活和生物效应起调节作用。中药还可以维持神经元的特异功能和存活时间，引导神经纤维的生长，促进神经元损伤的修复与再生等。缺乏神经生长因子营养支持是神经元退行性病变的重要原因。类似神经生长因子样短肽物质，对减少自由基的损伤、抑制神经细胞的凋亡、促进神经细胞功能恢复都起着重要作用。

研究表明，首乌藤、当归、枸杞子、龟甲、黄精、丹参、五味子、红花、川芎、远志、核桃仁、地龙、石菖蒲、牛黄、麝香以及参类中药能有效降低血清内及脑内胆碱酯酶的活性，抑制胆碱酯酶合成，提高超氧化物歧化酶（SOD）及谷胱甘肽过氧化物酶的活力，从而提高机体抗氧化酶活性，清除氧自由基、减少乙酰胆碱分解、提高脑内乙酰胆碱水平，从而提高记忆肽的合成，增强记忆力。

八、对老年期痴呆有益的营养补充剂

尽管目前尚没有根治这一疾病的方法，但现代医学一直在积极寻找改善措施。科学家根据老年痴呆的发病机制以及营养代谢特点，发现给予合理营养以及特殊的营养素有助延缓该病的发生、发展，并且已经得到了循证医学的证据支持。

1. 磷脂酰丝氨酸（PS）。PS 是一种与"卵磷脂"有关的天然化合物，存在于人的脑内。虽然磷脂酰丝氨酸并不能完全治愈该病，但是患者在补充磷脂酰丝氨酸（每日 3 次，每次服用 100 毫克）后，智力功能有所改善，一项双盲试验显示，在病情最严重的受试患者中观察到服用磷脂酰丝氨酸的效果。另外，老年痴呆症患者每日服用 300 毫克磷脂酰丝氨酸，服用 8 周后，发现全身机体状态得到更好的改善，但是在智力功能测验中并未观察到显著进步。还有一项双盲试验显示，服用磷脂酰丝氨酸（每日两次，每次 200 毫克）6 个月，对智力功能具有短期改善效果。

2. 卵磷脂。据研究表明，卵磷脂是大脑内转化乙酰胆碱的原料。乙酰胆碱是神经元之间传递信息的一种最主要的"神经递质"，它的存在可使人的记忆、思维及分析能力得到提高。另一方面，人到老年，血清胆固醇和中性脂肪大量沉积于血管壁，使管壁变窄，血液流动受阻，导致大脑供血供氧不足，脑细胞随之大量死亡。而卵磷脂能使血液中的血清胆固醇和中性脂肪颗粒乳化变小，并使之保持悬浮状态，从而使血管畅通无阻。这样，营养、血液和氧气就能源源不断地供给大脑以营养脑细胞，使大脑的记忆与分析等能力得到保持或增强，延缓大脑衰老。所以卵磷脂对预防和治疗老年痴呆有一定意义。

3. 辅酶 Q_{10}。辅酶 Q_{10} 过去一直被作为中老年保健品，尤其是对于心脏具有保护作用。近年来，国外多个基础研究和临床试验显示，辅酶 Q_{10} 对于神经退行性疾病也具有一定的延缓作用，包括帕金森病、老年痴呆、神经遗传病。辅酶 Q_{10} 亦称泛醌，其还原型称泛醇。其作用主要包括 2 个方面：①细胞线粒体电子传递链的递氢体，在能量转化过程中具有重要作用，而线粒体是细胞的"能量工厂"；②细胞自身产生的天然抗氧化剂，可抑制线粒体过氧化，减少氧化应激损伤。在线粒体以外的生物膜和血浆中也存在泛醌和泛醇转换，可见其存在着一定生理作用，在体内主要是还原型辅酶Q（泛醇）起抗氧化作用。神经系统能量代谢旺盛，且耐受氧化应激能力低，大量研究显示：多种神经退行性疾病存在线粒体受累的环节，因此辅酶 Q_{10} 在神经退行性疾病的治疗中可能具有重要的作用，适当摄取辅酶 Q_{10} 可以增强记忆力、逻辑思维能力、位置感、运动协调能力等，以达到预防老年痴呆的目的

4. 维生素 K_2。维生素 K_2 是一种脂溶性维生素，具有叶绿醌生物活性的萘醌基团的衍生物，是人体中不可缺少的重要维生素之一。维生素 K_2 被认为是一种凝血辅助因子，但在细菌中它是一种膜结合电子载体，人们公认维生素 K 溶于线粒体膜的类脂中，起着电子转移作用，维生素 K_2 能恢复 Heix 突变引起的严重线粒体缺陷。维生素 K_2 与泛醌类似都能在果蝇线粒体中转运电子，生成更多有效

三磷酸腺苷（ATP）。维生素 K_2 能作为线粒体电子载体，帮助恢复 ATP 的正常生产，恢复线粒体功能障碍。因此维生素 K_2 在神经退行性疾病的治疗中可能具有重要的作用。

5. 叶酸、维生素 B_{12}。 叶酸缺乏可能是人体最严重的维生素缺乏，约60％的中年男性存在着叶酸缺乏。大脑对低叶酸水平的反应是抑郁。叶酸的缺乏能降低大脑产生天然抗抑郁物质 5- 羟色胺，丰富的叶酸会促进 5- 羟色胺的产生，减轻抑郁症状。当人越来越老时，叶酸会变得尤其重要，老年人的大脑对低叶酸所造成的损害特别敏感脆弱，智力下降的老年人中叶酸水平也很低，而叶酸补充剂能恢复已老化的大脑的记忆力。

维生素 B_{12} 缺乏可以导致神经的破坏，包括平衡失调、记忆障碍和老年痴呆。许多老年人存在记忆衰退和别的无法解释的智力紊乱，曾经被诊断为无法挽回的"衰老"或者阿尔茨海默病，而实际上却是维生素 B_{12} 的缺乏所引起的。据美国健康和人类服务部统计，超过 50 岁的美国女性，在其食物中平均每人仅吸收维生素 B_{12} 推荐剂量的 43％ ~ 48％，同样年龄的男性也仅吸收 62％ ~ 75％。

专家认为平均每天补充 60 微克的叶酸，可以抵抗同型半胱氨酸对大脑的毒害。当然存在抑郁和记忆问题的人需要更多，但是每天不应高于 1000 微克。叶酸必须在医生的指导下服用。叶酸足以使大脑在许多情况下恢复正常的功能状态，但由于叶酸补充剂可能会出现干扰抗痉挛药的作用，所以，叶酸一定要与维生素 B_{12} 一起服用。

6. 抗氧化剂。 研究显示，脑氧化损伤可能是包括老年期痴呆在内的多种神经系统退行性疾病的病理特征，氧化自由基参与脑细胞死亡过程，因此应用减少脑中自由基生成的药物和保护神经元免受自由基影响的药物可减慢其病变过程。抗氧化剂药物通过消除活性氧或阻止其形成来阻止神经细胞的退化，被认为是治疗老年性痴呆症的一种有效途径。目前，广为应用的天然抗氧化剂主要有以下几种：

（1）α - 硫辛酸。是所有抗氧化剂中功能最多且活性最强的抗氧化剂。它是一种小分子，易于通过血脑屏障，很快被脑组织吸收。随着年龄的增长，线粒体的产能下降，氧和葡萄糖不能被有效地利用，产生更多的有害自由基。硫辛酸能增强线粒体的功效，恢复老年脑的能量代谢水平，提高细胞活力。α - 硫辛酸还有助于控制血糖和胰岛素水平，抑制糖破坏性蛋白的形成。这种蛋白叫AGES（晚期糖基化终末产物），可加速老化过程，在糖尿病患者体内含量很高。血流中的硫辛酸还能引起脑内谷胱甘肽猛增，谷胱甘肽在保护细胞免受自由基攻击方面，被称为"抗氧化能手"，它主要有解毒功能。很多专家建议健康人每天服用 10 ~ 50 毫克的硫辛酸，糖尿病患者需要量会多些。

硫辛酸同时具有水溶性和脂溶性，使水溶性 VC 和脂溶性 VE 在细胞内外的浓度同时提高，而且通过硫辛酸的氧化还原特性，可使 Vc 和 VE 再生。故硫辛酸与其他执氧化剂合用时可起协同增效作用。

（2）维生素 E。维生素 E 有很多功能，最重要的是它有很强的抗氧化能力，保护细胞免遭脂质过氧化反应。这种脂质过氧化反应可导致全身各处血管的阻塞和硬化，包括心和脑的血管。维生素 E 还阻止或降低大脑的衰退，延缓痴呆症的进展。它还是中风的解毒药，其中的三烯生育酚有助于使阻塞的颈动脉畅通。常用量每次 10 毫克，一日 3 次或每次 100 毫克，一日 1 次，可以发挥抗氧化剂的保护作用。维生素 E 的制剂有片剂：5 毫克 / 片，10 毫克 / 片；胶丸剂：50 毫克 / 粒，100 毫克 / 粒。一日剂量最好不要超过 200 毫克，并要在医生指导下服用。

（3）硒。硒影响着大脑的功能。神经细胞必须靠硒来合成谷胱甘肽，谷胱甘肽是大脑内重要的抗氧化剂之一。而且，随着年龄的增长，血内硒的水平也会降低，60 岁降低 7 ％，75 岁降低 24 ％。高硒食物能大幅度提高人的情绪，红细胞含硒越多，人感觉越好。富含硒的食物有谷类、大蒜、肉类、海产品，尤其是金枪鱼、箭鱼和牡蛎以及坚果。专家们建议每天服用 50 微克的硒，以保护大脑并抑制心脏病和癌症的发生。但一定注意不要过量，硒是具有剧毒的少数几个补充剂之一，最高耐受量每日不要超过 200 微克。

（4）胡萝卜素类。β - 胡萝卜素是维生素 A 的前体，具有清除自由基的功能，所以 β - 胡萝卜素对运动时的氧化应激有保护作用。推荐的 β - 胡萝卜素补充量是每天 25000 ～ 100000 国际单位。

番茄红素如同 β - 胡萝卜素，属胡萝卜素类物质，在大多数水果和蔬菜中可以找到，是一种天然的生物色素。由于它具有独特的化学结构，所以可以消除自由基。

天然虾青素是一种抗氧化剂。虾青素（astaxanthin，在港台地区又称为虾红素）是一种红色素，可以赋予观赏鱼、三文鱼、虾和火烈鸟粉红的颜色。其化学结构类似于 β - 胡萝卜素。虾青素是类胡萝卜素的一种，也是类胡萝卜素的较高级别产物。

（5）白藜芦醇。天然白藜芦醇存在于 72 种植物中，包括葡萄、桑葚、花生、中药虎杖等，其中尤以葡萄中含量最高，是葡萄内的一种抗霉化合物，有清除自由基、保护心脑、保护血管、降低血胆固醇的功效。白藜芦醇能有效抑制癌症，在癌症发生的起始、增长及扩展三个主要阶段，都有防癌活性和抑制作用。特别是葡萄皮和红葡萄酒中白藜芦醇含量最多。故建议多吃葡萄、不叶葡萄皮。

（6）SOD。SOD 是超氧化物歧化酶（Super Oxide Dimutese）的缩写，是生物体内重要的抗氧化酶，广泛分布于各种生物体内，如动物、植物、微生物等。SOD 具有特殊的生理活性，是生物体内清除自由基的首要物质。SOD 在生物体内的水平高低意味着衰老与死亡的直观指标；现已证实，由氧自由基引发的疾病多达 60 多种。它可对抗氧自由基对细胞造成的损害，并及时修复受损细胞，复原因自由基造成的对细胞的伤害。

（7）银杏。长寿植物，银杏的绿叶可萃取以类黄酮为主的特殊药效成分。银杏叶中所含的类黄酮和其他的植物不同，其中二个类黄酮重叠的黄酮就有四种，而银杏叶所含的十多种类黄酮对于血液循环障碍所引起的各种疾病有效。临床上银杏用于治疗老年痴呆症，主要是因银杏具有改善大脑局部血液循环，增强神经介质信号传递能力，改善记忆力等功效。

每一种抗氧化物在细胞内都有适合它发挥保护作用的独特方式。举个例子，细胞膜主要是由脂肪或脂质组成的，但是细胞本身充满了水。脂溶性的维生素 E 和辅酶 Q_{10} 能够保护细胞膜的脂质部分免受自由基的攻击，但是不能指望它们去保护细胞的含水部分或主要由水组成的血液。这些区域只有水溶性的抗氧化物，如维生素 C 和谷胱甘肽才能够到达。我们只知道有一种抗氧化物既能够进入水的区域又能进入脂的区域，那就是硫辛酸。硫辛酸的独特性表现在它可以在两个区域内发挥作用，而且可以使水溶性抗氧化物（维生素 C 和谷胱甘肽）和脂溶性抗氧化物再生。

应该记住的重要一点是，尽管每一种抗氧化物的作用都很强大，但作用部位及所针对的自由基各不相同，因此，在整体的抗氧化过程中需要多种抗氧化剂的联合协同作用，才能产生抗氧化的神奇效果。

九、如何早期发现老年期痴呆

了解痴呆的早期表现对早期诊断和治疗意义重大。因为有些早期痴呆在病因去除后，以及通过早期的治疗和营养干预，智能有可能完全恢复。而到了中晚期，病情很难逆转。

社会上对老年人痴呆总是认识不够，认为老人变得好忘事，出门后不知道回家，重复做某件事是老了的缘故，并没想到送老人到医院就诊，其实这正是老年痴呆的早期症状，若这时治疗，大部分人的病情可以缓解或治愈；若发展到生活不能自理、疯疯癫癫的中晚期，治疗起来就困难了。

（一）老年痴呆的早期信号

老年痴呆的早期表现可概括为十大信号。具体如下：

1. **转瞬即忘**。人人都会忘事，但正常人事后能够回想起来。老年痴呆患者常常忘事，事后再也想不起来，而且可能反复问同一个问题。

2. **顾前忘后**。老年痴呆患者做好饭菜后可能会忘记端上餐桌，甚至彻底忘掉已经做好的饭菜。

3. **词不达意**。患者可能连一些简单的字词也会忘记，或者不会使用适当的字词，语言表达明显不如从前。

4. **时间和地点概念混乱**。患者可能时间概念混乱，或在自己住所的街道、胡同迷路，忘记是怎样从家里出来的，也不知道如何回家。

5. **判断力降低**。即使是正常人也有可能分散注意力或者忘掉所看护的儿童，但老年痴呆患者有可能彻底忘记由其所看护的儿童而离开家门。或是真假识别能力严重下降，轻易上当受骗，买了很明显的"假货"。

6. **抽象思维能力丧失**。患者常常忘掉自己设置的存折密码，自己的存款数额也忘得一干二净。

7. **随手乱放物品**。患者常会将物品放在不恰当的位置，比如把电熨斗放在冰柜里，或把手表放在饼干盒里，或将很多废品如烂纸、布头当作宝贝珍藏，自己也不知道是什么原因。

8. **脾气和行为变化无常**。人老了大多会有一些情绪变化，但老年痴呆患者的行为、情绪可能会发生急剧变化，在短短的几分钟内会从平静状态变为泪流满面，情不自禁，或拍案而起，怒发冲冠。

9. **性格变化**。患者的性格可能会发生剧烈的不合情理的变化，如易感到害怕，或疑神疑鬼、猜忌别人等，与原来的性格大不一样。

10. **失去主动性**。常会变得比原来懒惰，不愿参与任何活动甚至是原来喜欢的活动，对人也不热情。

这些都是老年痴呆的一些早期征兆。当然不是早期老年痴呆患者都会出现上述所有表现，也许只出现某几种，也许部分症状更为突出一些，但家属或患者本人一定要注意这些征兆，及时就诊，早期调护，防患于未然。

（二）老年痴呆的自测

1. 美国专家设计了 21 道题自测老年痴呆症（家属问卷），请用"是"或"不"回答下面每一道题。

（1）你的亲人中有人发生记忆力减退问题吗？

（2）如果有，他们的记忆力比几年前更差吗？

（3）他们重复问题、话语或故事的方式是否一样？

（4）你是否需要帮他们记住某些活动或约会，或者他们是否会忘记约会？

（5）他们将东西放错地方的次数超过 1 月 1 次吗？

（6）找不到东西时候，他们怀疑别人故意把东西藏起来或偷走了吗？

（7）你的亲人频繁出现记不得日期、星期、月份、年份、时间，或者每天不止一次查看日期吗？

（8）到了不熟悉的地方，他们是否会失去方向感？

（9）当外出或旅游的时候，他们是否变得更加糊涂或困惑？

（10）除了身体活动受限制之外，他们是否在用钱方面存在给小费或计算找零钱等困难？

（11）在付账或者算钱时，他们是否感觉困难重重？

（12）你的亲人是否记不起服药或者记不得是否服过药？

（13）他们是否存在开车困难问题，或者他们开车你是否很担心？

（14）他们在使用炉子、电话、遥控器或微波炉等器具方面是否存在困难？

（15）除了身体活动受限制之外，他们是否在家庭修理或记账方面存在困难？

（16）除了身体活动受限制之外，他们是否放弃或减少高尔夫、跳舞、锻炼或做手工等业余爱好？

（17）在居住小区附近等熟悉环境下，他们是否会迷路？

（18）他们的方向感是否大大减退？

（19）除了名字之外，他们是否难以想起某些词汇？

（20）他们是否连家人或朋友的名字都搞不清？

（21）他们在认熟人方面存在困难吗？

【得分标准】

所有 21 题中，选择"不"的均得 0 分。第 3、7、11、17、20、21 题选择"是"得 2 分，其余题选择"是"得 1 分。满分为 27 分。

【参考结论】

0 ~ 4 分：不用担心。5 ~ 14 分：记忆力减退或丧失，是老年痴呆症的早期信号。大于等于 15 分：老年痴呆症或许已经形成。

2. 世界卫生组织推荐的日本长谷川智力表

经我国学者改良后，适应中国国情，是国内应用最广泛的智力测定法。询问受检者的内容和评分标准如下：

（1）今天是几月几日？星期几？ 评分 0 ~ 3 分；

（2）这儿是什么地方？ 评分 0 ~ 2.5 分；

（3）你今年多大年纪（相差 3 ~ 4 年为准确）？ 评分 0 ~ 2 分；

（4）近期重大事件发生的时间、地点？ 评分 0 ~ 2.5 分；

（5）你老家是什么地方？ 评分 0 ~ 2 分；

（6）太平洋战争哪年结束的（相差 3 ~ 4 年为准确）？ 评分 0 ~ 3.5 分；

（7）1 年多少天？ 评分 0 ~ 2.5 分；

（8）中国国家总理是谁？ 评分 0 ~ 3 分；

（9）从 100 - 7 - 7……依次减下去分别是多少？ 评分 0 ~ 4 分；

（10）倒读数字如 6→8→2 及 3→5→2，倒数一遍。 评分 0 ~ 4 分；

（11）5 种物品试验，如香烟、火柴、笔、钥匙、手表。先让受检者读出物品的名称，然后藏起来，再问受检者有什么物品，并说出名称。 评分 0 ~ 3.5 分。

🔲 **评分标准**：答错为 0，上述 11 个问题总计满分为 32.5 分。

🔲 **智能评价**：正常人 31.0 ～ 32.5 分，轻度痴呆 22.0 ～ 30.5 分，中度痴呆 10.5 ～ 20.5 分，重度痴呆 10.0 分以下。

3. "画个钟表"自测老年痴呆症

老人可通过画钟表自测患老年痴呆概率。老年人可以在纸上画一个钟，标出 12 个数字，并且指向 8 点 10 分。可分四步：

（1）画出闭锁的圆（表盘），1 分；

（2）将数字安置在表盘上的正确位置（所有数字都在圆内），1 分；

（3）按顺序将表盘上 12 个数字填写正确，1 分；

（4）将指针安置在正确的位置（指针上是否有箭头，分针是否比时针长等），1 分。

得 4 分为正常，3 分为基本正常或轻度痴呆，2 分为中度痴呆，2 分以下则为重度痴呆。

十、老年健忘和痴呆症的区别

从临床情况看，约 9 成患者的亲人认为"健忘就是痴呆"，其实，多数人上年纪后，会出现大脑功能萎缩，表现为近期记忆力减退、健忘等，这是正常的生理表现，并非痴呆。若过早认为是"痴呆"，反会害其出现精神问题。专家指出：老年健忘不等于痴呆，不能随便"扣帽子"，更不能乱用药。诊断老年性痴呆的过程很严格，不仅要询问患者病史，还会有针对性地做各种量表检查。当出现健忘千万别乱吃药，因为少数药物对肝、肾影响较大，服用后可能加重症状。因此治疗痴呆要先鉴别健忘症。

健忘是老年人脑功能衰弱的表现，而痴呆则是病理性的脑器质性智能衰退，如何区别两者，以下几点可供参考：

1. 遗忘区别。健忘的老年人对做过事情的遗忘总是部分性的；而痴呆的遗忘则是完全恶性的，记不起发生过的事情，似乎此事已完全消失。

2. 认知能力。健忘老人虽然记忆力下降，但对时间、地点、人物关系和周围环境的认知能力丝毫未减；而痴呆老人却丧失了识别周围环境的认知能力，分不清上下午，不知季节变化，不知身在何处，有时甚至找不到回家的路。

3. 生活能力。健忘老人虽会记错日期，有时前讲后忘，但他们仍能料理自己的生活，甚至能照顾家人；而痴呆老人随着病情加重，会逐渐丧失生活自理能力。

4. 情绪变化。健忘老人有七情六欲；而痴呆老人的情感世界则变得"与世无争"，麻木不仁。

5. 思维变化。健忘老人对记忆力下降相当苦恼，为了不致误事，常记个备忘录；而痴呆老人毫无烦恼，思维越来越迟钝，言语越来越贫乏，缺乏幽默感，反应迟缓。是否语言丰富、幽默风趣，是区别生理健忘和痴呆的重要标志之一。最重要的一点是，痴呆患者本人不知道自己健忘，对记忆力下降毫无烦恼，没有就医的愿望，思维越来越迟钝，语言越来越贫乏。而一般健忘的人能发觉自己健忘的毛病，并能自我克服和改正。

十一、老年痴呆的家庭护理与训练

老年痴呆是一种慢性、进行性精神衰退疾病，其病程隐蔽，进展缓慢。一般来说轻度痴呆不太影响日常生活，中度痴呆需少许监护和照顾，重度痴呆需经常监护和照顾。虽然药物可以延缓老年痴呆症的发病进程，但目前尚无彻底治愈的方法。所以预防老年痴呆还需从家庭开始。除了就医治疗，做好老年痴呆患者的家庭护理也十分重要。

（一）痴呆老人的家庭护理

痴呆老人由于记忆力、定向力低下等引起自理能力缺陷和社交障碍，患者缺乏自我照顾能力，也缺乏自我安全意识，因此在照顾患者时，应时刻想到以下几点：

1. **情感交流与支持**。尽管患者出现了思维、记忆及生活等诸多能力下降，但患者又极为敏感，因此尊重患者的人格很重要，千万不要伤害患者的自尊心。应经常用抚摸动作和亲切的话语，给予患者关心和爱护。谈话时语调要降低，态度要和蔼，吐词清晰、缓慢，不要嘲笑患者，也不要轻易否定患者的要求。

2. **加强看护，防止意外**。对重症患者做到 24 小时有人陪伴，对轻症患者要在其活动最多的时间里加强看护。不要让患者单独外出，以免迷路走失。给患者口袋里放一个有患者名字、年龄、家庭地址、联系电话，以及患者所患疾病的安全卡。另外家中要有安全措施，比如患者穿防滑软底鞋，浴室、卫生间安装扶手，卧床患者的床边加床档等。

3. **合理安排饮食及起居**。病人的饮食应丰富多样，定时定量，以高蛋白、低脂肪、高纤维素、易消化软食为主。同时要坚持规律的生活起居习惯，避免患者随意的行为出现。

4. **加强功能训练，培养生活自理能力**。大脑和躯体的功能都是用则进，不用则退。对轻度痴呆的老人，要鼓励其自己料理生活，如买菜做饭、收拾房间、清理个人卫生；鼓励其参加社会活动，安排一定时间看报、看电视，使他（她）与周围环境有一定接触，培养对生活的兴趣，活跃情绪，以分散病态思维，减缓精神衰退。对中、重度痴呆老人，家属要花一定时间帮助和训练他（她），如梳洗、进食、叠衣被、如厕，并要求其按时起床；带领他（她）干些家务活，如擦桌子、扫地；晚饭后可让他（她）看一会儿电视。坚持一段时间后，有些患者生活基本可以自理。

5. **重度痴呆患者要注重生活护理**。有的老人可能卧床不起，家属应定期翻身拍背，防止褥疮发生；对言语困难或含糊的患者，需通过眼神或手势交流；对进食慢或费力的，要慢慢喂食，尽量避免呛咳或噎食，实在无法进食的，最好下鼻饲管。

家人要经常督促和协助患者搞好个人卫生。让他们做一些泡茶、洗碗、扫地、买东西等简单家务，在头脑中建立新的条件反射。充分利用看电视、听音乐、看报纸、读杂志，给之以视听方面的环境刺激；经常有意识地让患者记忆、判断以锻炼患者大脑思维活动。

对于有异常行为的患者，应反复进行强化训练。如患者有随地大小便现象，家人就应掌握患者大小便规律，定时督促患者上厕所。训练患者有规律地生活，活动时间不宜过长，周围环境要相对清静；当患者有过高或不合理要求时，要劝阻或分散其注意力。

重症患者要做好口腔护理，以及会阴部、皮肤的清洁护理。要经常给卧床患者翻身、拍身、晒被褥，每天定时通风。另外给患者做一些肢体关节的被动活动。保持肢体的正常功能位置，防止关节畸形和肌肉萎缩。

（二）老年痴呆的康复训练

对于老年痴呆来说，若想达到更好的治疗效果，在进行治疗的同时进行老年痴呆康复训练是很有必要的，这样会使患者治疗效果达到最好。那么，老年痴呆患者应该如何进行康复训练呢？下面就为大家具体介绍一下。

1. **安排适当而合理的活动**。从简易动作开始，如做一些老人力所能及的轻微家务劳动，这样既可减轻早期患者的焦虑情绪，又可促进老人体质健康。

2. **在医生指导下进行语言训练**。包括对失语症及构音障碍患者的语言训练。失语症的矫治可针对患者说、谈、听、写的障碍，进行针对性的、循序渐进的训练。构音障碍的矫治则要进行唇、舌、软腭等发音器官的运动训练、发音训练和言语的清晰度及节奏的训练。

3. **逻辑思维训练**。老年痴呆患者的逻辑思维能力会受到很大损害，严重得连以前拿手的菜都不知道该怎么做了。可以通过做卡片、拼图、连接游戏，以及分析简单的电视剧情，给物品归类、辨认形状等方法来进行康复。

4. 体能训练。很多老年痴呆患者不出门，长此以往对改善病情无益。像散步、爬山、打太极、做保健操、跳交谊舞等活动都可以尝试，做力所能及的家务、做点小工艺品等也对恢复体能有很大帮助。

5. 记忆练习。包括瞬时记忆、短时记忆和长时记忆。老年痴呆患者的前两种记忆功能损害最大。改善瞬时记忆，家人可以经常向患者询问刚发生过的事，比如刚刚给谁打过电话、吃过什么，刚刚向他展示的数字是多少；改善短时记忆，可以问患者早上买的什么菜，钱包放哪里了等；改善长时记忆，可以让患者回忆昨天的晚饭、前天看的电影和最近去过的地方等。还建议家人使用卡片，帮助患者回忆。

做好老年痴呆康复训练可以帮助患者更快康复，因此，老年痴呆康复训练十分重要，大家一定要认真对待。专家表示：老年痴呆的治疗是临床上的难题，了解老年痴呆的治疗方法，并做好对患者的治疗，这对患者的康复是非常重要的。

（三）家庭安全防护

对中、重度痴呆患者，家人要事事留意其安全。①不要让患者单独外出，以免迷路、走失，口袋中最好放一张写有患者姓名、地址、联系电话的卡片或布条，如万一走失，便于寻找。②老人的日常生活用品，放在其看得见、找得到的地方。③行走时应进行搀扶或关照，以防跌倒。对居住在高层楼房的痴呆老人，更应防止其不慎坠楼。④妥善保管家里的危险物品，减少室内物品位置的变动，保障患者安全。⑤家里的药品、化学日用品、热水瓶、电源、刀剪等危险品应放在安全、不容易碰撞的地方，防止患者自杀或者意外事故发生。⑥睡床要低，必要时可加护栏。⑦患者所服药品要代为妥善保管，送服到口，看服下肚。⑧洗澡时家人先调试水温，注意不要烫伤。⑨不要让患者单独承担家务，以免发生煤气中毒、火灾等意外。⑩最好时时处处不离人，随时有人陪护。

十二、如何预防老年痴呆

痴呆多见于老年人，发病率随着年龄的增高而增加，临床尚无彻底治愈老年痴呆的方法。为了使老年人有更好的生活质量，应尽早采取预防措施，以减少老年痴呆的发病概率。

1. 学会积极、科学地用脑。研究表明，勤动脑的人，脑细胞衰退的速度较慢，对于保持记忆力、判断力等功能意义极大。老年人勤用脑，多思考，可以延缓脑细胞的衰退。切忌依赖心理，不要什么事都靠别人提醒，或者凡事都用本子记下来，过度依赖备忘录。同时要做到劳逸结合，避免长时间过度用脑。脑力活动要讲究多样化，大脑对新信息刺激反应最敏感，无论做什么事一旦成为一种习惯，大脑的兴奋性就会下降，不同的脑力活动如读书、看报、书法、绘画、智力游戏、下棋、参观博物馆等有选择地交替进行，可对脑的海马（海马在记忆功能中有重要作用，海马萎缩被看成是与记忆损伤相关的重要指标，也是预测轻度认知损害是否转化为阿尔茨海默病的有效指标）产生积极的影响，从而加强大脑的记忆功能。

2. "心灵手巧，得心应手"。手和大脑有着密切联系，所以练手就是练脑。医学研究认为，手指是人的"第二大脑"，手在大脑皮质功能分区上所占的面积最大，几乎达到1/3，手的高度灵活性是和大脑密切联系在一起的，手指与大脑相连的神经较多，通过运动手指，可以有效地刺激大脑，使脑细胞自身的新陈代谢加快，延缓或阻止脑细胞老化进程而达到健脑益智的目的。比如经常伸曲手指，左右手交替按摩指尖、指关节，用核桃当健身球经常握捏，交替伸入冰水和热水中，从事精巧的手工制作活动，练习左手书法绘画等，都可以强化或保持大脑的正常功能。

3. 咀嚼健脑，简单易于操作。当人咀嚼硬物或咀嚼速度加快时，大脑的血流量会明显增多。试验表明，有牙的老年人和无牙的老年人的脑血流量可以相差30%。无牙老年人中患脑痴呆的患者多，而牙齿完好的老人几乎没有患痴呆的。美国的一项研究发现，常嚼口香糖可预防老年痴呆，其机制也许正是如此。

4. 注意饮食健康

（1）常吃富含维生素 B_{12}、叶酸的食物。缺乏维生素 B_{12} 和叶酸可以加速大脑老化进程，从而引起老年性痴呆。除动物性食物，如肉、蛋、奶、鱼、虾含有较多维生素 B_{12} 外，发酵后的豆制品也可产生大量维生素 B_{12}，尤其是臭豆腐含量更高。

（2）增加多不饱和脂肪酸饮食。大脑是否健康与摄入 22 碳 6 烯酸（DHA）的量关系密切，患各种程度痴呆症的人，血液中 DHA 的含量平均比正常人少30%~40%。因此，多吃含 DHA 较多的鱼，尤其是高油脂的鱼，如鲑鱼、鳟鱼和鱿鱼等，可有效地预防痴呆症。

（3）常吃含卵磷脂的食物。日本科学家研究发现，乙酰胆碱的缺乏是发生老年性痴呆的主要原因，而卵磷脂是合成乙酰胆碱的原料，是神经元之间依靠化学物质传递信息的一种最主要的"神经递质"，可增强记忆、思维、分析能力，并可延缓脑力衰退。在人们的食谱中，大豆及其制品、鱼脑、蛋黄、猪肝、芝麻、山药、蘑菇、花生等都是富含卵磷脂的食品。

（4）女性常食大豆食品。大豆含有丰富的异黄酮、皂苷、低聚糖等活性物质，美国科学家对大豆异黄酮的脑保健作用进行了为期 3 年的动物试验，结果发现，与人类亲缘关系较近的灵长类动物"恒河猴"若长期摄食大豆异黄酮则绝少发生阿尔茨海默病（老年性痴呆），而对照组发病率则与人类近似。大豆异黄酮的化学性质极为稳定，无论炒、煮、炖均不会破坏其结构，也不会影响其效果。所以，常食大豆食品不仅可以摄取充分的植物蛋白，预防高脂血症、动脉硬化，还有预防老年性痴呆等功效。

（5）远离含铝食品。铝具有神经毒性，可能是阿尔茨海默病（老年性痴呆）

的病因之一。流行病学调查发现，老年痴呆患者饮用水的铝含量较高；饮用水中铝含量高的地区，老年痴呆发病率明显增高。有人认为，如果铝的摄入量过多，人体无法将多余的铝清除，其进入脑内，对脑神经细胞产生毒性作用，引起脑内神经元纤维缠结和神经细胞变性坏死等病理损害，导致痴呆。

含铝高的食品包括：油条、油饼、焦圈、薄脆等，据有关部门化验，每根油条中含铝量达到数十毫克之多！香甜、松软的蛋糕是人们喜食的美味，但大部分蛋糕在制作时要加入"泡打粉"，从而使蛋糕蓬松柔软。泡打粉是用明矾和小苏打及少量香料制成的，少部分蛋糕中的铝含量比油条还要多。

（6）远离油炸食品。所有的油炸食品中，几乎都存在着反式脂肪。反式脂肪是商家为了节约成本让油品更便于运输，将原本健康的植物油做氢化处理，变成固态油形成的一种脂肪。它不易变质且能让食物变得更香，所以不少商家常用反式脂肪作为原料来制作饼干、曲奇、面包、油炸食品等，被人体吸收后会像垃圾一样阻塞你的血管，容易引起血栓。反式脂肪还会让血管弹性变小，变得非常"脆"，易导致心脑血管意外。

第六章　帕金森病的自我保健

　　1996 年亚特兰大奥运会上，当患有帕金森病的拳坛传奇人物穆罕默德·阿里颤抖地接过火炬时，全世界人民都能看到他因为病痛而止不住抖动的双手。当这位昔日的拳王全身颤抖着、摇晃着、极其艰难地点燃奥运圣火的时候，他又一次成为全世界观众视线的焦点，和他一起成为焦点的还有一个疾病的名字"帕金森病"。

　　这是一种"让你不能动的病"，是一种人体中枢神经系统变性疾病，发病年龄多在 60 岁左右。最新的医学调查显示：65 岁以上的老年人患病率已经达到了 2%，目前全世界有 600 多万帕金森病患者，我国有 200 多万中老年人受其困扰。迄今为止，由于病因尚不明确，也无法根治。

　　帕金森病又名巴金森病。"帕金森"一词来自一位叫詹姆士·帕金森的英国人，他是最早系统描述这种疾病的内科医生。1817 年，詹姆士出版了他的经典著作《震颤麻痹论》，描述了这种疾病的一些症状。1868 年，被誉为现代神经病学之父的法国医生简·马丁对这种疾病进行了更为细致的观察，并建议将这种疾病命名为"帕金森病"，并一直沿用到了今天。帕金森病最直接的危害是患者无法控制自己的肢体。那么，帕金森病患者的身体为什么无法受大脑控制呢？

　　人类的大脑是迄今为止宇宙中所发现的最复杂的物体。一个成年人的大脑平均重量约 1400 克，所含神经细胞的数目达 140 亿之多，这些神经细胞通过一个异常复杂的神经网络相互连接，大脑里充满了很多种化学物质，由一个神经细胞传往另一个神经细胞的信息可以通过不同的化学传导物质来进行，这些信息控制人的头部、躯干、四肢等生理活动，以及心理情感的活动。

多巴胺就是这样一种神经传导物质。这些物质可以保障肢体听从大脑的控制与指挥，从而完成各种动作。在大脑的中部，有一组叫黑质的神经元细胞群，它一刻不停地释放多巴胺。

一个健康的成年人大脑里有 50 万个黑质神经细胞，而人体只需要有 10 万个这种神经细胞就可以维持正常的活动，黑质神经细胞会随着年龄的老化和其他原因而减少，当黑质神经细胞死亡超过 80% 时，大脑中的纹状体就会因为得不到正确的指令而失去控制，变得异常活跃，它们发出干扰信号，引起其他神经组织的连锁反应，产生运动障碍，当大脑不能维持调节神经系统的正常功能时，身体就会出现帕金森病的症状。

瑞典人阿尔维德·卡尔松是最早提出帕金森病和多巴胺有关的科学家。1960 年，这位哥德堡大学的教授通过大量的实验发现，帕金森病是因为大脑的某些部分缺乏多巴胺所引起的。阿尔维德·卡尔松还发现，一种叫左旋多巴的化学物质能在一定的条件下，转化成大脑需要的多巴胺。

根据这个发现，研究人员合成了左旋多巴，左旋多巴至今仍是治疗帕金森病最重要的药物。卡尔松也因此获得了诺贝尔医学或生理学奖。20 世纪 70 年代末期，左旋多巴被引进到中国。

一、帕金森病的病因机制

迄今为止，帕金森病的病因仍不清楚。目前的研究倾向于与年龄老化、遗传易感性和环境毒素的接触等综合因素有关。

（一）帕金森病的诱发因素

年龄老化：帕金森病患者主要见于 50 岁以上的中老年中，并呈现出年龄越大发病率越高的趋势。

环境因素：流行病学调查结果发现，帕金森病的患病率存在地区差异，所以人们怀疑环境中可能存在一些有毒的物质，损伤了大脑的多巴胺能神经元。

家族遗传性：医学家们在长期的实践中发现，帕金森病似乎有家族聚集的倾向，有家族性发病的帕金森病患者家族，其亲属的发病率较正常人群高一些。

遗传易感性：尽管帕金森病的发生与老化和环境毒素有关，但是并非所有老年人或暴露于同一环境的人都会出现帕金森病。虽然帕金森病患者也有家族集聚现象，但是大部分患者都是散发性患者，迄今为止，没有在散发的帕金森病患者中找到明确的致病基因。

帕金森病多为散发病例，其中仅 5% ～ 10% 的帕金森病患者为家族性帕金森病，但越来越多的证据表明多种遗传危险因素同样也很重要。现已经在家族性帕金森病中确定了 13 个与帕金森病相关的基因座，并分别命名为 PARK1 ～ 13，其中 α - 突触蛋白基因是常染色体显性遗传基因，此外，UCHL1（PARK5）、LRRK2（PARK8）和 HTRA2（PARK13）一直被认为是常染色体显性遗传的成因基因，而 parkin（PARK2）、PINK1（PARK6）、DJ - 1（PARK7）和 ATP13A2,（PARK9）一直被认为是常染色体隐性遗传的成因基因。

目前普遍认为，帕金森病并非单一因素，多种因素可能参与其中。遗传因素可使患病易感性增加，只有在环境因素及衰老的相互作用下，通过氧化应激、线粒体功能衰竭、钙超载、兴奋性氨基酸毒性作用、细胞凋亡、免疫异常等机制才导致黑质多巴胺能神经元大量变性丢失而发病。

（二）帕金森病的病理变化

帕金森病的病因与发病机制尚不明确。这里谈到的病理改变，实现上是神经系统的组织结构方面的异常，而不包括神经系统之外的某些病理学变化。帕金森病突出的病理改变是中脑黑质多巴胺（dopamine, DA）能神经元的变性死亡、纹状体 DA 含量显著性减少，以及黑质残存神经元胞质内出现嗜酸性包涵体，即路易小体（Lewy body）。出现临床症状时黑质多巴胺能神经元死亡至少在 50% 以上，纹状体 DA 含量减少在 80% 以上。除多巴胺能系统外，帕金森病患者的非多巴胺能系统也有明显的受损。如 Meynert 基底核的胆碱能神经元，蓝斑的去甲肾上腺素能神经元，脑干中缝核的 5 - 羟色胺能神经元，以及大脑皮质、脑干、脊髓以及外周自主神经系统的神经元。纹状体多巴胺含量显著下降与帕金森病运动症状的出现密切相关。中脑 - 边缘系统和中脑 - 皮质系统多巴胺浓度的显著降低与帕金森病患者出现智能减退、情感障碍等密切相关。

目前认为，该病主要是因位于中脑部位"黑质"中的细胞发生病理性改变后，多巴胺的合成减少，抑制乙酰胆碱的功能降低，则乙酰胆碱的兴奋作用相对增强。两者失衡的结果便出现了"震颤麻痹"。另外，多种神经递质如去甲肾上腺素、5 - 羟色胺、P 物质，γ - 氨基丁酸等的变化与失调对本病的症状也可产生复杂的影响。

黑质细胞发生变性坏死的原因迄今尚未明了，可能与遗传和环境因素有关。有学者认为蛋白质、水果、乳制品等摄入不足，嗜酒、外伤、过度劳累及某些精神因素等，均可能是致病的危险因素。原因不明的多巴胺减少导致的震颤麻痹，在医学上称为"原发性震颤麻痹"，即帕金森病。

（三）帕金森病与线粒体损伤

近年来研究发现，帕金森病与线粒体损伤导致的神经病变有关。在 19 世纪

80 年代，一群加利福尼亚的隐居人士在服用含有 MPTP（1 - 甲基 - 4 - 苯基 - 1,2,3,6 - 四氢吡啶）的海洛因后，出现了帕金森样症状。后来，科学家们发现 MPTP 可以干扰线粒体中的电子传递，从而阻断了动力的产生。

此外，一种广泛使用的杀虫剂——鱼藤酮在大鼠模型中也导致了相同的症状，同样它也干扰了线粒体中的电子传递。而且，研究还发现，在一些罕见的遗传性帕金森患者中携带的对线粒体功能进行调控的关键基因已经发生了变异。

一份来之不易的超过 400 份的脑组织样本分析报告表明，帕金森病与细胞内动力工厂——线粒体的受损有关。这项发表在《Science Translational Medicine》上的研究提示，现有治疗帕金森病药物的临床研究，应该集中在对破碎线粒体的修复和更新上。帕金森病是一种灾难性的疾病，它会逐步使患者的肌肉失去控制。其致病原因还不清楚，许多情况下认为与遗传和环境多因素相关。

（四）自由基与帕金森病

自由基可使不饱和脂肪酸发生脂质过氧化（LPO），后者可氧化损伤蛋白质和 DNA，导致细胞变性死亡，PD 患者由于 B 型单胺氧化酶（MAO - B）活性增高，可产生过量 OH 基，破坏细胞膜，在氧化同时，黑质细胞内 DA 氧化产物聚合形成神经黑色素，与铁结合产生 Fenton 反应可形成 OH，正常情况下，细胞内有足够的抗氧化物质，如脑内的谷胱甘肽（GSH），谷胱甘肽过氧化物酶（GSH - PX）和超氧化物歧化酶（SOD）等，DA 氧化产生自由基不会产生氧化应激，保证免遭自由基损伤，PD 患者黑质部还原型 GSH 降低和 LPO 增加，2 价铁离子浓度增高和铁蛋白含量降低，使黑质成为易受氧化应激侵袭的部位。

研究发现，由营养素缺乏或环境损伤等因素引起的氧化损伤所导致的线粒体衰退是帕金森病的早期事件。在体外实验和动物模型上的研究发现，一些营养物可以通过针对线粒体衰退而改善线粒体功能，从而预防和治疗帕金森病。这些营养物质包括：叶酸、辅酶 Q_{10}、L - 左旋肉碱、维生素 K_2、α - 硫辛酸、核黄素及各种维生素等，其中有些已在临床试验和临床使用中表现出良好的效果。

（五）帕金森病神经递质改变

近年来，随着神经生物化学的进展，人们对 PD 神经生物化学的改变已有了更多的认识。正常人纹状体内含有多种神经递质起着传递神经冲动的作用，其中最重要的一对是儿茶酚胺（抑制性递质包括多巴胺、正肾上腺素及肾上腺素）和乙酰胆碱（兴奋性递质）。正常时它们维持着相互制约的平衡状态，若此种平衡被打破，即可产生各类临床症状。

一般认为多巴胺系在黑质内合成，其细胞内的色素即为合成多巴胺的原料。合成后的多巴胺随轴浆流动，并贮存和分布于纹状体内轴突末端的突触小泡内，若释出泡外则对纹状体起抑制作用；纹状体内同样存在着乙酰胆碱能神经纤维，释放的乙酰胆碱对纹状体起兴奋作用。若黑质或黑质至纹状体的神经通路有病变，纹状体内的多巴胺来源减少，则诱发突触前神经末梢活动增强，突触后多巴胺受体数目增加及敏感性增高而代偿，临床上并不出现症状；如一旦多巴胺的含量降至 30％以下时，以上种种代偿作用已显不足，平衡被打破，乙酰胆碱兴奋作用比多巴胺的抑制作用相对强大，使锥体外系活动增强，故肢体出现不自主震颤。肌张力增高，伸肌、屈肌及各类拮抗肌肌张力同时增高，其结果则表现为肌肉僵直和运动减慢，也就是具备了临床上典型 PD 的各类症状。

有许多种神经递质，与帕金森病是最密切相关的多巴胺，大脑的指令通过其"平津"的信息传递到纹状体，通过控制肌肉运动，人体运动或保持静态平衡。多巴胺在大脑中被称为黑质神经元的生产现场，这些神经元称为多巴胺能神经元，神经元之间突触传递的指令，如上面提到的"摆渡"，依靠多巴胺这艘"船"在突触前膜（前神经元）和突触后膜突触后神经元（之间）完成，激活下一个神经元，连续发射信号。

另一个调节人体运动的神经递质乙酰胆碱，正常情况下是与多巴胺对方在动态平衡状态。我们可以把系统多巴胺和乙酰胆碱系统比作放置在一个跷跷板两端的两桶水，在静止状态，多巴胺和乙酰胆碱平衡，当我们开始移动，大脑会根据运动的需要，调节各种神经递质，运动平稳。

现已知 PD 神经递质改变及解剖学的细微变化要比上述最重要的发现复杂得多，如 CT 或病理检查显示多数患者全脑均有不同程度的退变；另一对神经递质5 - 羟色胺 - 组织胺系统也有退变。

多巴胺属于单胺类物质中的儿茶酚胺类，合成顺序依次为酪氨酸 - 左旋多巴 - 多巴胺 - 去甲肾上腺素，最后通过单胺氧化酶和儿茶酚胺氧位甲基移位酶酶解失活。因此鼓励患者多摄取酪氨酸含量高的食物。

二、帕金森病的临床症状

帕金森病起病隐匿，进展缓慢。首发症状通常是一侧肢体的震颤或活动笨拙，进而累及对侧肢体。临床上主要表现为静止性震颤、运动迟缓、肌强直和姿势步态障碍。近年来人们越来越多的注意到抑郁、便秘和睡眠障碍等非运动症状也是帕金森病患者常见的主诉症状，它们对患者生活质量的影响甚至超过运动症状。

（一）典型症状

1. **静止性震颤**。约 70% 的患者以震颤为首发症状，多始于一侧上肢远端，静止时出现或明显，随意运动时减轻或停止，精神紧张时加剧，入睡后消失。手部静止性震颤在行走时加重。典型的表现是频率为 4 ～ 6Hz 的"搓丸样"震颤。部分患者可合并姿势性震颤。患者典型的主诉为："我的一只手经常抖动，越是放着不动越抖得厉害，干活拿东西的时候反倒不抖了。遇到生人或激动的时候也抖得厉害，睡着了就不抖了。"

2. **肌强直**。检查者活动患者的肢体、颈部或躯干时可觉察到有明显的阻力，这种阻力的增加呈现各方向均匀一致的特点，类似弯曲软铅管的感觉，故称为"铅管样强直"。患者合并有肢体震颤时，可在均匀阻力中出现断续停顿，如转动齿轮，故称"齿轮样强直"。患者典型的主诉为："我的肢体发僵发硬。"在疾病的早期，有时肌强直不易察觉到，此时可让患者主动活动一侧肢体，被动活动的患侧肢体肌张力会增加。

3. 运动迟缓。运动迟缓指动作变慢，始动困难，主动运动丧失。患者的运动幅度会减少，尤其是重复运动时。根据受累部位的不同运动，迟缓可表现在多个方面。面部表情动作减少，瞬目减少称为面具脸；说话声音单调低沉、吐字欠清；写字变慢并且越写越小，称为"小写征"；洗漱、穿衣和其他精细动作可变得笨拙、不灵活；行走的速度变慢，常曳行，手臂摆动幅度会逐渐减少甚至消失；步距变小；因不能主动吞咽至唾液不能咽下而出现流涎；夜间可出现翻身困难。在疾病的早期，患者常常将运动迟缓误认为是无力，且常因一侧肢体的酸胀无力而误诊为脑血管疾病或颈椎病。因此，当患者缓慢出现一侧肢体的无力，且伴有肌张力的增高时应警惕帕金森病的可能。早期患者的典型主诉为："我最近发现自己的右手（或左手）不如以前利落，写字不像以前那么漂亮了，打鸡蛋的时候觉得右手不听使唤，不如另一只手灵活。走路的时候觉得右腿（或左腿）发沉，似乎有点拖拉。"

4. 姿势步态障碍。姿势反射消失往往在疾病的中晚期出现，患者不易维持身体的平衡，稍不平整的路面即有可能跌倒。患者常主诉："我很怕自己一个人走路，别人稍一碰我或路上有个玉米粒都能把我绊倒，最近我摔了好几次了，所以我现在走路很小心。"

帕金森病患者行走时常常会越走越快，不易止步，称为慌张步态。患者典型的主诉为："我经常越走越快，止不住步。"晚期帕金森病患者可出现冻结现象，表现为行走时突然出现短暂的不能迈步，双足似乎粘在地上，须停顿数秒钟后才能再继续前行或无法再次启动。冻结现象常见于开始行走时（始动困难），转身，接近目标时，或担心不能越过已知的障碍物时，如穿过旋转门。患者典型的主诉为："起身刚要走路时常要停顿几秒才能走得起来，有时候走着走着突然就迈不开步了，尤其是在转弯或是看见前面有东西挡着路的时候。"

5. 非运动症状。帕金森病患者除了震颤和行动迟缓等运动症状外，还可出现情绪低落、焦虑、睡眠障碍、认知障碍等非运动症状。疲劳感也是帕金森病常见的非运动症状。患者典型的主诉为："我感觉身体很疲乏，无力；睡眠差，经常睡不着；大便费劲，好几天一次；情绪不好，总是高兴不起来；记性差，脑子反应慢。"

（二）帕金森病晚期症状

1. 情绪与智力改变。帕金森病患者还可以出现精神方面的症状，表现为抑郁和（或）痴呆的症状。部分患者表情淡漠，情绪低落，反应迟钝，自制力差，无自信心，悲观厌世；有的则表现情绪焦虑、多疑猜忌、固执、恐惧、恼怒等。

2. 嗅觉减退。许多帕金森病患者嗅觉减退或缺乏。气味分辨试验评分是显示90%患者分辨不同气味的评分低于正常范围，75%患者对急性阈值的敏感性下降。这些缺陷出现早而且似乎与疾病持续时间无关。

3. 流口水。帕金森病晚期患者嘴唇不能完全闭合。改善身体姿势可以缓解流涎。坐着时自己用双手托起下颌，将头向上撑。帕金森晚期症状在行走时，需要借助专门设备来维持嘴唇的闭合。

4. 体重下降。体重下降是较常见的帕金森晚期症状，常因食物摄入减少而造成，但有时原因并不明确。体重下降通常是一个逐渐发生的过程，一般在若干年内。少数患者的帕金森晚期症状可能发生至数月甚至数星期内。明显体重下降的不良后果是身体虚弱、抵抗力下降、容易感染疾病。

（三）帕金森是如何分级的

目前临床上常用的分级方法还是采用 1967 年 Margaret hoehn 和 Melvin Yahr 发表的量表，称为 hoehn - Yahr 分级，hoehn - Yahr 分级给各阶段的定义是：

一期：单侧身体受影响，功能减退很小或没有减退。

二期：身体双侧或中线受影响，但没有平衡功能障碍。

三期：受损害的第一个症状是直立位反射，当转动身体时出现明显的站立不稳或当患者于两脚并立、身体被推动时不能保持平衡。功能方面，患者的活动稍受影响，有某些工作能力的损害，但患者能完全独立生活。

四期：严重的无活动能力，但患者仍可自己走路和站立。

五期：除非得到帮助只能卧床或坐轮椅。

（四）帕金森病的国际通用临床诊断标准

（1）患者必须存在至少两个下列主征：静止性震颤、运动迟缓、齿轮样肌强直和姿势性反射障碍；但至少要包括头两项其中之一。

（2）患者的帕金森病症状和体征不是由于脑外伤、脑血管疾病、脑肿瘤、病毒感染或其他已知的神经系统疾病，以及已知的药物和化学毒物所引起。

（3）患者必须没有下列体征：明显的核上性共视运动障碍、小脑征、核性发音障碍、体位性低血压（改变超过 30mmHg 以上）、锥体系损害以及肌萎缩等。

（4）左旋多巴制剂试验有效。

具有上述所有四项标准的患者可临床诊断为帕金森病。

但是经此临床标准诊断的帕金森患者只有 70% ～ 75% 与病理诊断一致，因此其特异性仍不高。在临床研究和流行病学研究中，为尽量保证诊断的准确性，除要求患者符合上述四条标准以外，如果患者的症状和体征在初发时或病程中有不对称表现，则帕金森病的诊断特异性将显著提高到 90% 左右。

三、帕金森病的鉴别诊断

（一）鉴别疾病

许多帕金森病患者或家属在网络上查阅治疗、预防资料时，经常搞不清帕金森综合征和帕金森病的区别，以为都是同一种病。实际上，通常所说的帕金森综合征与原发性帕金森病不是一回事。帕金森综合征常继发于某些神经系统的其他疾病，包括脑血管病、脑外伤、颅内炎症、脑肿瘤，或是由毒物、药物所引起，故又把帕金森综合征称为"继发性帕金森病"。此外，还包括症状性帕金森综合征，实质上是神经系统其他疾病伴有帕金森病的某些症状，又被称为"帕金森叠加综合征"。

若从起病来说，帕金森综合征可以发生在任何年龄组，不像帕金森病患者通常在中老年起病。临床上帕金森综合征除了具有和帕金森病相同的表现，如运动迟缓、表情呆滞、肌张力增高、震颤等以外，往往还有原发病遗留下的表现，如癫痫、偏瘫、头痛、共济失调、眼球运动障碍、言语不清、体位性低血压、痴呆等。帕金森病的影像学表现无特征性，而帕金森综合征则常常有相应的改变或特征性改变。

帕金森综合征与帕金森病的病因与发病机制不同。帕金森病的病因还不清楚，病理改变主要为中脑黑质多巴胺神经元变性，以致不能产生足够的多巴胺而发病。而帕金森综合征则是已知病因的综合征，脑的病理改变是大脑、中脑黑质 - 纹状体通路遭到病变破坏，多巴胺神经元变性，以致多巴胺产生不足或不能传输多巴胺来维持正常神经功能所致。

1. 脑炎后帕金森综合征。通常所说的昏睡性脑炎所致帕金森综合征，已近 70 年未见报道，因此该脑炎所致脑炎后帕金森综合征也随之消失。近年报道病毒性脑炎患者可有帕金森样症状，但本病有明显感染症状，可伴有颅神经麻痹、肢体瘫痪、抽搐、昏迷等神经系统损害的症状，脑脊液细胞数有轻～中度增高、蛋白增高、糖减低等。病情缓解后其帕金森样症状随之缓解，可与帕金森病鉴别。

2. 肝豆状核变性。属隐性遗传性疾病、约 1/3 有家族史，青少年发病、可有肢体肌张力增高、震颤、面具样脸、扭转痉挛等锥体外系症状。具有肝脏损害，角膜 K－F 环及血清铜蓝蛋白降低等特征性表现。可与帕金森病鉴别。

3. **特发性震颤**。属显性遗传病，表现为头、下颌、肢体不自主震颤，震颤频率可高可低，高频率者与甲状腺功能亢进相似；低频者与帕金森震颤极为相似。本病无运动减少、肌张力增高及姿势反射障碍，并于饮酒后消失、心得安治疗有效等可与原发性帕金森病鉴别。

4. **进行性核上性麻痹**。本病也多发于中老年，临床症状可有肌强直、震颤等锥体外系症状。但本病有突出的眼球凝视障碍、肌强直以躯干为重、肢体肌肉受累轻而较好地保持了肢体的灵活性、颈部伸肌张力增高致颈项过伸与帕金森病颈项屈曲显然不同，均可与帕金森病鉴别。

5.**Shy－Drager 综合征**。又称 Shy－Drager 氏直立性低血压综合征，是指无明确病因和基础疾病的"特发性直立性低血压"。临床常有锥体外系症状，但因有突出的自主神经症状，如：晕厥、直立性低血压、性功能及膀胱功能障碍，左旋多巴制剂治疗无效等，可与帕金森病鉴别。

6.**药物性帕金森综合征**。过量服用利血平、氯丙嗪、氟哌啶醇及其他抗抑郁药物均可引起锥体外系症状，因有明显的服药史、并于停药后减轻可供鉴别。

（二）认识特发性震颤

今天 70 岁的徐大爷 2012 年初发现双手震颤，特别是情绪紧张或手端酒杯时非常明显，甚至在医院进行抽血时也控制不住。在当地医院检查，诊断为"特发性震颤"。特发性震颤也叫良性震颤、遗传性震颤、老年性震颤，现在主张称为特发性震颤。这种病原因目前还不清楚，但是患者三分之一左右都有家族史，所以认为此病与遗传有很大关系。

1. **家族史**。特发性震颤又称为家族性震颤，约三分之一患者有家族史，呈现常染色体显性遗传特征。研究者对家族史的报道各不相同，从 17.4%～100%，造成如此巨大差异的原因是特发性震颤的诊断标准不同。特发性震颤家族史的正确评价有赖于震颤症状的征询以及临床检查。

2. 发病率。典型的特发性震颤可在儿童、青少年、中老年中发现，在普通人群中发病率为 0.3% ~ 1.7%，并且随年龄增长而增加。大于 40 岁的人群中发病率增至 5.5%，大于 65 岁的人群中发病率为 10.2%。男女之间的发病率无明显差异，也有报道特发性震颤可能在左利手的人中更常见。

3. 发病年龄。特发性震颤可在任何年龄起病，对起病的高峰年龄有两种观点，一种认为起病年龄的分布为双峰特征，即在 20 ~ 30 岁和 50 ~ 60 岁这两个年龄段，另一种观点认为特发性震颤很少在少年发病，随着年龄增长发病人数增加，平均起病年龄 37 ~ 47 岁。

4. 病程。震颤发病年龄与病情发展无关。大多数学者认为该病始终缓慢进展，从无缓解。由于震颤造成劳动力丧失开始于发病 10 至 20 年之后，发生率随着病程和年龄的增长而增加。

5. 症状特点。本病以姿势性震颤为特征，典型的表现为一种单症状的姿势性震颤，即在保持某一姿势（如持筷、持杯等）时最明显，某些患者可在运动中加重，另一些患者初始即伴有运动性震颤，很少在静止时出现。紧张、情绪激动、饥饿、疲劳时加重。身体各部位均可受累，受累部位依次为手，其次为头、咽喉部肌肉、腿和下颏，很少发生于躯干和舌；震颤通常从一侧手开始，逐渐扩展至整个上肢和对侧上肢，向上可至头和咽喉部肌肉，并以一侧更明显。频率一般为 4 ~ 12Hz，随年龄增长频率下降，而与病程无关。初为间歇性，逐渐发展为持续性，一般进展缓慢。查体除震颤为惟一症状外，无其他神经系统阳性体征，包括肌僵直和运动减退等。对酒精的反应性是特发性震颤的另一特征，约 42% ~ 75% 特发性震颤患者饮少量酒后震颤减轻或消失，时间从半小时至几小时，但酒精作用消失后情况更差。

6. 治疗特发性震颤的药物

（1）β - 肾上腺素能受体阻滞剂。临床观察证明 β - 肾上腺素能受体阻滞剂为治疗特发性震颤的有效药物，约 70％ 有效。通常用心得安 80 ～ 320mg/d，但心得安不良反应有心跳减慢、疲乏、头痛和气喘。在选用心得安时应注意慢性气道阻塞性疾病，房室传导阻滞和哮喘患者禁用。美托洛尔由于有心脏选择性，常用于气喘时。

（2）扑痫酮。一种抗癫痫用药，用于特发性震颤治疗。有报道比心得安的治疗作用稍强，每天 50 ～ 700mg，最佳剂量 250mg/d，β - 受体阻滞剂无效者扑痫酮有效，反之亦然，心得安与扑痫酮联用疗效更佳：扑痫酮常见不良反应有恶心、呕吐、头昏、共济失调，因此服用此药宜从小剂量开始，同时亦可预先服用肝酶诱导剂苯巴比妥。

四、如何治疗帕金森病

帕金森病一旦明确诊断就应该立即实行非药物治疗，非药物治疗包括：补充各种营养，积极锻炼身体，学习和提高关于帕金森病的各方面知识和常识，家庭和社会各界应给予帕金森病患者热情关爱，细致照顾，树立和鼓励他们战胜疾病的信心。

（一）治疗目标

帕金森病目前虽然还没有根治的方法，但通过科学而合理地规范治疗，患者在相当长的时间内可以享受和正常人一样的生活，即使在疾病晚期，现代医疗技术也可以帮助患者大大提高生活质量。治疗目标是：

（1）控制症状，如：震颤、抑郁和睡眠障碍等，提高生活质量；

（2）延缓疾病的发展，防止病情加重；

（3）避免或减少药物的不良反应和运动并发症；

（4）避免抑郁也是帕金森病的治疗目标。

（二）常用药物

1. 抗胆碱药。适用于震颤突出且年龄较轻的患者。①安坦（盐酸苯海索）。②苄托品（甲磺酸苯甲托品，Cogentin）。③开马君。

2. 金刚烷胺。每次 100mg，每日 2～3 次口服。癫痫患者慎用。可引起失眠，故不宜晚上服用，以早、午服用为宜。

3. 左旋多巴（L - dopa）。本品是目前治疗帕金森病最有效的药物，其有效率可达 75％ 或更高。一般从小剂量开始，逐渐增量，至显效后改为维持量。①美多巴（多巴丝肼）：初始量，每片 125mg，每次 1～2 片，每日 3～4 次口服；可加量至每片 250mg，每次 1 片，每日 3～4 次口服，一般每日不超过 5 片。本品最适宜的治疗量因人而异。②帕金宁片：每片含左旋多巴 250mg，卡比多巴 25mg。开始每次 1/2 片，每日 3～4 次口服，以后每次加 1/2 片，直至每日 6～8 片，分 3～4 次口服，疗程 20～40 周。③息宁片：每片含卡比多巴 50mg，左旋多巴 200mg。

4. 多巴胺受体激动剂。与左旋多巴合并使用，既可减少左旋多巴的用量，减少其不良反应，又可大大提高疗效。目前应用的主要有以下几种：①吡贝地尔（泰舒达）50mg，一天 2 次，逐渐增至每天 150～250mg。不良反应以恶心、呕吐多见。②溴隐亭，开始每天 0.625mg，隔 3～5 天加量 0.625mg，至每天 7.5～15mg，分 3 次服用。③普拉克索，每次 0.125mg，每日 3 次，逐渐增至 1.0mg，每日 3 次。对早期患者有改善作用，尚可减轻帕金森患者的抑郁症状，与左旋多巴合用可减少后者的剂量和不良反应。

5. B 型单胺氧化酶抑制剂。如咪多吡（盐酸司来吉兰片），每次 2.5～5mg，每日 2 次。精神病患者慎用，不宜与氟西汀合用。

6. 儿茶酚 - 氧位 - 甲基转移酶抑制剂（COMTI）。单独使用无效，需与美多巴等合用可增强疗效，减少症状波动。①托卡朋（答是美）每次 100～200mg，每天 3 次。②恩托卡朋（柯丹），每次 200mg，每日 5 次。

（三）药物治疗原则

（1）尽量早期用药，尽早获益。

（2）所有药物均采用剂量滴定法缓慢加量，直至症状改善达80%～85%，此方法可以避免药物近期不良反应的发生。

（3）依据病情变化适时增量：PD药物治疗一般采用以最小剂量维持尚佳的功能状态，当病情又加重时，医生应适时增量，做到细水长流，不求全效。

（4）用药个体化：根据不同病情进行个体化的指导用药。

（5）采用各种药物治疗时，应尽量维持多巴胺能持续刺激（CDS）的原则。

（四）药物治疗注意事项

1. 下列情况慎用左旋多巴类药物

（1）有消化道溃疡史及活动性胃肠道疾病的患者，不宜使用。因左旋多巴及其代谢产物对胃肠道有直接刺激作用，可使少数患者出现胃肠道出血、溃疡、腹泻或便秘。

（2）有精神病史者不用。因它有可能使原有精神病的病情加重，故不宜使用。在急性精神病的治疗中或严重精神病者不宜使用。长期服用左旋多巴类药物，约5%的患者出现精神错乱，如幻觉、妄想和谵妄，少数患者表现为严重抑郁。

（3）有癫痫、惊厥史者慎用。因该药有诱发癫痫发作之可能，或使其原有病情加重。

（4）伴有闭角型青光眼的患者不宜使用。左旋多巴类药物可使青光眼病情加重。

（5）对伴有冠心病者，如有心绞痛、阵发性心动过速、心律失常或脑供血不足者，均应慎用。

（6）控制不良的糖尿病、内分泌疾病、溶血性贫血、血液病，以及心、肝、肺功能不全者，应禁用或慎用左旋多巴类药物。

（7）女性患者，在其孕、产期内不宜应用，以防左旋多巴类药物对胎儿产生不良影响。

（8）约有5％～10％的帕金森病患者对该药不能耐受。在左旋多巴类药物未达到有效剂量前，出现严重消化道反应、头晕等。若经重复试用仍不能耐受者，也不宜应用。对这一部分患者应考虑手术治疗。

（9）约10％的帕金森病患者使用左旋多巴疗效不明显，即使加大剂量仍然无效。特别是那些无震颤的患者应怀疑诊断是否正确。对这一部分患者应试用其他药物或手术治疗。

2. 不能与左旋多巴合用的药物。临床实践已经证明，有些药物可降低左旋多巴的疗效，有些则可增加其不良反应。为了保持左旋多巴的疗效和防止不良反应，不宜与左旋多巴类同时应用的药物包括：

（1）利血平及其复方制剂（如复方利血平片、阿达芬、降压灵、降压静、降压平等）应避免使用，因能增加多巴胺神经元末梢囊包内的多巴胺的耗竭。无帕金森病的高血压患者，长期、大量用药也可以引起帕金森综合征。

（2）安定类及吩噻嗪类药物，可拮抗左旋多巴的作用，应尽量避免使用，包括氯丙嗪、奋乃静、氟奋乃静、丙咪嗪等。这类药物可引起帕金森综合征及体位性低血压，故不宜同时应用。

（3）非选择性单胺氧化酶抑制剂可阻碍多巴胺和其他儿茶酚胺的失活，使血中多巴胺蓄积，造成血压升高，甚至产生高血压危象及高热。因此，在使用左旋多巴前至少提前2周停用这类药物，如优降宁、异羧肼、苯乙肼等。而B型单胺氧化酶抑制剂（如思吉宁或金思平，日剂量在20mg以下），一般不会引起血压升高。

（4）三环类抗抑郁药，如阿米替林、阿莫沙平、氯丙米嗪等虽可加强左旋多巴的疗效，但可引起心律失常，特别是老年患者更易出现，应避免使用。

五、帕金森病患者的营养治疗

（一）帕金森病患者饮食指导

营养对于帕金森病患者的健康状况起了非常重要的作用。饮食治疗是帕金森病的辅助治疗方法之一，目的在于维持患者较佳的营养和身体状况，并通过调整饮食，使药物治疗达到更好的效果。

帕金森病患者的饮食与普通人有许多相同的基本原则，但还需要根据自身病情对饮食做适当调整。建议帕金森病患者采用以下的饮食原则：

1. 增加含多巴胺的饮食。据研究报道，蚕豆（尤其是蚕豆荚）中含天然的左旋多巴，在帕金森病患者的饮食中加入蚕豆，能使患者体内左旋多巴和甲基多巴肼复合药物的释放时间从通常的 2 小时延长至 5 小时。蚕豆的这种功能可能对帕金森病的治疗有所帮助，但仍需做进一步的实验证明。

2. 食物多样，愉快进餐。一天的饮食中食物应多种多样，包含谷类、蔬菜瓜果类、奶类或豆类、肉类等。多样化食物能满足身体对各种营养的需要，也使饮食本身富于乐趣。在轻松的环境和气氛中愉快进餐，让饮食成为一种生活享受。

3. 多吃谷类和蔬菜瓜果。通常每天吃 300 ～ 500 克的谷类食物，如米、面、杂粮等。从谷类中主要能得到糖、蛋白质、膳食纤维和维生素 B 等营养，并能获取身体所需的能量。糖通常不影响左旋多巴的药效。

每天大约吃 300 克的蔬菜或瓜类，1 ～ 2 个中等大小的水果。从中获得维生素 A、维生素 B、维生素 C、多种矿物质和膳食纤维。

4. 经常适量吃奶类和豆类。奶类含丰富的钙质。钙是构成骨骼的重要元素，因此对于容易发生骨质疏松和骨折的老年帕金森病患者来说，每天喝 1 杯牛奶或酸奶是补充身体钙质的极好方法。但是由于牛奶中的蛋白质成分可能对左旋多巴的疗效有一定的影响作用，为了避免影响白天的用药效果，建议喝牛奶安排在晚上睡前。另外，吃豆腐、豆腐干等豆制品也可以补充钙。

5.**限量吃肉类**。由于食物蛋白质中一些氨基酸成分会影响左旋多巴进入脑部起作用，因此需限制蛋白质的摄入。每天摄入大约50克的肉类，选择精瘦的畜肉、禽肉或鱼肉。1个鸡蛋所含的蛋白质相当于25克精瘦肉类。肉类食物可以分配在早、晚或午、晚餐中，但是对于一些患者希望白天的药效更佳，也可以尝试一天中只在晚餐安排蛋白质丰富的食物。

6.**尽量不吃肥肉、荤油和动物内脏**。用植物油烹调食物。不吃肥肉、荤油和动物内脏，有助于防止由于饱和脂肪和胆固醇摄入过多给身体带来的不良影响。饮食中过高的脂肪也会延迟左旋多巴药物的吸收，影响药效。

7.**每天喝2000毫升水**。水是最佳的饮品。摄入充足的水分对身体的新陈代谢有利。充足的水分能使身体排出较多的尿量，减少膀胱和尿道细菌感染的机会。充足的水分也能使粪便软化、易排，防止便秘的发生。由于饮水不足和用药上的原因，有的患者会出现口干、口渴、眼干的症状，可以尝试每天比前一天多喝半杯水的方法，逐渐增加饮水量至每天2000～2500毫升。

8.**服药半小时后进餐**。通常服用左旋多巴药物半小时后才能进餐，以便药物能更好地吸收。但是对于初服左旋多巴的患者，可能服药后会出现恶心症状，因此可以在服药的同时吃一些低蛋白质的食物如饼干、水果或果汁等，喝姜汁也有缓解恶心、呕吐的效果。另外有的患者服药后会加重不自主运动症状，可以进餐时服药，通过延缓药物吸收减轻症状。

9.**饮食治疗个体化**。由于患者的病情、身体耐受及用药情况等方面各有不同，因此饮食治疗需要个体化，并随情况的改变做相应的调整。如患者同时患有其他疾病，还要兼顾这些疾病的特殊饮食要求。

（二）帕金森病需要的其他营养素

帕金森病的典型病理学特征就是线粒体功能紊乱以及氧化损伤的积累。应用抗氧化剂和线粒体营养素提高线粒体功能并保护免受氧化损伤，可能是延缓帕金森病的有效方法之一。

1. 线粒体营养素的应用。多种因素导致的自由基和线粒体的氧化损伤是多巴胺神经元退化的主要原因，而线粒体营养素可以预防和修复线粒体损伤。

有关研究发现，联合使用 α - 硫辛酸和 L - 肉碱能够明显保护鱼藤酮诱导的慢性帕金森病细胞模型。联合使用 α - 硫辛酸和 L - 肉碱预处理 SK - N - MC 细胞（神经上皮瘤细胞）4 周能够显著减少鱼藤酮诱导的线粒体功能紊乱、氧化损伤以及突触素蛋白和泛素化蛋白的沉积。如果要达到联合使用时同样的效果，α - 硫辛酸或 L - 肉碱的浓度需高达联合使用时的 100 倍到 1000 倍。同时研究发现联合使用 α - 硫辛酸或 L - 肉碱能够促进线粒体生成，这可能是联合使用 α - 硫辛酸或 L - 肉碱保护鱼藤酮损伤的机制。

通过实验表明，线粒体营养素维生素 B_5、维生素 B_6、维生素 B_{11}、维生素 B_{12}、硫辛酸（LA）和乙酰肉碱（ALCAR）及其不同组合在转入 α - synuclein 基因的 PD 果蝇模型上有不同程度的疗效，可以改善运动能力延长寿命，并且维生素 B_5、维生素 B_6、维生素 B_{11} 和维生素 B_{12} 联合应用，或 LA 和 ALCAR 联合应用的效果强于药物的单独作用；其机制与在 mRNA、蛋白水平抑制 α - synuclein 的表达，保护多巴胺神经元有关。在各种机制联合用药的基础上，围绕线粒体及其代谢机制用药，利用多种营养素的不同组合，多靶点、多方位地发挥协同作用，将是防治帕金森病、延长寿命的一条新的途径。

研究证明促进线粒体生成可能是营养素防治帕金森症的重要机制，并为临床上有效安全地使用复合线粒体营养素防治帕金森症提供依据。

2. 维生素 K_2 对帕金森病的作用。线粒体故障是帕金森病的基础，如果我们将细胞看作一个小工厂，那么线粒体就是能量工厂，负责为它们的运作提供能量。线粒体通过传递电子生成能量。在帕金森病患者体内，线粒体活性和电子传递遭到破坏，导致线粒体不再能够生成供给细胞的足够能量。这会造成严重的后果，因为在大脑某些区域的细胞将会开始死亡，导致神经元间的沟通破坏，结果就是出现帕金森病的典型症状。

由神经科学家 Patrik Verstreken 领导的一个研究小组近日利用维生素 K_2 成功消除了导致帕金森病的一个遗传缺陷的影响。他的研究发现为帕金森病患者带来了新希望。相关论文发布在《科学》（Science）杂志上。

"从我们的研究结果来看，给予维生素 K_2 有可能能够帮助帕金森病患者。但是，还需要开展更多的研究工作更深入地了解它。" Patrik Verstreken 说。

尽管目前对于这一神经退行性疾病的确切病因尚不清楚。近年来，科学家们已经能够描述在帕金森病患者中发现的几个遗传缺陷（突变），包括称之为 PINK1 和 Parkin 的突变，它们均导致了线粒体活性降低。通过研究这些突变，科学家们希望能够解开这一疾病进程潜在的机制。

由于果蝇具有生命周期和繁殖周期短的特征，因而常被用于实验室实验中。在出生两周内，雌性果蝇就能够生成数百个后代。通过遗传修饰果蝇，科学家们能够研究某些基因和蛋白质的功能。Patrik Verstreken 和他的研究团队利用携带 PINK1 或 Parkin 遗传缺陷的果蝇，发现突变果蝇丧失了飞行能力。

经深入检测，他们发现这些果蝇中的线粒体存在缺陷，就像帕金森病患者一样。因为这一原因它们的细胞内能量生成减少，这些能量是昆虫飞行的必要条件。当给予这些果蝇维生素 K_2 时，它们线粒体中的能量生成得到了修复，昆虫的飞行能力提高。研究人员还确定了能量生成得到恢复是因为维生素 K_2 改善了线粒体中的电子传递，转而改善了能量生成。

人类位于线粒体上的 UBIAD1 将维生素 K_2 转化为维生素 K_2。维生素 K_2 被认为是一种凝血辅助因子，但在细菌中它是一种膜结合电子载体。而人们还不知道维生素 K_2 是否在真核细胞也发挥着类似的载体功能。研究者认为果蝇 UBIAD1/Heix 是 PINK1 的调节基因，在帕金森疾病中 PINK1 基因突变会影响线粒体功能。研究发现维生素 K_2 对于果蝇线粒体中的电子转运是必要的。维生素 K_2 能恢复 Heix 突变引起的严重线粒体缺陷。维生素 K_2 与泛醌类似都能在果蝇线粒体中转运电子，生成更多有效的三磷酸腺苷（ATP）。维生素 K_2 在缺陷线粒体的能量生成中发挥了重要作用。由于 PINK1 或 Parkin 突变的帕金森病患者中也发现有缺陷线粒体，维生素 K_2 有可能为帕金森病的新治疗提供希望。

3. 维生素 D 与帕金森病的关系。最新研究表明，在新近诊断为帕金森病的患者中，将近 70% 的患者维生素 D 水平都偏低，但是随着疾病的进展，维生素 D 水平不会继续下降。

在此之前，有几项研究显示维生素 D 水平偏低可能与帕金森病发病有关。例如，2010 年发表的一项芬兰研究表明，在近 30 年的随访中，维生素 D 缺乏者患帕金森病的概率显著高于维生素 D 水平正常者。

美国埃莫里大学医学院的研究人员最初发现，55% 的帕金森病患者维生素 D 水平偏低，而这一比例在阿尔兹海默病患者以及健康老年人中分别只有 41% 和 36%。于是，研究人员进一步评估了在未经治疗的早期帕金森病患者中维生素 D 缺乏的发生率。结果显示，在新近诊断为帕金森病（病程不足 5 年）的患者中，维生素 D 不足（25 - 羟基维生素 D 水平低于 30 ng/ml）的发生率为 69.4%，维生素 D 缺乏（25 - 羟基维生素 D 水平低于 20 ng/ml）的发生率为 26.1%。不过，在平均 20 个月的随访期内，维生素 D 水平反而有所上升。

研究人员总结说，帕金森病患者可能在出现明显的疾病症状之前就已经存在多年的维生素 D 不足，这可能在帕金森病的发病机制中起到了一定的作用。

4. 辅酶 Q_{10} 用于帕金森病的治疗。研究发现辅酶 Q_{10} 可减缓帕金森病的进展。辅酶 Q_{10} 是细胞线粒体中的能量转换剂，它通过转移和传递电子参与"三羧酸循化"产生 ATP（三磷酸腺苷），即能量因子供细胞代谢使用。线粒体这个特殊的半自主性细胞器是细胞内的"动力工厂"，它能为细胞提供各种生命活动所需的能量。线粒体内膜是电子传递链氧化磷酸化酶系统所在的部位，包括电子传递链（也称呼吸链）、偶联磷酸化系统与内膜传送系统。线粒体病的共同特点是存在线粒体形态、生化或基因异常所致的呼吸链传递或氧化磷酸化功能缺陷。从生化角度看，造成线粒体功能缺陷的可能环节有：底物运输、底物利用、三羧酸循环、电子传递链或氧化磷酸化。辅酶 Q_{10} 至少是3种线粒体酶（多酶复合体 I、II 和 III）的辅酶，其醌环在氧化呼吸链中起传递电子和质子的作用，是形成 ATP 的关键。辅酶 Q_{10} 在线粒体能量转化中起到重要作用，临床研究表明口服辅酶 Q_{10} 对于治疗帕金森综合征、亨廷顿舞蹈病及阿尔茨海默病等与线粒体功能障碍及衰老有关的神经退行性疾病有显著疗效。

六、帕金森病患者的运动康复

帕金森病是一种进程缓慢的疾病，在帕金森疾病早期或是中晚期，我们都可以看到患者身上所表现出来的一些症状。帕金森病症状呈现多样性的特点，在这些症状中比较典型的是运动障碍，为此，在帕金森病保健中要多进行康复锻炼。

帕金森病患者康复锻炼肢体的方法有很多种，放松和呼吸锻炼就是常见的一种康复锻炼方法。帕金森病患者可以找一个相对安静的地方，调暗灯光，将自己的身体尽可能舒服地仰卧，缓缓闭上眼睛，开始深而缓慢地呼吸。帕金森病患者腹部在吸气时鼓起，并想象气向上到达了头顶，在呼气时腹部放松，想象气从头顶顺流而下，经过背部到达脚底，同时放松全身肌肉。帕金森病患者此项练习时间不要过长，以 15 分钟为限。

在帕金森病的康复锻炼中，还要适当进行面部动作锻炼。帕金森病患者的特殊面容是面具脸，是由于面部肌肉僵硬，导致了他们面部表情呆板。因此做一些面部动作的锻炼是必要的。比如说皱眉动作，帕金森病患者尽量皱眉，然后用力展眉，反复数次。多做这些康复锻炼可以缓解自己的面部表情，使面部肌肉尽可能地恢复正常。从这个角度来说，帕金森病的康复锻炼有特殊的存在意义。

但是，在进行康复锻炼时，一定要在有安全保障的情况下进行，并且锻炼要持之以恒，根据自己的病情合理地锻炼。保障安全非常重要，对于早期的帕金森患者可能问题不大，但对于中晚期患者就要非常小心，锻炼时最好能有人看护，要尽可能做好防止跌倒等意外的防护，如慢跑时可以用有四点支撑带滑轮的助行器，跑步机上慢跑时在上方要悬吊保护带，下端绑在身上，防止跌倒。

锻炼要有度，应坚持进行。锻炼对帕金森病患者的病情有帮助是没有错，但是患者的锻炼一定要适度，要注意适当的休息，劳逸结合，这样才能提高帕金森病治疗的效果。

请一定记住帕金森病患者的康复训练原则——在患者觉得最放松，活动最自如的药效高峰期进行锻炼；锻炼时衣服要宽松、舒适，鞋子坚固、轻便；运动和休息相结合，不至于过度疲劳和消耗；根据患者具体情况制定康复内容，并及时调整，循序渐进；尽量独立完成并听从医生的指导。

需要强调的是，帕金森病患者的康复训练，核心是强调独立精神，以生活的自理自立为最终目标；帕金森病患者家属的帮助应当适度，而绝不是全部包办，要鼓励尤其是早期、中期的患者，要尽可能地自主完成一些日常的生活任务。

七、帕金森病家庭康复护理的注意事项

帕金森病是一种常见的起病隐匿、病情慢性发展的中老年疾病，患者在病情的发展过程中如配合良好的家庭康复护理，就可以很好地延缓病情，辅助疾病的治疗。那么帕金森病的家庭康复护理需要注意哪些问题呢？

（1）患者在治疗疾病期间应坚持锻炼和日常活动，这样有助于延缓疾病的发展。尤其是鼓励患者尽可能地自主完成一些日常的生活任务。

（2）鼓励患者在患病期间应当坚持工作，因为整天坐在家中会限制自己的活动而加速肌肉强直、僵硬的发生。

（3）帕金森患者，特别是体型偏重的患者应适当节食，因为体重过重会使患者身体活动更困难，因此应节食。由于维生素 B_6 拮抗左旋多巴的疗效，因此

治疗期间应每天限制摄入维生素 B_6。同时要注意预防过热。帕金森病引起的震颤增加了身体活动和产热，使患者对热天特别敏感，所以热天应停留在室内，户外活动要尽量选择在清晨或傍晚。

（4）患者的穿着应以方便为主。如选择容易穿脱的拉链衣服及开襟在前、不要套头的衣服。拉链与纽扣可用尼龙粘链代替。尽量穿不用系鞋带的鞋子，不要穿橡胶或生胶底的鞋子，因为鞋子抓地过牢时，可能会使患者向前倾倒。

（5）患者在患病期间要缓慢的进餐，因为本身患有帕金森病的患者会有肌肉不协调的症状，所以家人在进餐时不要催促患者快吃快喝，以免出现呛咳。喝冷饮可选用有弹性的塑料吸管，喝热饮用有宽把手且较轻的杯子。

（6）患者在生活中要采取措施预防感染。因为帕金森病患者比正常人更易患支气管炎或肺炎，因此，在出现咳嗽或发烧时要马上处理，免得严重感染随之而来。在日常饮食中，应增加一些微量元素、多种维生素、优质蛋白的摄入，有助于增强自身免疫力。

（7）患者在生活中要积极采取措施预防便秘。便秘是帕金森病患者的早期症状之一，这是由于帕金森病患者全身活动缓慢和僵硬，肠道蠕动受到影响。帕金森病患者的自主神经受到影响时，会不自觉地流口水、出汗及出现不正常的油脂分泌，也可能导致便秘；长期药物治疗也可能会导致便秘。患者家属应鼓励患者在生活中多进行一些身体活动，饮足够的水，在每天饮食中增加纤维性物质如蔬菜等，以促进排便。必要时可用通便药物或营养品。

第七章 抑郁症的自我保健

在我们的生活中是否注意过这样的人：不愿意吃饭、睡不着觉、很健忘、体重减轻、无名地乏力与疲倦……他们感受不到生活的乐趣，经常诉说头疼、腰背痛、肚子痛，专注力也大幅度下降。当出现这些症状时，也许他（她）已经患上了抑郁症。

抑郁症是最常见的精神障碍之一，据有关调查显示，在我国抑郁症发病率约为 3%～5%，随着社会的发展，生活在北京、上海及广州等大城市的白领们在高压力高竞争的环境下迅速成为此病的高发人群，预计到 2020 年重度抑郁症所致的功能残疾将升至疾病总类的第 1 位。抑郁症患病率逐渐增高，严重危害了人们的身心健康，而后果是极其严重的。由于长期情绪低落，很容易引发高血压、冠心病、心肌梗死、老年痴呆以及癌症等身体疾病。同时，抑郁又是自杀的最常见原因之一。据调查，抑郁症患者的自杀率比一般人群高 20 倍，而在抑郁的第一年，实施自杀的人数为 1%，15% 抑郁症病人以自杀死亡告终，所以对抑郁症不能等闲视之。

令人遗憾的是与高发病率形成鲜明反差的是，社会上对抑郁症的识别率相当低。当一些人出现了抑郁的症状后，很多人会简单地认为只是"小心眼""想不开"……即便是在医生当中，对抑郁症的识别同样不高。据调查，患者自身识别率几乎为零，学校、家庭、社会对本病的识别率平均不足 1%，一些综合医院的识别率仅为 15% 左右。另一方面，现有的抑郁症患者中，只有不到 10% 的人接受了相关的药物治疗。因此，抑郁症的防治任重而道远！

一、抑郁症有哪些表现

1. **情感低落**。是抑郁障碍的核心症状。主要表现为显著而持久的情绪低落、悲观失望。患者常体验到与过去明显不同，生活没有兴趣，提不起精神，高兴不起来，整日忧心忡忡、郁郁寡欢、度日如年、苦不堪言。在抑郁发作的基础上患者会感到绝望（对前途感到无比的失望，认为自己没有出路）、无助（对自己的现状缺乏改变的信心和决心）与无用（认为自己生活毫无价值，充满了失败，一无是处）。

2. **思维迟缓**。患者思维联想缓慢，反应迟钝，言语少、语调低、语速慢。自觉"脑子较前明显不好使"。轻者可以进行言语交流，多为问多答少。初始交流还可以，继续交流就显困难，严重者无法交流。

3. **意志活动减退**。患者可表现行为缓慢，生活懒散，不想做事，不愿与周围人交往，对任何事物都丧失兴趣。患者不但丧失以往生活的热情和乐趣，越来越不愿意参加正常活动，如就餐、社交、娱乐，甚至闭门独居、疏远亲友。感到精力不足，疲乏无力，以致越来越无精打采，精疲力竭，甚至日常生活都不能自理。轻者丧失参与活动的主动性，办事拖拉。重者终日卧床，不语、不动、不食达到木僵状态。

严重抑郁发作的患者常伴有消极自杀观念和行为。消极悲观的情绪及自罪自责观念致患者产生绝望的念头，认为"自己是个没用多余的人"，进而发展成为自杀行为。流行病学追踪统计，抑郁性障碍总的自杀死亡率为 15% ~ 25%。

4. **躯体症状**。此类症状很常见，主要表现为睡眠障碍、食欲减退、体重下降、性欲减退、便秘、躯体某部位的疼痛、阳痿、性冷淡、闭经、乏力等。约有 80% 的患者有睡眠障碍，主要是中段和末段睡眠差。可伴有入睡困难和噩梦，少数人睡眠增多。典型的是早醒，早晨两三点醒后，即陷入白天如何过的痛苦绝望之中。抑郁心境可有昼重夜轻的节律变化，晨起重，傍晚后心情平稳些，此点常作为内源性抑郁诊断指征之一。躯体不适主诉可涉及各脏器，自主神经功能失调的症状也较常见，如心慌、心跳、出汗、恶心、呕吐，患者常常纠缠于某一躯体主诉，并容易产生疑病观念，进而发展为疑病和虚无妄想。由于自我评价低，患者总以批判的眼光、消极的态度看待自己的过去、现在和将来，把自己说成一无是处，并坚信自己罪恶深重，将会被遗弃或受到惩罚，逐渐形成被害和罪恶妄想。有的患者可伴有幻觉。体重减轻与食欲减退不一定成比例，不典型抑郁症患者则可表现为食欲增强、体重增加。性欲减退以老年人较常见，男性为阳痿，女性为性感缺乏，也有的患者出现与其身份不符的行为，如挥霍无度及猥亵行为。

5. **其他症状**。抑郁发作时也可出现人格解体、现实解体及强迫症状。有相当一部分抑郁症患者自知力完整，主动求治。存在明显自杀倾向者，自知力可能有所扭曲，缺乏对自己当前状态的正确认识，甚至完全失去求治愿望。伴有精神病性症状者，自知力不完整甚至完全丧失自知力的比例增高。认知功能障碍也是老年抑郁常见的症状。约有 80% 的患者有记忆减退的主诉。10% ~ 15% 的老年患者因思维联想明显迟缓及记忆力减退，可出现较明显的认知功能损害症状，类似痴呆表现，如计算力、记忆力、理解和判断能力下降，此种表现称之为抑郁性假性痴呆。

二、不同年龄阶段抑郁症的特点

（一）老年期抑郁症的特点

1. **疑病性**。即疑病症状，表现为以自主神经症状为主的躯体症状。研究发现，60 岁以上的老年抑郁症中，具有疑病症状者男性占 65.7%，女性占 62%，大约 1/3 的老年患者以疑病为抑郁症的首发症状，因此有学者提出疑病性抑郁症这一术语。患者常以某一种不太严重的躯体疾病开始，对正常躯体功能的过度注意，对轻度疾病的过分反应，应该考虑到老年抑郁症的问题。疑病内容常涉及消化系统症状，尤其便秘、胃肠不适是此类患者最常见也是较早出现的症状之一。

2. 激越性。即焦虑激动，激越性抑郁症随年龄而增加。焦虑激越往往是比较严重的抑郁症的继发症状，也可能成为患者的主要症状。表现为焦虑恐惧、终日担心自己和家庭将遭遇不幸、大祸临头、搓手顿足、坐卧不安、惶惶不可终日。夜晚失眠，或反复追念着以往不愉快的事，责备自己做错了事导致家人和其他人的不幸，对不起亲人，对环境中的一切事物均无兴趣。

3. 隐匿性。即躯体症状化。许多否认抑郁的老年患者表现为各种躯体症状，而情绪障碍很容易被家人所忽视，直到发现老人有自杀企图或行为时方到精神科就诊。因其抑郁症状为躯体症状所掩盖，故称为"隐匿性抑郁症"。诸多的躯体症状可表现为：①疼痛综合征，如头痛、嘴痛、胸痛、背痛、腹痛及全身疼痛；②胸部症状：胸闷、心悸；③消化系统症状：厌食、腹部不适、腹胀、便秘；④自主神经系统症状：面红、手颤、出汗、周身乏力等。在这些症状中。以找不出器质性背景的头痛及其他躯体部位的疼痛为常见。此外，周身乏力、睡眠障碍也是常见症状。因此，在临床实践中对有各种躯体诉述（尤其各种疼痛）、查不出相应的阳性体征，或是有持续的疑病症状的老年患者，应考虑隐匿性抑郁症，不妨投以抗抑郁剂治疗。倘确属此症，则各种症状可较快地消除。

4. 迟滞性。即抑郁症的行为阻滞。通常是以随意运动缺乏和缓慢为特点，影响躯体及肢体活动，并发面部表情减少、言语阻滞。多数老年抑郁症患者表现为闷闷不乐，愁眉不展，兴趣索然，思维迟缓，对提问常不立即答复，屡问之，才以简短低弱的言语答复，思维内容贫乏。患者大部分时间处于缄默状态，行为迟缓。重则双目凝视，情感淡漠，无欲状，对外界动向无动于衷。抑郁症行为阻滞与心理过程缓慢具有一致性关系。

5. 妄想性。晚发抑郁症具有比较普遍的妄想性。在妄想状态中，以疑病妄想和虚无妄想最为典型，其次为被害妄想、关系妄想、贫穷妄想、罪恶妄想。这类妄想一般以老年人的心理状态为前提，同他们的生活环境和对生活的态度有关。

6. 抑郁症性假性痴呆。抑郁症性假性痴呆即可逆性的认知功能障碍。人们已经普遍地认识到，抑郁症假性痴呆常见于老年人，这种认知障碍经过抗抑郁治疗可以改善。但必须注意，某些器质性的、不可逆性痴呆也可以抑郁为早期表现，须加以鉴别。

7. 自杀倾向。老年期抑郁症自杀的危险比其他年龄组大得多。自杀往往发生在伴有躯体疾病的情况下，且成功率高。导致自杀的危险因素主要有孤独、罪恶感、疑病症状、激越、持续的失眠等。人格和抑郁症的认知程度是决定自杀危险性的重要附加因素，如无助、无望及消极的生活态度。

（二）更年期抑郁症的特点

女性更年期抑郁症的精神症状通常随病情的逐步加重而加重。通常起病时患者表现为情绪低落、郁郁寡欢、焦虑不安、过分担心发生意外，以悲观消极的心情回忆往事，对比现在，忧虑将来。情绪沮丧、思维迟缓、反应迟钝，自感精力不足、做事力不从心、对平常喜欢的事提不起兴趣，特别是易疲劳，休息后也不能缓解。病情严重的患者，会感觉周围的人都在议论她，甚至有人要害她。

1. 躯体症状。患者面容憔悴苍老，目光迟滞，胃纳差，体质下降，汗液和唾液分泌减少，便秘，性欲减退。女患者常闭经。睡眠障碍中以早醒最为突出，充满悲观的情绪。

2. 思维缓慢。语速慢，语音低，语言少，应答迟钝，一言一动都需克服重大阻力。最严重时，可呈木僵状态。激越型抑郁症患者言语动作都明显增加，焦虑恐惧，激动自伤，危险性很大。

3. 动作缓慢。尤其手势动作减少，行动缓慢。少数抑郁状态严重者，可缄默不语，卧床不动，称抑郁性木僵状态。自杀企图和行为是抑郁症患者最危险的症状。

4. 情绪低落。为最主要的症状。起初可能在短时间内表现为各种情感体验能力的减退，表现无精打采，对一切事物都不感兴趣，患者感到"过失"和眼前的"不如意事"纷纷涌上心头，感觉未来渺茫暗淡，欢乐之情完全消失，渐萌发厌世之念。沉重的情绪忧郁总是带来自责自罪，患者感到自己已丧失了工作能力。患者可能因罪恶妄想而拒食或只肯吃白饭，情绪极度低落时可自杀或自我惩罚。

5. 症状隐匿。某些抑郁症患者，躯体症状明显，常表现为反复或持续出现的头痛、头晕、胸闷、气短、全身无力、心悸、便秘、胃纳失常、体重减轻等，而抑郁性症状常被掩盖，躯体检查常无相应的阳性发现，这类患者往往长期在内科就诊，常被误认为神经官能症等疾病，也是更年期抑郁症的症状之一。

（三）青少年抑郁症的特点

青少年抑郁症的表现往往和一般成人有差异，表现有不愿上学、频繁要求转学等。青少年抑郁症有下列特点。

1. 心事重重。整日愁眉苦脸、心事重重，即使是面对完成的目标、一往无前的坦道，患者也无喜悦之情，反而感到忧伤和痛苦。

2. 似病非病。孩子常常用手支着头，说头痛头昏；有的用手捂着胸，说呼吸困难；有的说喉咙里如同有东西，影响吞咽。他们的病好像很重，反复发作，但做了许多医学检查，又没发现什么疑问，吃了许多药，无好转迹象。

3. 要换环境。患者一到校园门口、教室里，就感受头晕、厌恶、腹痛、肢体无力，当脱离这个特定环境，回到家中，全部又都正常。常常心慌意乱，闷闷不乐，不能安心学习，迫切要求爸爸妈妈为其想办法，调换班级、学校。但是，到了一个新的环境，患者的状况并没有随之好转。

4. **抵触父母**。患者在童年时对爸爸妈妈的管束百依百顺，到了青春期后，不光不跟爸爸妈妈沟通交流，反而处处与爸爸妈妈敌对。

青少年抑郁症患者不会像成人一样描述自己的悲伤或抑郁情绪，有时会通过厌烦、孤僻甚至愤怒来表达悲伤，往往通过行为来表达抑郁心情。若是孩子呈现了以上表现，爸爸妈妈以及其他长辈应多加注重、留神，需要尽快求助专业医师协助确诊，做到早发现，早医治，以减轻抑郁症对青少年的损害。

（四）产后抑郁症的特点

孕妇是社会的弱势群体，因为他们不能像正常人一样去做一些重体力劳动，也是需要社会给予帮助的！大家都知道，很多孕妇产前或者产后因为众多的原因会得抑郁症。产后抑郁症的表现有哪些呢？

1. **生理表现**。在产后抑郁症的人群中，大约80%的产妇会有失眠、头痛、身痛、头昏、眼花、耳鸣、疲惫等症状，这些症状会根据抑郁症的病情程度而有所不同。有产后抑郁症的人还往往食欲不佳，导致体重下降、疲倦和乏力、免疫力差，身体状况不佳，容易生病。

2. **情绪方面**。得了产后抑郁症的产妇最大的特点就是情绪低落，对任何事情都没有兴趣，都觉得没意思。整天无精打采，且易困、易哭泣。患者往往会觉得自己心情压抑，很容易烦躁和不安，脾气很不好，很容易因小事而大发雷霆。

3. **行为不坚和怪异**。得了产后抑郁症的人往往很难在一件事情上持续进行下去，不能专心于工作。在社交方面也很脆弱，往往表现为被动和过分依赖。在生活上往往显现出消极的方式，比如酗酒。不愿意锻炼身体，严重者还有自杀的倾向。

得了产后抑郁症，不仅对自己身心造成很大伤害，也会对宝宝造成一定的危害。所以产后抑郁症是患者必须重视的，需要积极治疗，不要因为我们的疏忽危及身边人的生命和健康！

三、抑郁症的诊断和鉴别诊断

（一）诊断

主要根据病史、临床症状、病程及体格检查和实验室检查。其中最主要的是把握其症状特征和病程特征。体格检查和实验室检查一般无阳性发现，阳性家族史可供参考。抑郁发作以显著而持久的情感低落为主要表现，伴有兴趣缺乏、快感缺失、思维迟缓、意志活动减少、精神运动性迟滞或激越、自责自罪、自杀观念和行为、早醒、食欲减退、体重下降、性欲减退、抑郁心境晨重晚轻的节律改变等。伴随症状与高涨或低落的心境相协调。

下面介绍国际疾病的诊断分类标准（ICD－10）：[ICD－10关于抑郁发作的诊断标准]，在ICD－10中，抑郁发作不包括发生于双相情感障碍中的抑郁状态。因此，抑郁发作只包括首次发作抑郁症或复发性抑郁症。

1. 抑郁发作的一般标准

（1）抑郁发作须持续至少2周；

（2）在患者既往生活中，不存在足以符合轻躁狂或躁狂标准的轻躁狂或躁狂发作；

（3）不是由于精神活性物质或器质性精神障碍所致。

抑郁发作的症状分为两大类，可以粗略地将之分别称为核心症状和附加症状。

2. 抑郁发作的核心症状

（1）抑郁心境，对个体来讲肯定异常，存在于一天中大多数时间里，且几乎每天如此，基本不受环境影响，持续至少2周；

（2）对平日感兴趣的活动丧失兴趣或愉快感；

（3）精力不足或过度疲劳。

3. 抑郁发作的附加症状

（1）自信心丧失和自卑；

（2）无理由的自责或过分和不适当的罪恶感；

（3）反复出现死或自杀想法，或任何一种自杀行为；

（4）主诉或有证据表明存在思维或注意能力降低，例如犹豫不决；

（5）精神运动性活动改变，表现为激越或迟滞（主观感受或客观证据均可）；

（6）任何类型的睡眠障碍；

（7）食欲改变（减少或增加），伴有相应的体重变化。

4. 抑郁发作的亚型

根据抑郁发作的严重程度将其分为轻度、中度和重度三种类型。

轻度抑郁发作具有核心症状至少两条，核心与附加症状共计至少四条。

中度抑郁发作具有核心症状至少两条，核心与附加症状共计至少六条。根据是否伴有"躯体综合征"将中度发作分为伴有和不伴躯体综合征两个亚型。

所谓躯体综合征在含义上与 DSM - Ⅳ 的"重性抑郁伴忧郁"或经典分类中的"内源性抑郁症"类似。这些症状包括：

（1）对平日感兴趣的活动丧失兴趣或失去乐趣；

（2）对正常时能产生情感反应的事件或活动缺乏反应；

（3）比通常早醒 2 小时以上；

（4）早晨抑郁加重；

（5）具有明显的精神运动性迟滞或激越的客观证据（他人的观察或报告）；

（6）食欲明显丧失；

（7）体重减轻上月体重的 5% 以上；

（8）性欲明显丧失。

要符合躯体综合征的条件，上述症状必须有其四。

重度抑郁发作具有全部三条核心症状，核心与附加症状共计八条。可将其再分为不伴精神病性症状和伴有精神病性症状两型。伴有精神病性症状者又可根据幻觉、妄想内容与情绪的关系划分为与心境相和谐的和与心境不和谐的两种。

（二）鉴别诊断

1. 精神分裂症。当以紧张症状群为主要表现时，精神分裂症患者可表现出精神运动性抑制，类似抑郁性木僵的表现。此时应注意：①患者是否有别的提示精神分裂症的感知、思维方面的症状；②注意发现患者是否存在有提示情绪低落的情况。

2. 躯体疾病。许多躯体疾病可以出现抑郁综合征，如甲状腺功能低下、系统性红斑狼疮、慢性肝炎、结核等。应注意：①在诊断疾病时应有全局观念；②注意相应的躯体症状和实验室检查的证据。

3. 脑器质性疾病。脑血管病变、帕金森病、脑肿瘤等疾病均可出现抑郁综合征。鉴别过程中应注意的问题是：①注意病史特征；②注意神经系统检查；③注意影像学和其他实验检查结果。

4. 药源性抑郁。许多药物，如降压药、抗癫痫药、抗癌药物、抗帕金森病药物、抗精神分裂症药物、抗溃疡药物等均可导致患者出现抑郁情绪或抑郁综合征。在鉴别中应注意：①患者的用药历史；②所用药物的性质、特点及不良反应（尤其是在不断使用新药的过程中更应注意这个问题）③药物的使用和抑郁症状出现之间的关系。

（三）家人如何识别抑郁症

抑郁症发病十分隐蔽，患者自己和家人不易察觉，早期常被误诊为心情不佳引起的郁闷，大不了被怀疑患有神经衰弱。如果轻度抑郁症不被及时发现和治疗，就有可能发展为重度抑郁症，后果不堪设想。因此，必须抓住其蛛丝马迹，做到尽早诊治，争取治愈。要识别抑郁症并不困难，只要发现具有持续两周以上的抑郁、悲观、焦虑情绪，伴有下述九项症状中的任何四项以上者，都可能是老年抑郁症。这九项症状包括：

（1）对日常生活丧失兴趣无愉快感；

（2）精力明显减退，无原因的持续疲乏感；

（3）动作明显缓慢，焦虑不安，易发脾气；

（4）自我评价过低、自责或有内疚感，严重感到自己犯下了不可饶恕的罪行；

（5）思维迟缓或自觉思维能力明显下降；

（6）反复出现自杀念头或行为；

（7）失眠或睡眠过多；

（8）食欲不振或体重减轻；

（9）性欲明显减退。

处于抑郁状态的患者本人承受着精神甚至躯体的极大痛苦，影响生活治疗，影响患者的家庭或者职业功能，并且抑郁症自杀风险很高，一旦患者疑似有抑郁症，需引起患者及家人的重视，及时去精神卫生机构进行专业诊断和治疗。需要特别指出的是抑郁症一经识别最好接受及时、充分彻底的治疗（即急性期治疗获得临床痊愈，并有充分的巩固治疗和维持治疗），否则会导致疾病的慢性化、难治化。

四、老年人为什么是抑郁症的高发人群

众所周知，抑郁症是一种常见的精神疾病，引发抑郁症的原因是多种多样的，其中患者中有老人、中年、青年，甚至还有少年。但无疑老年人患上抑郁症的概率是最高的，为什么会有这种情况的出现？

1. 自身生理的因素。随着年龄的不断增长，身体的各项功能不断下降，尤其是老年人由于体质较弱，往往容易患上高血压病、冠心病、癌症、失眠、焦虑、心脑血管病等等各种疾病，而这些疾病的产生，容易引起抑郁症并发症的出现。同时许多患病老人，长期服用大量的药物，这也是引起抑郁症产

生的原因。

2. 性格原因所致。有专家表示，抑郁症的出现和个人的性格有着很大的关系，一般来说，性格比较开朗、直爽、热情的人，患病率较低，而性格过于内向或平时过于好强的人易患抑郁症。

而有些老年人在身体出现不适或慢性病久治不愈时，心情往往会变得沉闷，担心自己患的是绝症，害怕死亡，担心自己会成为家人的累赘等，会给患病老人带来一种沉重的精神压力，长此以往，就容易引起抑郁症的出现。

3. 社会方面因素。由于社会方面因素所造成的老年期抑郁症的出现，主要表现在三个方面。第一，老人亲朋好友的离世，一般说来，经常在一起的亲朋好友，如果忽然离世，很容易对其他老年人造成严重的心理冲击。第二，有许多老年人，伴随着年龄的增长，他们必然要面对退休、生活节奏变慢、经济收入减少等等情况，这种前后间巨大的反差，很容易使得老年人情绪变得低落，从而导致抑郁症的出现。第三，老年人交往圈子变窄，人际互动减少，缺乏情感支持，也是导致老年期抑郁的常见病因。

4. 突发事件诱发抑郁症。大部分老年期抑郁症的发病都与生活中各种各样的不良突发事件有重大关系，这些突发事件会使当事人处于高度的精神紧张状态，所以被称作应激性生活事件。应激性生活事件与抑郁症的发生有非常肯定的关系。应激性生活事件出现得越多，事件的性质越严重，所导致的抑郁症发病率就越高，而抑郁症患者的症状也会愈发严重。

应激性生活事件与抑郁症的发病有数量上的直接关系。应激性生活事件的数量积累到一定程度后，便可导致抑郁症发病。而严重的、突发的、难以消除的应激性生活事件不仅更容易导致抑郁症，甚至还会造成持久性的抑郁症。研究发现，应激性生活事件与遗传基因共同作用，则更易导致抑郁症。当人们经历的应激性生活事件积累到一定数量后，会激活人体内本身存在的多种致病基因，从而造成抑郁症发病。

五、走出对抑郁症的认识误区

近年来，抑郁症发病率不断攀升，关于抑郁症的宣传也不少，许多人也认识到抑郁症的危害。但是，抑郁症患者在全面了解抑郁症方面还有欠缺，不少人对抑郁症的认识依然存在误区。

1. 有了心理问题自己可以调整

【案例】因为工作失误领导批评了几句，搞得齐大姐心情很不好，睡眠也差。齐大姐自认为心理素质还好，自我调整就可以了。可都快3个月了，她仍感觉筋疲力尽，失眠愈加严重，照镜子看看也苍老了许多，还是不相信自己会得抑郁症。

【解析】工作中难免有各种各样不顺心的事情，情绪自然也会有所波动，这些都是正常的心理变化，现实生活中，大多数人可以应对挫折，自我调整过来。如果自己的情绪问题不能在2周内自我调整过来，建议立即接受医生的心理辅导。

2. 旅游就可以解决心理问题

【案例】刘阿姨近来情绪很低落，不仅广场舞不去跳了，甚至见了外孙也高兴不起来。孝顺的女儿就陪刘阿姨外出旅游散心，但是旅游两周回家后，刘阿姨情绪依然不见转好，反而更低落了。

【解析】情绪不好时，通过各种方式调整放松，可以改善情绪。但如果情绪不好已发展成了抑郁症，调整放松就不会有太大效果，必须立即接受治疗。理论上来讲，个别抑郁症患者病情也可以自愈，但这种自我恢复需要很长时间，且在病情自行恢复过程中，需要忍受长时间的痛苦。

3. 抑郁症不会出现身体不适症状

【案例】赵大爷近一段时间出现心慌气短、胸口发闷、疲乏无力、食欲减退、体重减轻等症状。反反复复到医院检查，也没查出什么问题。最后，大夫诊断其为抑郁症。

【解析】有些抑郁症患者，往往伴有身体的各种不适，经过检查，身体没有疾病。遇到这种排除躯体疾病后的患者，经过专科医生的仔细询问，能发现患者内心存在着无愉快感、无兴趣、精力缺乏等抑郁体验。这种情况医学上称作隐匿性抑郁。经过抗抑郁治疗后，躯体不适将缓解。

4. 抑郁症不用服药，调心就可以

【案例】吕先生天天为家庭问题发愁，经过诊断，他患了抑郁症，需要服药治疗。但吕先生认为心理治疗就行了，用不着花那冤枉钱。

【解析】抑郁症的治疗包括药物治疗、心理治疗、行为治疗等各种方式，但药物治疗是最重要的治疗手段。在抗抑郁药物治疗的基础上，可进行心理治疗。

5. 忽视抑郁症患者的自杀倾向

【案例】王女士的丈夫有了外遇，两个人整天吵吵闹闹，但也没解决问题，王女士因此患了抑郁症。医生叮嘱家属，她有自杀倾向，可家人并未重视。结果，当天晚上，王女士吃了一瓶安定，经过抢救后脱险。

【解析】抑郁症患者长期心情低落，一旦下决心自杀，意志很坚定。因此，抑郁症患者只要有自杀倾向，就必须严加护理。

6. 药物副作用大，不敢服用

【案例】老张按医生建议，服用某种抗抑郁药，服用后胃部不适，老张打开说明书仔细一看，吓了一跳，这么多副作用，死活也不敢吃了。

【解析】现在抗抑郁类的药物如百优解、帕罗西丁等，它们是选择性抑制，大大提高了药物的安全性。虽然西药都有很大的副作用，但"两权相害取其轻"，抗抑郁药的正向作用远远高于药物的副作用，因此不要轻易放弃药物治疗。

六、抑郁症的药物治疗

（一）常用药物

抑郁症是一种很容易治疗的疾病。几乎80%的忧郁症患者经过妥当的治疗后，

都可以恢复正常、快乐地生活。常用地药物为以下几种。

（1）选择性5-羟色胺再摄取抑制剂（SSRI）类药物，如帕罗西汀、舍曲林、氟西汀、西酞普兰、氟伏沙明等，俗称"五朵金花"。SSRI类药物不良反应较少而轻微，尤其是抗胆碱能及心脏的不良反应少。常见的不良反应有恶心、呕吐、厌食、便秘、腹泻、口干、震颤、失眠、焦虑及性功能障碍等。

（2）5-羟色胺和去甲肾上腺素的再摄取抑制剂（SNRI）类药物，如文拉法辛、度洛西汀。SNRI类药物疗效肯定，起效较快，有明显的抗抑郁及抗焦虑作用。对难治性病例亦有效。常见不良反应有恶心、口干、出汗、乏力、焦虑、震颤、阳痿和射精障碍，大剂量时部分患者血压可能轻度升高。

（3）NE和特异性5-HT能抗抑郁药（NaSSAs）类，如米氮平，有良好的抗抑郁、抗焦虑及改善睡眠作用，口服吸收快，起效快，抗胆碱能作用小，有镇静作用，对性功能几乎没有影响，常见不良反应为镇静、嗜睡、头晕、疲乏、食欲和体重增加。

（4）安非他酮，去甲肾上腺素、5-羟色胺、多巴胺再摄取的弱抑制剂，对单胺氧化酶没有抑制作用，适用于抑郁症以及双相抑郁，优势为对体重以及性功能影响小。常见的不良反应有激动、口干、失眠、头痛或偏头痛、恶心、呕吐、便秘、震颤、多汗。

（二）抑郁症用药九大误区

目前，治疗抑郁症最好的办法就是药物治疗，但是在临床工作中，我们常常会发现这样一种现象，那就是相当一部分抑郁症患者虽然就医很及时，但因为不了解、不接纳药物不良反应等原因擅自停药，从而失去了最佳治疗时机。专家指出，抗抑郁药物的起效时间较慢，但不良反应来得却较快，也就是说不良反应比药效"来得快"，一般恶心、厌食等药物不良反应从一开始吃药时就已显现，而在持续服药14~20天以后才会出现疗效。通常，抑郁症用药存在以下九大误区，都是值得医生和患者注意的。

1. 不敢用药。抗抑郁药物说明书上通常都印有数百字的各种各样不良反应，新型抗抑郁药物更是如此，比如抗抑郁症药物氟西汀的用药说明书，其中用途、剂量与用法两栏约570余字，随后列出的禁忌证就有360余字，警告栏有170余字，注意事项和药物间的相互作用这两栏各有600字左右，而不良反应一栏的字数最多，达800余字。不少患者一看到这些就误认为药的不良反应广泛，从而不敢放心服药。其实，是药三分毒，严格来讲，无不良反应的药是不存在的，所以服药是有风险的。实际上，说明书详细的内容表明厂家负责任的科学态度，而且新型抗抑郁药物远比经典抗抑郁药物不良反应少得多。对于患者来说，看说明书应首先看适应证（用途），只要对症，而且用药的受益与风险比大于1，就可以服用。

2. 频繁换药。有些患者不清楚抗抑郁药物起效较慢的这个特点，服用几天不见效果就自行停药，不停地换医院、换医生、换药物，但是一落实到吃药上，又回到了治疗的起点。其实，抗抑郁药物的起效较慢，一般在持续服药14～20天以后才会出现疗效，频繁换药等于自行放弃治疗，后果是小病拖成大病，新病号拖成了老病号，不仅延长和加重了病痛，而且造成巨大的浪费。至于是否需要更换药物，应该由医生依据患者病情来评估，判断药物有没有发生效果、药效有多大、何时需要减量、何时可以停药，患者必须遵从医嘱，积极配合治疗，切忌盲目换药。

3. 见好停药。不少患者一旦病情改善，就认为疾病已经治愈，因而停药，以致病情反复。抑郁症是一种容易复发的精神疾病，目前尚不能根治。由于复发率非常高，只有维持足够治疗时间才能防止其复发。有对抑郁症患者追踪10年的研究发现：有75%～80%的患者多次复发。同时研究发现重性抑郁症第一次抑郁发作后复发的概率（5年复发率）为50%，第二次为75%，第三次发作后复发的概率将近100%，所以，抑郁症患者在症状完全消失后继续服药治疗是必要的。维持治疗的时间可根据不同情况而定。一般认为，第一次发作的患者，药物的维持时间为6个月～1年；若为第二次发作，主张维持治疗3～5年；若为第三次或三次以上发作，应长期维持治疗直至终身服药。有研究还特别指出，老年抑郁症患者更有必要进行维持治疗。

4. 暗示作用。在临床工作中，我们常常发现许多自称是吃遍了所有抗抑郁药都不见效的人，其实是"尝"遍许多药，这类患者心理暗示较强，往往是刚出现不良反应，就联想到药物中毒，把药物不良反应当成毒作用，害怕服药以后不但治不好老病，反而增添新病，或者本来不良反应不是很明显，但是一看说明书上的各种各样不良反应就被吓坏了，私下与说明书上写着的不良反应对号入座，因而不敢用药，自行停药。

5. 越贵越好。很多人看病开药都不在乎价格因素，似乎觉得价格贵的都是好药，用的剂量越大越好，这样病才会好得快、才安全。而实际上，最昂贵的药不一定是最好的，只有安全、合理地用药才是最经济的，何况抑郁症患者需要长期维持治疗，因此，经济、有效、安全是抑郁症治疗的用药原则。

6. 越多越好。不少患者认为用药种类越多疗效越好、起效越快，因而要求医生给自己开几种抗抑郁药物。其实，使用抗抑郁药物应该尽可能单一用药，以避免药物之间发生相互作用，只有在足量、足疗程单一用药治疗无效时，才可考虑两种作用机制不同的抗抑郁药联合使用。一般不主张联用两种以上抗抑郁药。

7. 刻板用药。在临床工作中，面对各种日新月异、种类繁多的抗抑郁药物，连一些综合科临床医生都会出现刻板用药，不知该如何选择最佳的抗抑郁药物去治疗表现各异的抑郁症，从而达到最佳治疗效果。其实，表现不同的抑郁症选择抗抑郁药物各有侧重，临床上应该根据临床特征进行用药，最好在专科医生的指导下用药。

8. 突然停药。不少患者服用抗抑郁药物一段时间后，看到自己的病情好转，就突然停药，这是错误的做法。因为骤然停药可引起撤药综合征，轻者表现为躯体症状和胃肠道症状，重者伴有较为明显的运动障碍及精神障碍症状和特征。躯体症状为全身不适、头痛、头晕、肌痛、疲乏、无力；胃肠道症状为恶心、呕吐、厌食、腹痛、腹泻等。此外，三环类抗抑郁药为胆碱能拮抗剂，具有较强的抗胆碱作用，长期用药会使胆碱能受体被阻滞，一旦骤然停药，有可能引起胆碱能系统反弹，导致中枢神经系统和外周胆碱能出现亢进的症状和体征。而突然停药的运动障碍主要表现为运动迟缓、齿轮样强直、不能静坐等锥体外系反应表现；神经障碍症状常为失眠、多梦、焦虑、烦躁和惊恐发作、谵妄等。

9. 疑心成瘾。不少患者一听说需要长期维持治疗，或者停药后出现撤药反应，就认为抗抑郁药物会成瘾，拒绝用药。其实，抗抑郁药物是不会成瘾的，药物的撤药反应是完全可以预防的。只要认识到抗抑郁药撤药综合征，采取积极的预防措施，不要骤然停药，而是缓慢撤停，即采取逐步减量法，这样就可以达到有效预防撤药综合征的目的。

七、抑郁症的营养治疗

内因性抑郁症具有一定的生物学基础，除了抑郁心境、兴趣丧失、自责自罪外，尚有食欲下降、体重减轻、睡眠障碍等变化，抗抑郁药治疗是必需的。然而抑郁症患者由于进食差，机体生理代谢失调，容易造成营养不良，合理的饮食和营养干预在改善轻性抑郁的症状方面有相当重要的作用。

（一）维生素和矿物质

维生素和矿物质是人体内进行新陈代谢最基本的营养物质，主要起催化作用，调节人体各种物质代谢，使其他营养物质能充分地被吸收利用。维生素主要有 B 族维生素（有 B_1、B_2、B_6、B_{12}、尼克酸、泛酸、叶酸、肌醇）、维生素 C、维生素 D、维生素 K 等。矿物质主要有钙、镁、硒、铬、铁、锌等，其中任何一种维生素或矿物质缺乏，都可能影响神经递质的合成，产生相应的精神影响。

已经证明，维生素 B_1 缺乏与抑郁症发病存在密切关系。维生素 B_1 即硫胺素，在人体内以游离硫胺素、硫胺素单磷酸酯（TMP）、硫胺素焦磷酸酯（TDP）和硫胺素三磷酸酯（TTP）四种形式存在。其中，TDP 是最主要的生物活性形式。TDP 是糖代谢途径中关键酶的辅酶，在维持神经系统功能完整性中起着重要的作用。研究表明，维生素 B_1 缺乏能够导致线粒体功能紊乱和慢性氧化应激，这两者均被认为是抑郁症发病的潜在机制。实验研究证实补充维生素 B_1 能改善产后抑郁症。维生素 B_1 的主要膳食来源是全谷类食物，但是由于谷物的过度加工以及脂肪和动物性食物供能比例的显著提高，使得我国居民维生素 B_1 摄入水平呈现逐年下降的趋势。结果显示，随着维生素 B_1 浓度降低，罹患抑郁症的风险显著上升，提示维生素 B_1 缺乏与抑郁症发病存在密切关系。

维生素 B_6 在维持正常的精神活动中起重要作用。抑郁症患者维生素 B_6 的水平低下，尤以口服避孕药的妇女更为明显。避孕药可消耗维生素 B_6，一些研究表明抑郁症的女性即使不服用避孕药也比没有抑郁症的女性容易出现维生素 B_6 的缺乏；另有一些研究也指出补充维生素 B_6 能减轻经前综合征引起的抑郁。许多医生建议经前综合征的女性每天补充维生素 $B_6$100～300mg，此剂量需在医生的监控下服用。富含维生素 B_6 的食物有坚果、香蕉、玉米、鱼、肾、肉类、肝、家禽及豆制品等。

补充叶酸可以减少产生忧郁症的概率。日本国立国际医疗中心的一个研究小组进行了一项忧郁症状与营养摄入量之间的关系调查。结果表明，叶酸摄入越少的人出现忧郁症状的比例越高，而且这种现象在男性中更加明显。研究人员说，上述结果是他们排除了年龄、肥胖、吸烟、饮酒、压力等因素的影响后分析得出的，说明叶酸这种物质本身具有减少产生忧郁症状几率的功效。

维生素 B_{12} 的缺乏可引起心境障碍，研究发现 30% 的住院抑郁症患者缺乏维生素 B_{12}，由维生素 B_{12} 缺乏引起的抑郁可发生在没有贫血的患者，注射维生素 B_{12} 有时能明显改善心境。叶酸、维生素 B_{12}、甲硫氨酸主要是提供甲基，参与神经递质的合成，补充叶酸并促进甲基化反应来增加 5 - 羟色胺的含量，其抗抑郁的作用主要是提高 5 - 羟色胺的水平。

研究表明，低水平的维生素 D 与抑郁症有关。低水平的维生素 D 已与从心血管疾病到神经疾病等一系列健康问题有关。发现高水平的维生素 D 含量与抑郁风险的降低有明显的关系，所以对具有抑郁史的患者进行初级保健可能是评估维生素 D 水平的一个重要指标。

科学家们对冬季抑郁与维生素 D 的关联性也进行了分析，发现冬季抑郁的患者其维生素 D 的水平明显低于健康人群，但还无法确定是否缺乏维生素 D 导致了抑郁症的症状、抑郁本身是否导致维生素 D 水平低，以及发生的生化原理。但维生素 D 可能会影响神经传导物质、炎症标志物和其他因素，这有助于解释与抑郁的关系。

矿物元素钙、镁、硒、锌、钾等是机体重要酶系的组成部分，调节机体的蛋白质、糖类、脂类等代谢，任何一种缺乏，都可导致抑郁。

（二）氨基酸和不饱和脂肪酸

一些氨基酸有类似于神经递质的特性，因此在治疗抑郁症和焦虑症方面起重要作用。其中与抑郁有关的氨基酸是苯丙氨酸、色氨酸、酪氨酸、褪黑素、腺苷甲硫氨酸和必需脂肪酸等，由于在体内不能合成，必须从饮食中供给。

苯丙氨酸、色氨酸是人体内的重要必需氨基酸，分别是去甲肾上腺素、5 - 羟色胺的前体，它们都是调剂心境的神经递质。苯丙氨酸能改善多数抑郁患者的心境，以往的研究发现服用低剂量的苯丙氨酸（75 ~ 200mg）能缓解抑郁，另一项试验发现抑郁患者用 150 ~ 200mg 的苯丙氨酸治疗与抗抑郁药的效果类似。

抑郁症患者脑内 5 - 羟色胺的水平低下，补充色氨酸能增加 5 - 羟色胺和褪黑素的合成，色氨酸与维生素、尼克酸一起使用时效果最明显，5 - 羟色氨酸（5 - HTP）比色氨酸在缓解抑郁方面更有效，由于它易经过血脑屏障，口服色氨酸仅有 3% 转化为 5 - 羟色胺；而口服 5 - HTP 有 70% 转化为 5 - 羟色胺。5 - HTP

还能增加内啡肽和其他神经递质，故可更好地发挥抗抑郁作用。双盲研究表明 5 - HTP 的抗抑郁作用与选择性 5 - HT 回收抑制剂（氟西汀、左乐复）和三环类药物（丙咪嗪、去甲丙咪嗪）的疗效相当。

酪氨酸经酶作用依次催化产生去甲肾上腺素，研究者曾用大剂量的酪氨酸（均匀逐日 7 克）给抑郁患者服用，抑郁减轻，是否须高剂量才能产生最佳的效果尚不清楚。

腺苷甲硫氨酸（SAM）为一种内源性甲基配体，可增加神经递质的合成，抑郁患者补充具有 SAM 的食品，使血清素、多巴胺的含量升高。最近对其口服剂做的开放性研究证实，腺苷甲硫氨酸是一种有效抗抑郁和很好耐受的药物。

Ω - 3 脂肪酸是大脑和脑神经的重要营养成分，其中 DHA 和 EPA 是二十二碳六烯酸和二十碳五烯酸的缩写形式。DHA 和 EPA 主要来源于海洋动物（尤其是鱼类）油脂中。抑郁患者的 DHA 水平比非抑郁患者低，而 EPA 越低，抑郁程度越重。研究认为 EPA 可以促发抗抑郁药的疗效或其本身就具有某些抗抑郁药的功能，在该项研究中将常规治疗无效的复发性抑郁症患者随机分为两组，在接受抗抑郁药治疗的基础上分别给以 EPA 鱼油丸或安抚剂。结果表明，EPA 组患者中有 60％的患者出现抑郁症状的相应改善。相比之下，对比组中仅有 10％的患者出现这类改善。

（三）对抗抑郁的天然药草——圣·约翰草

圣·约翰草是一种多年生草本植物，花期为每年六月至九月，是欧洲最常用的草本制剂。圣·约翰草茎部含有多种活性成分，包括单胺氧化酶（MAO）抑制活性因子，能提高大脑中维持正常心情及情绪稳定的神经递质的水平，称之为天然的"百忧解"，是欧美国家用于改善抑郁症的首选天然药草健康食品。药理研究表明，圣·约翰草的抗抑郁作用一是通过抑制 5 - 羟色胺的回收，二是通过抑制单胺氧化酶，三是通过作用于多巴胺及去甲肾上腺素来实现的，因此它的抗抑郁作用是各种成分综合作用的结果。近年来，欧美等国将其应用在抑郁症治疗方面，取得了很好的疗效，其浸膏制剂已在德国上市，并占德国抗中、轻度抑郁症药物市场份额的将近50%。

抑郁症患者的主要病理改变是大脑中的脑血清素下降，以及去甲肾上腺素、多巴胺合成减少，导致神经传导递质受阻而出现一系列的临床表现。膳食中多种营养素会影响这些神经传导递质的合成，因此，对于抑郁症除了药物、心理疏导、中医等治疗外，都不能忽略饮食营养治疗这一基本方法，尤其营养补充剂的应用对抑郁症患者来说，不仅是营养均衡的需要，同时，更是治疗的需要。

八、运动对治疗抑郁症的作用

生理学研究表明，体育锻炼可以驱散抑郁状态下释放的激素、葡萄糖和脂类物质，提高肾上腺髓质分泌儿茶酚胺的能力，起到抑制抑郁的作用。体育锻炼可以给予中枢神经以良好的刺激，神经细胞经常受到刺激和兴奋，可减缓退化和萎缩的过程，起到防止脑细胞衰退的作用。同时，系统的锻炼可以改善脑部的血液循环，增加葡萄糖的供给，最大限度地提高氧的运输能力，使人精力旺盛。体育锻炼可通过释放脑肽——身体的天然麻醉剂，令人镇静和感到快乐。同时运动作为一种转移注意力的方法，可以起到充实生活、缓解抑郁症状的作用。

消除抑郁的运动处方就是进行持续的大肌肉群的有氧运动，例如，散步、慢跑、游泳、跳健身操、打太极拳等。每周进行2～3次，每次30分钟，心率应在112～128次/分钟。此外，如果是中老年患者，进行体育锻炼时应做身体检查，加强自我运动监督，定期检查自身生理指标，一些心脑血管病患者不宜进行过大运动强度的活动。

不管采取何种运动方式，都可以参考以下运动建议：

1. 循序渐进。如果以往没有运动习惯，不要一开始就接受高强度的运动量，这只会打击你的士气甚至使肌肉受伤。记着循序渐进这个原则，刚开始的第一个星期可以仅仅是运动三天，每天就那短短的几分钟到十分钟就够了。第二或第三个星期就慢慢增加运动量，慢慢增加到每次运动一刻钟或半小时，每星期运动四天。

2. **分开时段锻炼。**完全没有必要一次性把每天的健身计划做完。很多人都喜欢量少、形式多的健身模式，而且每天的健身计划分不同时间去完成。譬如对于45分钟的慢跑，分三次每次15分钟总比一次跑完45分钟的效果要好。

3. **只做你喜欢的运动。**提这个建议看上去是多此一举，但实际上很多人所选择的运动并不是他自己最喜欢的，而是他觉得这样做是最有效的。而像这样机械地做着自己并不喜欢的运动，是不可能坚持多久的。记住，锻炼身体的方法有很多，我们应该选择自己喜欢的锻炼模式。如果你喜欢游泳的话，可以经常去附近的游泳池游泳，而不必逼自己去慢跑。如果你喜欢看电视的话，也可以把跑步机放到电视机前边看电视边锻炼。你需要做的是尝试不同的运动方式，并找出其中你最喜欢的一种。

4. **找个健身伙伴。**一个人进行锻炼是不会坚持多久的，可能某个时刻你说不锻炼就不锻炼了。但如果和朋友约定了健身计划后，你就不会那么容易动摇了。因此找个健身伙伴很重要，譬如说约着亲朋好友一起去慢跑，或者是与朋友找个时间每星期都去打乒乓球等。同样道理，参加一些健身操、广场舞等群体性运动，都能迫使自己坚持锻炼下去。

5. **利用零散时间活动身体。**要养成锻炼身体的习惯，除了有规律的健身计划外，我们还可以在日常生活中多活动活动自己的身体。譬如少乘电梯多爬楼梯；上下班的时候提前一站地下车或把车停远一点，让自己能走多一段路程等，久而久之，这些天天积累下来的多余的活动也会使我们的身体好起来。

九、抑郁症的家庭护理

家庭成员的关爱是病情转归的根本，有资料显示，生活事件在抑郁症的发病中具有重要的作用，家庭对缓解心理应激具有不可替代的作用，有良好功能的家庭，能提高家庭成员之间的亲密度，增强情感上相互支持的能力，更好地应对困难，同时家庭心理干预具有长期的有效性。对抑郁症的家庭护理应重视亲情关爱和家庭成员之间的沟通交流与互动支持，使患者生活在和谐的家庭和社会环境中，增强应对困难的能力，感到生活有意义，有兴趣，有安全感，病情才能好转。

1. **生活照料**。给患者创造安静、和谐、舒适的居住环境，培养良好的作息时间，保证充足的睡眠。合理搭配饮食，保证营养供给，多饮水，避免辛辣刺激食物，保持大便通畅。如患者有自杀企图，凡能成为自杀、自伤的工具、药品都要妥善保管，不可疏忽大意。当身体出现不适症状时应及时就医。

2. **心理支持**。根据患者的症状特点，给予心理上的支持与鼓励，克服自卑情绪，消除不良的行为习惯，提高人际交往适应能力，保持良好的心境和乐观向上的心理，引导患者利用各种支持系统，例如：亲属、子女、邻居进行心理、语言沟通，适时倾诉苦闷心情，进行适当引导。

3. **认知训练**。每天给患者布置家庭作业，让其记录好事件和坏事件。帮助患者分析自身对事件所起的作用，指出坏事件对抑郁情绪的影响，以及好事件对情绪的好处。

4. **体育锻炼**。每天陪患者出去散步，多晒太阳。可以根据患者的兴趣爱好，选择合适的运动方式。对于中年女性患者，可鼓励她们参加广场舞等群体性健身运动，既可以健身，还可以增加社会交往，对疾病的治疗和康复会有积极作用。但是应循序渐进地增加活动量。

5. **适时倾诉**。随时注意患者的心理动态，多关心，多问候，耐心倾听患者的叙述，掌握其症状、思维、信念、情绪和行为，让患者最大限度倾诉内心的痛苦，起到情感宣泄的作用。

6. **鼓励自助**。在照护患者时，过分的关心、同情和保护，可使其产生依赖心理。应充分发挥患者的内在潜能，鼓励其单独完成某件事情。例如：让患者自己去超市买东西，让他觉得"我还行""我可以"。

还有一点需要高度重视，就是抑郁症患者几乎都有不同程度的自杀倾向，尤其是老年抑郁症患者。抑郁症自杀率约 15%，老年抑郁症自杀率则高出约 1 倍。因此，对抑郁症患者要多加监护，严防其自杀。

十、如何早期发现抑郁症

现在生活条件好了，家庭生活无忧，子女事业有成，但有人却总是感到闷闷不乐，甚至对原来喜欢的事情也完全提不起兴趣，有时还莫名其妙地感到心烦、不安；浑身也总是不舒服，去医院检查又没有发现明显的问题……这就要引起注意了。由于抑郁症早期表现往往不典型，容易被忽视而错失了治疗时机。要想发现抑郁症的"蛛丝马迹"，就要留意以下"危险信号"：

⚠ 信号 1：性情突变、常常自责

如果一个平常性格开朗的人，突然变得回避人群、懒言少语，并且常常独自哭泣，甚至说自己犯了大罪，对不起众人。如果他所说的"大罪"其实只是一些鸡毛蒜皮的小事或者陈年旧事，那么家人就要对此引起注意，及时带患者到专科医院就诊。

⚠ 信号 2：老觉得身体这里或那里不舒服

老觉得身体有不适感，如胃肠道系统不适：腹胀腹泻，厌食恶心；心血管系统不适：心慌、憋气、胸闷、压迫、难受感等；运动系统不适：腰背痛、头颈痛、全身肌肉痛等；自主神经系统不适：全身忽冷忽热、出汗等。而经过各种检查，往往查不出有什么大问题。

⚠ 信号 3：烦躁、焦虑不安、紧张担心

莫名其妙地烦躁、焦虑不安、紧张担心，例如担心自己的钱不够花、子女不能照顾自己、自己做不了家务、家人会出意外、怀疑父母不再喜欢自己、无端怀

疑配偶有外遇等。这些在旁人看来完全没有必要担心的事，患者却因此整日坐卧不安、茶饭不思，甚至出现自伤或自杀倾向。

⚠️ **信号 4：觉得自己脑力减退、精力下降**

有些老年患者会觉得记忆力减退、智能下降，感觉脑子变慢了，什么都记不住。与老年痴呆症不同的是，抑郁症患者能够认识到自己存在记忆力、智能方面的问题，而且随着抑郁症症状的缓解，他们的记忆力、智能能够逐渐恢复。

除了感觉脑力减退外，患者常常还会觉得精力不足、疲乏无力，严重者终日卧床不起，事事都要人服侍。他们不仅将自身的情况想象得严重化，还会出现旁人无法理解的荒谬想法，例如认为自己的肠子腐烂了，已经病入膏肓了，或者自己变成了穷光蛋等。

专家提醒，如果出现以上的表现，要及早到专科医院就诊，采取及时有效的治疗。

抑郁自评量表（SDS，用于评估抑郁程度）

抑郁自评量表（SDS），其特点是使用简便，并能相当直观地反映抑郁患者的主观感受。主要适用于具有抑郁症状的成年人，包括门诊及住院患者。此量表极为简单，由 20 道题组成，是自己根据自己一个星期之内的感觉来回答的。20 个题目之中，分别反映出抑郁心情，身体症状，精神运动行为及心理方面的症状体验，因为是自我评价，不要别人参加评价，也不用别人提醒，由自己判定轻重程度。

在回答时，应注意，有的题目的陈述是相反的意思，例如，心情忧郁的患者常常感到生活没有意思，但题目之中的问题是感觉生活很有意思，那么评分时应注意得分是相反的。这类题目之前加上 * 号，提醒各位检查及被检查者注意。

请根据您近一周的感觉来进行评分，量表如下：

题目	从无	有时	经常	持续
1.我感到情绪沮丧，郁闷	1	2	3	4
*2.我感到早晨心情最好	4	3	2	1

（续表）

题目	从无	有时	经常	持续
3.我要哭或想哭	1	2	3	4
4.我夜间睡眠不好	1	2	3	4
*5.我吃饭像平时一样多	4	3	2	1
*6.我的性功能正常	4	3	2	1
7.我感到体重减轻	1	2	3	4
8.我因便秘烦恼	1	2	3	4
9．我的心跳比平时快	1	2	3	4
10.我无故感到疲劳	1	2	3	4
*11.我的头脑像往常一样清楚	4	3	2	1
*12.我做事情像平时一样不感到困难	4	3	2	1
13.我坐卧不安，难以保持平静	1	2	3	4
*14.我对未来感到有希望	4	3	2	1
15.我比平时更容易被激怒	1	2	3	4
*16.我觉得决定什么事很容易	4	3	2	1
*17.我感到自己是有用和不可缺少的人	4	3	2	1
*18.我的生活很有意义	4	3	2	1
19.假如我死了别人会过得更好	1	2	3	4
*20.我仍旧喜爱自己平时喜爱的东西	4	3	2	1

结果分析：

1.将20个项目的各个得分相加，即得粗分。

2.标准分 = 粗分 ×1.25

3.标准分在50分以下者为无抑郁；50-60分为轻微至轻度抑郁；60-69分

为中至重度抑郁；70 分以上为重度抑郁。仅作参考。

十一、抑郁症的预防保健

在人的一生中，难免会出现情绪低落、食欲不振、便秘、消瘦、性欲减退、睡眠障碍等症状。如果持续时间很短暂，尚无大碍；若经常发生，则可能就是抑郁症。因此，如果家庭成员有以上反常现象时，应及早预防，下面这些行之有效的方法值得借鉴与推广。

1. 坚持合理运动。运动能加强人体的新陈代谢，发泄负性心理能量，有效预防抑郁症的发作。运动还有助于增强体质，产生积极的心理感受，能较快地提高情绪，消除抑郁的一系列症状。

2. 避免不良事件影响。生活中，我们要学会以积极的心态应对挫折，可以从以下几个方面加强心理素质锻炼：保持良好的沟通意愿和多种自我表达模式，拥有良好的睡眠品质，培养温和、朴实的生活态度，进行适当的休闲运动，有意识地停止不良情绪和思考，不断地自我充实准备并保有一颗期待的心。

3. 营造快乐的童年。童年时期的不幸遭遇对抑郁症的发生有明显影响，很多抑郁症患者都可追溯到童年的不快经历，所以父母应关爱子女，关注其成长，给孩子一个有安全感的家，尽量避免子女在童年期遭受精神创伤。

4. 重视遗传因素。抑郁症的预防方法之一是避免遗传因素的作用，因此在择偶时应谨慎，尽量选择家族中无情感障碍等精神病史，无人格异常、自杀、酗酒等病史的对象，以达到优生优育。

5. 明确你的价值和目标。如果你很容易发生抑郁，应该检查一下你的人生目标和价值，检查一下你是怎样消磨时间的。反复出现低落情绪的一个重要原因是你实际做的事情同你真正看重的事情不相称。这种不相称本身并没有明确表现出来，都表现为笼统的抑郁情绪。

6. 注意睡眠、饮食和运动。不可忽视那些有可能导致情绪低落的基本生理因素。如果如果你睡眠不佳，食欲不振，并任由自己处于不良的生理状态，就很容易出现低落情绪，因为日常活动耗尽了你的精力，很快就会把你压垮。失眠是低落情绪的一种很普遍的后果，反过来它又能使你容易发作抑郁症。在抑郁症发作期间，你很难对失眠采取什么直接的对策，因为你需要集中精力对付抑郁症。因此，在你情绪较好的时候，就应该养成良好的睡眠习惯。此外，过度的节食会使你心情烦躁、抑郁、疲倦和虚弱。

第八章 焦虑症的自我保健

面对现在越来越激烈的社会竞争，有些人会因为一时受不了压力，不可避免地出现焦虑的情绪。正常人在面对困难或有危险的任务，预感将要发生不利的情况或危险发生时，可产生焦虑，这种焦虑通常并不构成疾病，是一种正常的心理状态。焦虑本身并不是坏事，往往能够激发你的能量，去应付即将发生的危机。只有当焦虑的程度及持续时间超过一定的范围时才构成焦虑症状，这会起到相反的作用——妨碍你应对面前的危机，甚至妨碍你的正常生活。

竞争的压力随着社会的进步日益加大，焦虑症患者也日益增加。焦虑症，又称为焦虑性神经症，是神经症这一大类疾病中常见的一种，以焦虑情绪体验为主要特征。焦虑症患者表现为焦虑、恐慌和紧张情绪，感到最坏的事情即将发生，常坐卧不安，缺乏安全感，整天提心吊胆，心烦意乱，对外界事物失去兴趣。严重时有恐惧情绪，对外界刺激易出现惊恐反应，常伴有睡眠障碍和自主神经紊乱现象，如入睡困难、做噩梦、易惊醒、面色苍白或潮红、易出汗、四肢发麻、肌肉跳动、眩晕、心悸、胸部有紧压感或窒息感、食欲不振、口干、腹部发胀并有灼热感、便秘或腹泻、尿频、月经不调、性欲缺乏等。

焦虑症与正常焦虑情绪反应不同：

第一，它是无缘无故的、没有明确对象和内容的焦急，紧张和恐惧；

第二，它是指向未来，似乎某些威胁即将来临，但是患者自己说不出究竟存在何种威胁或危险；

第三，它持续时间很长，如不进行积极有效的治疗，几周、几个月甚至数年迁延难愈。最后焦虑症除了呈现持续性或发作性惊恐状态外，同时伴随多种躯体症状。

一、焦虑症的临床表现

（一）情绪症状

焦虑症患者感觉自己处于一种紧张不安、提心吊胆、恐惧、害怕、忧虑的内心体验中。他们的焦虑与针对并没有准确的对象，这跟恐惧症的症状是有所不同的，恐惧症是有指定的恐惧对象，而焦虑症并没有，有很多焦虑症患者自己也不知道在害怕什么，就是感觉到害怕、紧张与焦虑。

（二）生理症状

焦虑症患者不但有情绪症状，还会有生理上的症状，如他们在紧张焦虑时，会伴有一些如心慌、气短、口干、出汗、颤抖、面色潮红等生理上的症状，急性焦虑症患者还会有濒死感，感觉非常难受，人要窒息，心脏要停止跳动，自己马上就要死去一般。焦虑症的躯体症状有五大表现。

（1）发病时患者会感觉心跳加快、胸闷、呼吸不畅，甚至有窒息的濒危感。

（2）有些患者会感到心慌、心悸、头晕眼花、心跳加快、血压升高、心前区疼痛难耐并且伴有局部压痛感等，这些症状一般可持续数个小时。

（3）比较常见的焦虑症躯体症状是因头部、面部、四肢等部位的肌肉紧张而引起的收缩性或挤压性头痛。此外，颈部、肩、腰、背部感到僵硬和疼痛，严重者会出现震颤、抽搐。

（4）有些男性患者会出现尿频、尿急、性欲减退等，女性患者则会出现月经紊乱和痛经等现象。

（5）患者食欲下降，感觉口干难耐、嘴里无味，会出现恶心呕吐、腹胀、腹泻、消化不良、便秘等反应。同时，还会感到上腹部难受，但却说不清楚具体感受。

从这五种焦虑症的躯体症状不难看出，焦虑症也可以引起我们躯体的一些不适，所以要及时治疗。

（三）广泛性焦虑症的症状与惊恐发作的症状

1. 惊恐发作的症状。主要表现为惊恐样发作，发作时会有濒死的感觉。患者心脏剧烈地跳动，胸口憋闷，喉头有堵塞感和呼吸困难。由惊恐引起的过度呼吸，又会诱发四肢麻木、口周发麻、面色苍白、腹部坠胀等，进一步加重患者的恐惧，使患者精神崩溃。一般这种极度焦虑与濒死感只会持续十分钟左右，但是会经常出现，如一周一次，严重时一天一次甚至一天几次等。

2. 广泛性焦虑症的症状。广泛性焦虑症患者的主要症状是心慌、疲惫、神经质、气急和胸痛。严重时出现紧张、出冷汗、晕厥、嗳气、恶心、腹胀、便秘、阳痿、尿频尿急等。有的朋友可能会出现觉得自己要晕倒的感觉，从而不敢出门。不管是惊恐发作，还是广泛性焦虑症，需要持续三个月以上才可以诊断，当患者无法自我调整时，建议请专业的心理咨询师或心理医生进行治疗，以免影响生活与工作！

（四）焦虑症的五大特征

（1）这种情绪指向未来，它意味着某种威胁或危险即将到来或马上就要发生。经常不必要的担心是焦虑症患者典型的症状之一。如他们会担心自己的亲人、自己的财产、自己的健康等，而这些情况在常人看来很正常，即焦虑症患者的反应与实际情况不符或偏差较大。

（2）焦虑是一种情绪状态，患者基本的内心体验是害怕，如提心吊胆，忐忑不安甚至极端惊恐。发作性或持续性地出现莫名其妙的害怕、紧张、焦虑、恐惧不安等心理。患者可能有一种期待性的危险感，感到某种灾难降临，甚至有死亡的感受。许多患者同时还伴有忧郁症状，对目前、未来的生活缺乏信心和乐趣。有时情绪激动，失去平衡，经常无故地发怒，与家人争吵，对什么事情都看不惯，不满意。

（3）这种情绪是不快的和痛苦的，有一种将要死去或马上就要虚脱昏倒的感觉。焦虑症患者常常觉得自己不能放松下来，全身紧张，通常面部绷紧，眉头紧皱，表情紧张，唉声叹气。

（4）患者所产生的焦虑、恐惧情绪与现实相差甚大。即实际上并没有任何威胁和危险，或者说，用合理的标准来衡量，诱发焦虑的事件与焦虑的严重程度不相称。

（5）躯体不适感与焦虑体验并存。患者会伴随一些躯体的不适感、精神运动性不安和植物功能紊乱。躯体上的不适表现常为焦虑症的早期症状，如心慌、胸闷、气短、心前区不适或疼痛，心跳加快，全身疲乏，生活和工作能力下降，简单的日常家务工作变得困难不堪、无法胜任等。这些症状反过来又加重患者的担忧和焦虑，由此形成恶性循环，严重影响人们的身心健康。绝大多数轻度焦虑症患者还有失眠、早醒、梦魇等睡眠障碍，手抖、手指震颤或麻木感，月经不调、食欲减退、头昏眼花、恐惧焦虑，严重时有濒死感等。

二、焦虑症的病因

发生焦虑症的原因既与先天的素质因素有关，也与外界的环境刺激有关。通常认为患者往往焦虑感偏高。这种焦虑特质通常表现为容易焦虑、不安，对焦虑不安的耐受也差，交感神经容易兴奋等症状。惊恐障碍的发生往往同快节奏、高压力的生活方式相关，患者往往具有自己催赶自己的 A 型人格倾向，障碍的发生往往在脑及躯体持续疲劳之后。广泛性焦虑往往同长期的现实压力、患者对压力始终缺乏合理的应付方式、又对以上毫无自知有关。具体而言，主要有以下相关因素。

（一）遗传因素

在焦虑症的发生中起重要作用，其血缘亲属中同病率为15%，远高于正常居民；双卵双生子的同病率为25%，而单卵双生子为50%。有人认为焦虑症是环境因素通过易感素质共同作用的结果，易感素质是由遗传决定的。

（二）病前性格特征

自卑、自信心不足、胆小怕事、谨小慎微、对轻微挫折或身体不适容易紧张、焦虑或情绪波动。

（三）精神刺激因素

轻微的挫折和不满等精神因素可为诱发因素。

（四）生物学因素

焦虑反应的生理学基础是交感和副交感神经系统活动的普遍亢进，常有肾上腺素和去甲肾上腺素的过度释放。躯体变化的表现形式决定于患者的交感、副交感神经功能平衡的特征。

（1）去甲肾上腺素的作用。焦虑伴有警觉程度增高和交感神经活动增强的表现，提示患者的肾上腺素能活动增加。从脑脊液、血和尿中都已寻找到有关证据。去甲肾上腺素在焦虑症中的作用还得到了药物实验的证实。研究发现抗焦虑药物的疗效与单胺氧化酶的活性相关。某些可以降低去甲肾上腺素能活动的药物如氯压定，也有减轻焦虑的作用。

（2）5-羟色胺的作用。焦虑动物模型提示，5-羟色胺在焦虑的消长中起重要作用。当5-羟色胺释放增加时，出现明显焦虑反应。电生理研究发现，利眠宁能抑制中缝背核的放电，氯硝安定能抑制 5 - 羟色胺神经元的放电，二者均能减少 5 - 羟色胺的转换与释放，这些抗焦虑药物从另一个侧面表明了 5 - 羟色胺在焦虑症发生中的作用。

（3）γ - 氨基丁酸的作用。γ - 氨基丁酸有抗焦虑的作用。焦虑也许与 γ - 氨基丁酸的功能不足有关。研究发现苯二氮类药物能增强 γ - 氨基丁酸的作用，而且可能是其影响焦虑的最后途径。而 γ - 氨基丁酸的拮抗剂，如印防己毒素即可阻断苯二氮类的作用。

（4）动物脑内发现苯二氮受体。有人采用放射性配体结合分析发现哺乳动物脑内存在对氚标记的安定有高亲和力且可饱和的特异结合点。其后不断有新的发现，如以氚标记的氟硝安定在中枢神经系统中也有特异性结合点。结合点可分为中枢型和周围型两类。中枢型结合点位于神经元上，同苯二氮类的药理作用有关，因而称之为受体。周围型结合点见于神经胶质细胞，它们对无安定作用的苯二氮类亲和力高。最近用放射自显影的方法发现，苯二氮受体的密度以大脑皮质、边缘结构和小脑皮质为最大。苯二氮受体和 γ - 氨基丁酸、氯离子通道一起组成一个超分子复合体。如今，这一复合体已被提纯，分子量约为二十万。而且现已发现，哺乳动物体内还存在内源性苯二氮配体，如次黄嘌呤核苷。有理由推测，焦虑也许是由于缺乏这种内源性配体所致。

（5）另外，尚有研究发现，广泛性焦虑症患者的血浆肾上腺素、促肾上腺皮质激素以及白细胞介素 II 均高于正常对照组，而皮质醇却低于对照组。经治疗焦虑症状缓解后，上述各生理指标均恢复正常。

三、老年焦虑症的特点

老年焦虑症是焦虑症中常见的一种，由于现实生活中人们没有正确的认知，导致识别率差，没有及时察觉，往往发展转型为其他严重精神类疾病，导致治疗困难。所以，老年焦虑症不容忽视。

1. 痛苦，但查不出病。患者多方奔走于综合医院，见医生就滔滔不绝地说浑身难受，不能躺，不能坐，不愿吃，不能睡，不能干活等。头胀，脑门冒汗，但颅脑 CT 无异常；胸口发堵，但动态心电图无异常；厌食，胃胀气，但胃肠透视、胃镜检查无异常；血化验正常。偶有患者血压、血糖偏高，但无病史，与痛苦程度也不符。提示无器质性病理改变的疼痛、紧缩感、颤抖、出汗、头昏、气短、恶心、腹痛、衰弱等，是焦虑症躯体焦虑的复杂表现。其原因是过度的内心冲突，自主神经功能失调，交感神经系统亢奋。

2. 依靠，但意识不到。依靠医院，依靠亲人。患者常在儿女们的扶持簇拥下，由西医转到中医，由门诊转到住院处，一年四季时常看医生，或住上几次院。儿女们付出很大精力，病情却不见好转，甚至愈演愈烈。弗洛伊德把这种现象解释为"后增益效应"，即神经症产生后，患者缺乏安全感，需要庇护关照，达到精神上和物质条件上的满足。南辕北辙式的过度治疗和家人无微不至的照料，使患者因病"受益"，于是神经症持续下去。

3. 担忧，但不现实。身体本无疾病，或有一点无关紧要的小病，却担忧自己的病治不好，不断地问医生；担忧看病花钱多，有的患者家境好，儿女都劝其别心疼钱；过分不放心老伴，不放心儿孙等等。提示："杞人忧天"式的恐惧担忧是焦虑症的核心症状。其主要表现是，与现实处境不符的持续恐惧不安和忧心忡忡。

4. 成瘾，但不能自拔。因长期使用安定药物，患者不同程度上瘾。尤其静脉注射此类药物，固然患者很快进入舒服、轻松、能睡的状态，但成瘾迅速，难以戒断。由此可见，成瘾使病情更加恶化，患者却蒙在鼓里。提示：苯二氮卓类药物慢性中毒症状为躯体消瘦、倦怠无力、面色苍白、皮肤粗糙、肌张力低、腱反射低或消失、步态不稳，或有一定程度人格改变。戒断综合征彻夜不眠、焦虑、震颤、肌肉抽搐、头痛、肠胃功能失调与厌食、感知过敏、幻觉妄想、人格解体等。

5. 自杀，但事先不隐瞒。老年人耐受性差，经不住折磨，一些患者终极选择了自杀。但是与抑郁症不同，他们绝不隐瞒自杀想法，经常唠叨实在受不了这个罪，不行，我得去死，你们谁也帮不了我。他们让家人去买安眠药，甚至商量怎么个死法。无论家人怎样劝说，帮其找乐，悲剧还是发生了。提示：焦虑症的自杀干预，正确途径是为患者选择其接纳信任、经验丰富的专业医生，在进行心理治疗的同时，选准新型抗焦虑症药物。在实施治疗的前4周为关键期，患者会因感觉不到效果，怀疑医生的保证，陷入绝望，仍选择自杀。这一阶段，家人应寸步不离守护患者。

四、焦虑症的诊断

（一）症状标准

（1）符合神经症的诊断标准。

（2）惊恐发作需符合以下4项。①发作无明显诱因、无相关的特定情境，发作不可预测；②在发作间歇期，除害怕再发作外，无明显症状；③发作时表现强烈的恐惧、焦虑，及明显的自主神经症状，并常有人格解体、现实解体、濒死恐惧，或失控感等痛苦体验；④发作突然开始，迅速达到高峰，发作时意识清晰，事后能回忆。

（二）严重标准

患者因难以忍受又无法解脱而感到痛苦。

（三）病程标准

在 1 个月内至少有 3 次惊恐发作，或在首次发作后继发害怕再发作的焦虑持续 1 个月。

（四）排除标准

（1）排除甲状腺功能亢进、高血压、冠心病等躯体疾病的继发性焦虑。

（2）排除兴奋药物过量、催眠镇静药物，或抗焦虑药的戒断反应，强迫症、恐惧症、疑病症、神经衰弱、躁狂症、焦虑症，或精神疾病症等伴发的焦虑。

（五）焦虑症需与哪些疾病鉴别

1. 心脏疾病。惊恐发作时出现的胸痛、心悸、出汗等易误诊为急性心肌梗死，通过查体、发作时间、诱发因素及心电图检查可以鉴别。值得注意的是二尖瓣脱垂时可伴惊恐发作。

2. 甲状腺功能亢进。甲亢伴发的焦虑症状，经过治疗，焦虑症状随甲状腺功能的恢复而改善。持续存在的焦虑，应考虑为慢性焦虑症。

3. 癔症。癔症的情感发作易与惊恐发作相混淆，前者具有浓厚情感色彩，哭笑无常，情绪多变；后者以强烈而不能自控的焦虑、紧张为主要特征。

4. 抑郁症。抑郁症以情绪低落、兴趣索然，自我感觉不良、自我评价低，能力降低及消极观念等为主；焦虑症则以预感到未来不幸或实际不存在的威胁将至而紧张、恐惧。

（六）焦虑症自测表

焦虑自评量表(Self-Rating Anxiety Scale, SAS)由华裔教授 Zung 编制（1971）。从量表构造的形式到具体评定的方法，都与抑郁自评量表(SDS)十分相似，是一种分析患者主观症状的相当简便的临床工具。由于焦虑是心理咨询门诊中较常见的一种情绪障碍，所以近年来 SAS 是咨询门诊中了解焦虑症状的常用量表。

焦虑自评量表有 20 条文字，请仔细阅读每一条，把意思弄明白，然后根据您最近一星期的实际感觉，选择问题下方答案。在回答时，注意，有的题目的陈述是相反的意思，例如，心情忧郁的患者常常感到生活没有意思，但题目之中的问题是感觉生活很有意思，那么评分时应注意得分是相反的。这类题目之前加上 * 号，提醒各位检查及被检查者注意。

计算积分：

每一条文字后有四个选项，分别表示：A 没有或很少时间；B 小部分时间；C 相当多时间；D 绝大部分或全部时间。

计分：正向计分题 A、B、C、D 按 1、2、3、4 分计；反向计分题按 4、3、2、1 分计，反向计分题号：5、9、13、17、19。

下面这个测试是根据您一周内的情绪体验，根据实践活动回答：

	A	B	C	D
1.我觉得比平常容易紧张和着急				
2.我无缘无故感到担心害怕				
3.我容易心烦意乱或感到恐慌				
4.我觉得我可能将要发疯				
*5.我感到事事都很顺利，不会有倒霉的事情发生				
6.我的四肢抖动和震颤				
7.我因头痛、颈痛和背痛而烦恼				
8.我感到无力而且容易疲劳				

（续表）

	A	B	C	D
*9.我感到平静，能安静坐下来				
10.我感到我的心跳很快				
11.我因阵阵的眩晕而不舒服				
12.我有阵阵要晕倒的感觉				
*13.我呼吸时进气和出气都不费力				
14.我的手指和脚趾感到麻木和刺激				
15.我因胃痛和消化不良而苦恼				
16.我必须频繁排尿				
*17.我的手总是温暖而干燥				
18.我觉得脸发烧发红				
*19.我容易入睡，晚上休息很好				
20.我常做噩梦				

不同分值代表结果 SAS 的主要统计指标为总分。将 20 个项目的各个得分相加，即得到总分 Z；用总分乘以 1.25 以后取整数部分，为标准分 Y。SAS 标准分的分界值为 50 分，其中：

Y < 35，表示心理健康，无焦虑症状；

35 ≤ Y < 55，表示偶有焦虑，症状轻微；

55 ≤ Y < 65，表示经常焦虑，中度症状；

65 ≤ Y，表示有重度焦虑。

注意：本列表可以评定焦虑症状的轻重程度及其在治疗中的变化，适用于具有焦虑症状的成年人。主要用于疗效评估，不能用于诊断。

五、焦虑症和抑郁症的区别有多大

临床上常形象地将抑郁症和焦虑症比喻为"双胞胎"。因为抑郁症患者多数伴有焦虑情绪，而焦虑症患者多数伴有抑郁情绪。

焦虑症可与抑郁症合并存在，经调查显示，约有 33% ~ 95% 的抑郁症患者同时合并焦虑症状。而且二者症状有重叠，如食欲下降、睡眠障碍、心肺和胃肠道不适、易激惹、疲劳等。二者在发病机制、症状表现等方面确实具有很多相同之处。但是二者又必须进行鉴别，不能混淆。因为抑郁症的自杀率高，危害性较大，患者既有抑郁症状、又有焦虑症状时，优先诊断为抑郁症。这项原则是众多精神科医生和专家总结多年经验的结果。遵循这项原则可以避免抑郁症的漏诊，及早对抑郁症进行治疗，防止自杀自伤等后果发生。

1. 焦虑症和抑郁症的鉴别要点。焦虑症经常与抑郁症合并存在，临床统计，80% 以上抑郁症患者有焦虑症状。在临床诊断中，有一个"抑郁症优先诊断"的原则，即既有抑郁症症状又有焦虑症状时，不论其焦虑症状多重，都应当诊断为抑郁症。这项原则是众多精神科专家多年经验的总结，已经成为国际标准。

（1）从发病年龄上看，焦虑的首发一般在 35 岁以上，多发生于老年人；而抑郁症在所有年龄群都有发生。

（2）抑郁症患者对家属、朋友表现冷淡，丧失以往爱好的兴趣，而焦虑者则保持正常。

（3）抑郁症患者的失眠以早醒为主要特征，而焦虑者的特点是入睡困难。

（4）抑郁症患者心情低落，不愿意与人接触，但不害怕突然发生的人际接触；而焦虑者害怕突然发生的社交接触，害怕去公共场合。

大体来讲，抑郁症是抑制向下的，而焦虑者是惊恐向上的。抑郁情绪是一种很常见的情感成分，人人均可出现，当人们遇到精神压力、生活挫折、痛苦境遇、生老病死、天灾人祸等情况时，理所当然会产生忧郁情绪。

2.焦虑症和抑郁症的密切关系。焦虑症和抑郁症尽管症状、表现、病程有很多不同，但具体到某人，症状常交错出现。

（1）病因相近，均与社会心理因素有关，症状表现有区别，但都属于神经官能症。

（2）发病基础相似。具有相同人格特征，都没有躯体器质性病变。及早发现、积极治疗，效果一般较好。

（3）抑郁症者常伴焦虑表现，反过来焦虑症者大多数内心有明显抑郁。因此，针对青少年可将两者合并，通称"焦虑－抑郁综合征"。

治疗抑郁症的药物对焦虑症也有效，反之亦然。只有两者症状都有明显改善，治愈才有希望。不过，如要着手防治，尽可能分清什么是原发的，什么是继发的很重要。焦虑症以治疗焦虑表现为主，抑郁症应围绕抑郁症状治疗。

六、焦虑症如何治疗

焦虑症是发病率比较高的疾病，会给患者的身体和思想健康造成很严重的伤害，让患者们为此非常苦恼，那么焦虑症应该如何治疗呢？

（一）要有一个良好的心态

首先要乐天知命，知足常乐。古人云："事能知足心常惬。"尤其是老年患者对自己的一生所走过的道路要有满足感，对退休后的生活要有适应感。不要老是追悔过去，埋怨自己。其次是要保持心理稳定，不可大喜大悲。"笑一笑十年少，愁一愁白了头"，要心宽，凡事想得开，要使自己的主观思想不断适应客观发展的现实。不要企图让客观事物纳入自己的主观思维轨道，那不但是不可能的，而且极易诱发焦虑、抑郁、怨恨、悲伤、愤怒等消极情绪。还要注意制怒，不要轻易发脾气。

（二）要学会自我疏导

轻微焦虑的消除，主要是依靠个人，当出现焦虑时，首先要意识到自己这是焦虑心理，要正视它，不要用自认为合理的其他理由来掩饰它的存在。其次要树立起消除焦虑心理的信心，充分调动主观能动性，运用注意力转移的原理，及时消除焦虑。

（三）要学会自我放松

如果当你感到焦虑不安时，可以运用自我意识放松的方法来进行调节，具体来说，就是有意识地在行为上表现得快活、轻松和自信。比如说，可以端坐不动，闭上双眼，然后开始向自己下达指令：头部放松、颈部放松，直至四肢、手指、脚趾放松。运用意识的力量使自己全身放松，处在一个松和静的状态中，随着周身的放松，焦虑心埋可以慢慢得到缓解。另外，还可以运用视觉放松法来消除焦虑，如闭上双眼，在脑海中创造一个优美恬静的环境，想象大海波涛阵阵，鱼儿不断跃出水面，海鸥在天空飞翔，你走在凉丝丝的海滩上，海风轻轻地拂着你的面颊。

（四）常见的治疗焦虑症的药物有哪些

如果焦虑过于严重时，还可以遵照医嘱，选服一些抗焦虑的药物，如利眠宁、多虑平等，但最主要的还是要靠心理调节。也可以通过心理咨询来寻求他人的开导，以尽快恢复。如果患了比较严重的焦虑症，则应向心理学专家或精神科医生进行咨询，弄清病因、病理机制，然后通过心理治疗和必要的药物干预逐渐消除引起焦虑的内心矛盾和可能相关的因素，解除对焦虑发作所产生的恐惧心理和精神负担。

临床上常用的治疗焦虑症的药物为苯二氮卓类。苯二氮卓类是一种主要用于缓解焦虑和紧张的药物，包括利眠宁、安定及其衍生物。这类药物治疗效果好，安全度高，不良反应小，兼具抗焦虑、松弛肌紧张、抗癫痫及镇静安眠等作用，临床应用最为广泛。其中以安定最为常用，安定具有起效快、利于睡眠、安全等优点，常规量为每日 5 ～ 30mg。但它也有如困乏、嗜睡、震颤、视物模糊和反常的易激惹等不良反应，而且对改善自主神经功能效果不显著。但是苯二氮卓类药物在老年人中的应用有一定的限制，如果非用不可，一般也选用劳拉西泮或奥拉西泮。

此外，还可配合使用神经营养药和神经营养素。谷维素和维生素 B_1 均属神经营养药，前者具有调整间脑功能，激活与自主神经系统有关的视丘下部和边缘系统，改善自主神经失调及内分泌平衡障碍的功效；后者参与机体糖代谢过程，维持神经、心脏及消化系统正常功能。两者常规量均为每日 30 ～ 60mg，分为 3 次口服。

研究发现，安定、谷维素和维生素 B_1 三药联用治疗焦虑症有较好的效果。联合应用这三种药物既可改善失眠、焦虑，又可改善自主神经功能，效果更为显著。而且能使安定在小剂量（每日 7.5mg）的情况下获得满意疗效，这样，安定的不良反应会明显减少。

在使用以上药物治疗焦虑症的时候，一定要谨遵医嘱服用。随着新型治疗焦虑症的药物不断问世，治疗焦虑症的疗效更加显著，而且大大减少了药物不良反应，给焦虑症患者的治疗带来了希望，同时也使焦虑症的防治水平得到了极大的提升。

（五）重视药物治疗与心理治疗相配合

心理社会因素在焦虑症的发生发展过程中起着重要的作用，药物治疗和心理治疗对广泛性焦虑症和惊恐障碍均有疗效。初发焦虑症患者可根据病情程度及伴随症状选择治疗方法，轻症患者可能只需心理治疗，当症状严重或心理干预效果不佳时，应考虑药物治疗。当然，也可在急性发病期联合使用心理治疗和药物治疗，以加强治疗效果，症状缓解后再采用一种治疗方式维持治疗。

对于药物治疗与心理治疗的关系，一般认为，以心理治疗为主，配合适当的药物，比较符合大多数焦虑症患者的情况。药物治疗与心理治疗两种方法在焦虑症治疗中的作用有人用学游泳的过程来比喻。药物就像游泳圈，只要套在身上就容易浮在水面而不沉，能为学习游泳提供方便。换句话说，药物可以缩短心理治疗的疗程，尤其是使初期的心理治疗变得容易一些。焦虑严重的患者坐立不安，注意力不集中，谈话很难深入。药物可使焦虑症状减轻一些，有利于交谈的进行，同时也可以增强患者的信心和对医生的信任。而心理治疗就像游泳学习，如果不学，只要拿掉游泳圈就可能下沉。如果积极进行心理治疗，使患者逐渐掌握精神卫生之道，主动去改善自己的精神状态，才有可能帮助患者丢掉药物这个"游泳圈"。

七、焦虑症的营养治疗

营养治疗是焦虑症综合治疗中不可缺少的一个重要组成部分，营养治疗是根据焦虑症的病理生理特点及神经递质的代谢特点，给以恰当的营养支持和营养干预，帮助改善患者整体的营养代谢及神经递质的平衡，促进康复。

（一）焦虑症患者的饮食要点

焦虑症患者除坚持科学合理的临床治疗外，还要安排好日常的饮食，通过饮食的调理来促进病情的康复。那么焦虑症患者的饮食要注意什么呢？

（1）焦虑症患者容易失眠，加上心理的焦躁情绪会消耗掉体内大量能量，因此及时补充营养有利于患者的身心健康。建议以高蛋白、高纤维、高热能饮食为主，并注意服食润肠的食物，以保持大便的通畅。

（2）要多喝水。焦虑症患者代谢相对旺盛，身体水分消耗较大，需要及时补充水分。你可能觉得，只有口渴的时候才应该喝水，其实不然。在你感觉口渴时，身体已经处于"干涸"状态了。这种缓慢的失水，即使程度很轻，也能引起焦虑。因此，不管你有多忙，确保每天喝至少8杯水！

（3）必须戒掉咖啡、可乐、茶，以及辛、辣、腌、熏类等刺激性食物，无论以何种途径进食咖啡因，摄取过量都会导致神经系统的紧张和高度警觉，使人变得神经质、焦虑、敏感。对于大多数人来说，摒弃饮食中的咖啡因是对健康最大的帮助。

（4）要多吃鱼和坚果类食物，确保食物中含有大量的不饱和脂肪酸。食物中所含的必需脂肪酸有助于缓解焦虑和沮丧情绪，让人迅速快乐起来。鲑鱼、亚麻籽油、坚果和鸡蛋都含有大量的此类"快乐因子"。

（5）要多吃烤土豆和全麦面包。当人焦虑的时候，摄取的糖类可以通过增加血液中一种人快乐时大脑大量分泌的物质和大脑中神经递质的含量，使人变得镇定。烤土豆、全麦面包或低糖全谷类食品等，和糖果比起来需要更长的消化时间，所以它的镇定焦虑的作用也更持久。

（6）要远离酒精。许多人喜欢"借酒浇愁"，却往往会"越浇越愁"。对于大部分人而言，宿醉、失眠、口渴、排尿增加、并发脱水都会诱发焦虑的产生。一杯稀释过的纯果汁是缓解紧张的最好选择。

（7）在肉类的选择上多吃禽类，像鸭子、鹅、鸽子、鹌鹑、乌骨鸡都是不错的选择。经常吃些既能化痰又能顺气的食物，如竹笋、冬瓜、萝卜、橘子、柚子、西瓜、海带、海白菜等。一些粥也能起到养生静心的功效，如枣麦粥、莲子粥、芹菜粥、山药大枣粥、肉桂粥、生芦根粥、小米粥、南瓜粥等。

（二）营养素对焦虑症的作用机制

1. 维生素 C。大家都知道维生素 C 有抗氧化的作用，除此之外，维生素 C 也是舒缓紧张情绪的好帮手。维生素 C 是肾脏皮质激素合成的必要物质，人体在出现紧张情绪的时候，会分泌大量的肾上腺素，并运送到全身，以应付紧张的状态。身体为了缓和紧张的状态，会消耗体内大量的维生素 C，所以，平常若能补充足够维生素 C，到了关键时刻就比较能够从容应付紧张情绪，身心紧张的状况也就不会那么严重，渐渐便能对紧张产生抵抗力，甚至会对紧张产生免疫力。

2. B 族维生素。B 族维生素是一类水溶性维生素，易流失，且人体无自造功能，必须不断地从外界补充。它们能维护大脑的正常血液循环，提高记忆力，对缓解压力有重要作用。有 12 种以上的维生素被合成为 B 族维生素，其中 3 种有缓解压力、舒缓紧张情绪的作用。B 族维生素中的维生素 B_1 可以协助神经维持正常运作，对维持平稳的精神状态有很大的帮助；维生素 B_2 可以预防偏头痛，而造成偏头痛最大的原因就是情绪紧张。所以，在生活中一紧张就头痛的朋友，可以试试服用维生素 B_2。此外，维生素 B_6 具有维持大脑正常运作的功能，进而对忧郁症产生疏导的作用，因此，补充维生素 B_6 可以解除焦虑感；泛酸可以帮助你轻松面对压力，提高你解决问题的能力。

3. 钙及镁。矿物质中，钙和镁都具有安定神经且解除疲劳的作用，同时都具有改善失眠的效果。

（1）钙：其主要功能是强化神经系统的传导感应，具有稳定情绪、缓和紧张焦虑，以及改善失眠的作用。

（2）镁：因为具有调节神经细胞与肌肉收缩的功能，所以同时也能消除疲劳，镇定精神。

4. γ - 氨基丁酸（GABA）。早在 1980 年，就有科学家提出了 GABA 具有调节情绪的作用。一系列的临床实验也表明缺乏 GABA 会导致情绪紊乱，特别是焦虑。GABA 能结合到抗焦虑的脑受体并使之激活，然后与另外一些物质协同作用，阻止与焦虑相关的信息抵达脑指示中枢，从根本上镇静神经，起到抗焦虑的作用。

γ - 氨基丁酸属强神经抑制性氨基酸，具有镇静、催眠、抗惊厥、降血压的生理作用。它是抑制性神经递质，可以抑制动物的活动，减少能量的消耗。氨基丁酸作用于动物细胞中的 GABA 受体，GABA 受体是一个氯离子通道，GABA 的抑制性或兴奋性是依赖于细胞膜内外的氯离子浓度的，GABA 受体被激活后，导致氯离子通道开放，能增加细胞膜对氯离子的通透性，使氯离子流入神经细胞内，引起细胞膜超极化，抑制神经细胞元激动，从而减少动物的运动量。

GABA 作为大脑中最主要的传达平静的神经递质，不仅能消除过多的肾上腺素、去甲肾上腺素和多巴胺，还会影响 5 - 羟色胺，从而影响你的情绪。所以，大脑中足够的 GABA 会让你感到轻松快乐，含量过低则可能导致焦虑、紧张、抑郁、失眠。研究证明，每天补充 500 ~ 1000 毫克 GABA 你就可感受到这种天然放松物质带来的变化。

5. 缬草制剂。许多经典的医药文献中对缬草均有记载。如《本草纲目》上记载缬草的功效为："安神，理气，止痛。"早在 16 世纪，欧洲民间就会用缬草煎茶喝来帮助入眠、延年益寿。缬草对中枢神经系统有镇定的作用，在情绪激动时可安定神经，在疲劳时则能帮助恢复精神。据分析，在"欧缬草"中含有若干种具有镇静与催眠作用的成分，其中最重要的成分为"缬草酸"与芳香性挥发油（约占 5%）。一般说来缬草制剂对人体无不良反应，服后也不会产生"宿醉"等症状。

缬草有镇静作用，能加强大脑皮质的抑制过程，减低反射兴奋性，解除平滑肌痉挛。可与溴剂合并用于各种神经兴奋状态、心血管神经官能症、甲状腺功能亢进等，对青蛙、小鼠、家兔等均有镇静作用；自缬草中分离所得的缬草三酯—组物质对小鼠有安定作用，并有改善其协调动作的能力，对自由活动的猫也显示某种安定作用，使其兴奋、攻击状态有所降低，而对外界的反应性则不受影响。

缬草本身并不引起动物睡眠，但可增强巴比妥的睡眠作用，抑制动物的一般活动。有人报告用缬草浸剂给小鼠口服或腹腔注射（40 毫克 /20 克体重），只有一般镇静作用，对条件反射仅有非常轻微的影响，故认为是属于非特异性的。也有人用时值计的方法证明，大鼠腹腔注射缬草提取物可抑制乙醇的作用，而与溴化物、吗啡、水合氯醛等不同。根的提取物对电刺激中脑网状结构、中心灰白质所引起的皮层额叶的觉醒波，有提高电刺激阈值的作用。

缬草及其制剂已被收载于《美国药典》2000 版，在美国或欧洲市场缬草均为进入前 10 位的畅销天然药物。

6. **磷脂酰丝氨酸**。磷脂酰丝氨酸（ps）属于磷脂的一种，磷脂是细胞膜的重要组成部分。它在身体每个细胞中都存在，尤其是在大脑中。一般饮食中的磷脂酰丝氨酸含量很少，卵磷脂（大豆、蛋黄）中也有很少的数量。因此从大豆中提取磷脂酰丝氨酸的成本非常高，可以说，磷脂酰丝氨酸是大豆磷脂中的精华成分。

研究显示，磷脂酰丝氨酸可影响脑内化学讯息的传递，并帮助脑细胞储存和读取资料，是维持大脑正常记忆力、反应和健康情绪的重要营养元素。磷脂酰丝氨酸能增加脑突触数目、促进脑细胞中葡萄糖代谢，从而使脑细胞更活跃，思维能力增强。同时，磷脂酰丝氨酸也是脑部神经的主要成分之一，能营养和活化脑中各种酶的活性，延缓神经递质的减少进程，有助于修复、更新大脑受损细胞。另外，磷脂酰丝氨酸还能显著降低脑力工作者体内应激激素的水平，减轻压力，缓解脑部疲劳，并可促进注意力集中、提高警觉性和记忆力，缓解不良情绪。

八、运动是缓解焦虑的一剂良药

由于焦虑症患者常感到疲劳、虚弱以及各种各样的躯体症状，患者和家属，甚至部分医护人员也认为得了焦虑症就要休息静养，避免运动。尽管有过少量患者在运动期间会出现惊恐发作的报告，但绝大多数医学文献肯定了运动对焦虑症的积极作用。哈佛大学精神医学专家 John Ratey 指出："运动的作用就像百忧解和其他大多数抗抑郁药物以及抗焦虑药物一样"。目前学者们研究发现"体育锻炼可以使焦虑症状的发生率减少 50% 以上"。

研究表明：运动能让焦虑者的心思集中到另一件事上，而不是整日想着"焦虑"或担心下一次惊恐发作；运动能使人体产生"快乐因子"——多巴胺，内啡肽等物质，诱发积极的思维和情感，有助于缓解不适、产生愉悦的情绪反应；通过运动还可以缓解肌肉张力从而减轻焦虑感。户外运动让我们亲近大自然，让人们感到自由轻松，同时能够增加人际交往，有助于减轻焦虑状态。焦虑症患者可以根据自己的身体状况参考以下方式进行运动。

1. 选择好运动项目。 体育运动的方式多种多样，当决定采用体育运动的方式来调治心理疾病的时候，要优先选择以下几种运动项目：一是自己特别喜爱的运动项目，易于使自己坚持下去，同时也能产生更好的心理效应；二是自己比较熟悉的、感觉有趣的，且有足够的能力去完成的运动项目，因为它能有效地增强自信心，减少焦虑，使心情愉快，形成良性循环；三是能改善人际关系的运动项目，便于与他人形成亲密的关系。

此外，选择项目时还应考虑自身的生理、职业等特点。如老年人和体弱久病的患者因生理机能减退，抵抗力下降，应选择步行、慢跑、气功、太极拳、交谊舞等。女性要考虑妊娠、分娩、经期等特征，这期间不宜选择强度较大的项目，如跳绳、划船、篮球运动等。脑力劳动者，因用脑频繁，可选择爬山、长跑、打拳、游泳、滑雪等项目，既可以消耗体内多余的脂肪，又可以明显改善人体的循环、呼吸系统功能，促进脑细胞发育。总之，选择运动项目应结合自身的身体条件，有针对性地选择，以便能自觉锻炼，循序渐进，持之以恒。

2. 掌握好运动强度。 心理学研究表明，运动的强度明显影响着运动的心理效应。大多数的研究者认为，中等强度的体育运动能取得较大的心理效应。研究发现，有规律地从事中等强度的锻炼（最高心率的60%～75%），能够改善其后的情绪状态如焦虑、抑郁、紧张和疲劳，相反，大强度的锻炼却可能增加紧张、焦虑等消极的情绪。一般地说，中老年人、体弱者心率可控制在100～120次/分钟。当然，为保证每个锻炼者都能安全有效地锻炼，心率还应根据个体情况进行调整。

3. 把握好运动时间。 一般来说，中等强度的体育锻炼，每次运动的时间至少要20～30分钟，小强度的体育锻炼则至少要60～90分钟。有研究表明，持续运动的时间过长并不会产生良好的心理效应。

4. 安排好运动频率。 运动频率是指每周运动的次数。焦虑症患者初期的练习如果有足够的时间安排，那么，每天练习则效果较好，易养成良好的锻炼习惯，在心理上形成对运动的良好依赖，对心境的改变至关重要。当病情稳定之后，可以每周安排 3 ~ 5 次锻炼，间歇进行，即可取得最佳的心理效果。然而每个个体的情况有别，最好同时考虑年龄和身体状况，循序渐进地进行。只有在保持一定的运动量、强度和运动时间的条件下，才能形成良好的心理效应。

第九章　睡眠障碍的自我保健

今年65岁的王先生受失眠折磨已经整整2年了。2年前，王先生所住小区的外边新开了一处工地，刺眼的灯光、轰隆隆的机器声，让他再也无法安睡。2年来，他每天只能睡一二个小时，而且一躺在床上就做噩梦，睡不踏实。因为长期失眠，他的精神状态一直不好。其实，像王先生这样的情况极为常见。

一、你为什么会失眠

失眠是一种持续相当长时间的睡眠的质和/或量令人不满意的状况，常表现为难以入眠、不能入睡、维持睡眠困难、过早或间歇性醒来而引致睡眠不足。失眠是一种最常见的睡眠紊乱，在人的一生中，几乎每个人都有过失眠的痛苦体验。随着社会的发展，生活节奏的加快，失眠症的发生率有上升趋势。据统计，约有30%的成人患有失眠。

失眠在当今社会上是很普遍的一种现象，而且很多人会受到失眠的影响，失眠会带给人们很大的困扰，而对失眠有所认识才有利于病情的控制，那么经常失眠是由于什么造成的呢？

1.心理情绪因素。生活、工作中的各种矛盾和困难所造成的焦虑、抑郁、紧张、激动、愤怒或思虑过多均可引起失眠。情绪失控可引起心境上的改变，这种改变特别会在情绪不稳时表现出来，它可以是由某些突发事件引起，如特别的喜事或特别的悲伤、生气等都可导致失眠。这种因突发事件引起的失眠只是一种现象，可能是偶然发生的、暂时的；而更严重的失眠则是长期存在睡不好的现象，他们的情绪持续性地处于低落状态，紧张、害怕、担心、怀疑、愤怒、憎恨、抑郁、焦虑等情感不仅占据他们白天的感觉器官，而且就连晚上也仍然欲罢不能。

2. 生理因素。饥饿、疲劳、性兴奋，以及一些疾病，如关节炎、溃疡病、心绞痛、偏头痛、哮喘、心律失常等都可引起失眠。随着年龄的增长，睡眠效果也可发生变化而引起失眠。丘脑病变者可表现为睡眠节律的倒错，即白天睡眠，夜晚清醒不眠。

3. 药物因素。饮酒、药物滥用、药物依赖及戒断症状均可引起失眠。常见的药物有兴奋剂、镇静剂、甲状腺素、避孕药、抗心律失常药等。

4. 不良的环境和习惯。不良的环境或坏习惯对大多数人来说都可影响睡眠。如噪声、光线强弱、热冷都可使人失眠，过饱或饥饿，临睡前剧烈运动及作息无规律也都会影响睡眠。

二、老年人的睡眠特点

随着年龄的增长，人的睡眠时间越来越短，这种情况习惯上被人们视作必然现象，并认为其无碍于健康。实际上，这是一种误解。人体的健康与睡眠情况息息相关。人的免疫功能、心脏状况、血压稳定等等生命活动都离不开良好的睡眠。睡眠还会对大脑健康带来影响。现代医学认为，人在睡眠时，机体的一切生命活动随之减慢，处于休息、恢复和重新积累能量的状态。而老年人由于组织、器官的衰老和功能的退化，其具有的免疫力已处于较低水平，抵抗疾病的能力下降；另一方面，其大脑中协调昼夜变化关系的松果体萎缩，神经递质代谢障碍，睡眠节律发生紊乱，控制失调，就产生了各种睡眠紊乱。因此，老年人的睡眠障碍归根结底也是大脑功能降低的表现之一，也可能是脑部变化的早期标志。

如果说心理情感是人脑的功能，那么，睡眠也是人脑的功能。人类的语言交流、运动、穿衣吃饭，是我们大脑中特定的神经中枢的功能，我们感知到冷、热、痒、痛是我们大脑中特定的感觉中枢的功能。同样，对于睡眠，也是中枢神经系统的主动功能过程。

常言说："前三十年睡不醒，后三十年睡不着。"从睡眠医学的角度来说，这句话是有几分道理的。睡眠医学研究发现，衰老过程与睡眠质量和数量的变化有密切的联系。随着年龄的增长，人的睡眠能力会逐渐下降，睡眠时间会逐渐缩短，睡眠质量也越来越低。老年人的睡眠结构和特点主要表现为：

1. 入睡困难。上床后经很长时间都不能入睡，这是由于老年人上床至熟睡之间的时间（即睡眠潜伏期）延长所造成的。

2. 夜间觉醒增多。每夜睡眠过程中，老年人睡眠深度变浅，稍有动静就醒，夜间觉醒的次数和时间均增加。青年人一般有 1 ~ 2 次的觉醒，每次持续 2 ~ 4 分钟，不久即入睡。而正常老年人一夜可觉醒 5 ~ 6 次，每次长达 10 分钟以上，次晨醒来后感到没有睡好。有的老年人夜间中途要醒来多次，起来后解小便、喝水，然后再睡。这种睡眠的改变是生理性的，只要认识这一规律，就不必为此而感到紧张和焦虑。如果老年人夜间醒的次数过多，第二天醒后头昏脑涨、无精打采、全身乏力、食欲不振时就需要治疗。

3. 睡眠少，即总睡眠时间减少。人到了老年，由于大脑皮质的功能不如青年人活跃，所需的睡眠时间也随之减少，一般一个晚上能睡上 5 ~ 6 小时就足够了。某些人把睡眠时间的多少作为判断是否失眠的一个标准，这种想法是不全面的。每个老年人每天睡眠的时间存在着明显的差异，一般以醒来后自觉全身舒适、疲劳消除、精力恢复为准。如果每天睡眠时间少于 5 小时，而且持续时间较长，引起白天"精神萎靡不振、反应迟钝、记忆力下降"，也就是常说的患了"失眠症"。

4. 早醒。表现为半夜或凌晨前觉醒，醒后即不能再入睡。在寂静的夜晚，脑海里回忆起多年前的经历，辗转反侧，就是不能再度入睡，许多老年人为此感到焦急不安而到处求医服药。

5. 白天打盹而夜间不眠。这类老年人白天不住地打盹，一到晚上就不易入睡，颠倒了正常的睡眠节律，日子一长就成为习惯。

正如随着年龄的增长机体结构和功能会发生退化一样，老年人的睡眠功能也会退化，上述老年人的睡眠结构的变化，是正常的生理变化。老年人在调整好自己的心态的同时，还应以积极的心态，根据老年人的睡眠特点，调整睡眠习惯，以获得充足和高品质的睡眠。

总之，老年人要正确对待自己的睡眠，如果睡得少而且是一贯的，又没有自觉症状，且精力充沛，那就不要担忧。如果以前睡得多，步入老年后睡眠少了，只要第二天没有疲劳感，头脑清晰、精力旺盛，也属正常的睡眠。一般情况下，老年人每天睡 5 ~ 7 小时即可（在这里需要强调的是"每天睡 5 ~ 7 小时"，而不是"每晚睡 5 ~ 7 小时"），也有些长寿老人，每天睡 8 ~ 10 小时。值得注意的是，老人家晚上睡不好，但是只要白天能够补觉，就不会导致失眠后遗症。

三、怎样判断睡眠质量的好坏

在实际生活中，有不少人经常诉说自己的睡眠不好或者是失眠。那么到底如何来判断自己的睡眠是好是坏？睡眠医学专家给出了下列的几个标准来衡量睡眠的质量：

（1）入睡快，在 10 分钟左右入睡；

（2）睡眠深，呼吸深长而不易惊醒；

（3）无起夜或很少起夜，无惊梦现象，醒后很快忘记梦境；

（4）起床快，早晨起床后精神好；

（5）白天头脑清楚，工作效率高，不困倦。

睡眠是人们正常的生理需要，但绝非睡眠时间越长越好。不同年龄的人对睡眠时间的需求是不完全相同的。年龄越小，大脑皮质兴奋性越低，对疲劳的耐受性也越差，因此需要睡眠的时间也越长。而到了老年，大脑皮质功能不如青年人那么活跃，体力活动也大为减少，所以需要的睡眠时间也相应地减少。一般来说，新生儿每天睡眠时间不少于 20 小时，婴幼儿约 15 小时，学龄儿童约 10 小时，成年人约需 8 小时，老年人 5～6 小时就够了。这只是一个大致的平均数，每个人每天所需的睡眠时间差异很大，这与人的性格、健康状况、工作环境、劳动强度等许多因素有关，与每个人的睡眠习惯也有一定关系。

现实生活中，有许多人的睡眠时间远远少于上述时间，但他们同样工作、生活得很好。所以，睡眠的好坏，并不完全取决于睡眠时间，而要看睡眠的质量，也就是整个睡眠中深睡时间的长短。比如，有些老年人每天睡眠的时间加起来常常超过 5～6 小时，但仍然时时犯困，主要是老年人真正能达到深度睡眠和中度睡眠的时间并不多，而大部分时间是在浅睡和轻睡中度过，所以质量不高。相反，有些人睡眠的总时间并不长，但能保证一定的深睡时间，也能取得很好的休息效果，不会感到"缺觉"。所以，睡眠的好与坏，不应以睡眠时间的长短来衡量，尤其是不能以晚间睡眠的时间来衡量，而应以是否消除了疲劳，精力是否充沛来评判。

四、失眠的危害有哪些

在每个人的一生中，几乎都有过失眠的痛苦体验，或多或少，或长或短。据统计，随着社会变迁、生存环境变化、环境污染、竞争压力等多方面因素的影响，我国失眠的患者日趋增加，尤其是中老年群体已经成了失眠的"重灾区"。所以，我们需要增加睡眠知识的学习，了解自己的睡眠状况，提高对睡眠的认识，同时要更多地了解一些失眠的危害，以便积极主动地改善睡眠质量。那么，失眠的危害到底有多严重呢？

（一）睡眠的功能

睡眠与食物、水、空气、阳光一样，对我们的精神健康和身体健康至关重要。如果一二天不让睡觉，人就会像喝醉酒一样，头重脚轻、反应迟钝、手眼不协调，决策困难、判断失误，甚至连讲话都理不清思路。一些研究表明，人可以五天不进食，只要饮水，尚可维持生命，但如果真正五天五夜不睡觉便有生命危险。那么睡眠的功能到底有哪些？从目前睡眠医学研究的成果看，睡眠主要有以下作用：

1. 消除疲劳，恢复体力。睡眠是消除身体疲劳的主要方式。因在睡眠期间胃肠道功能及其有关脏器合成并制造所需的能量物质，以供活动时用。另外，由于体温、心率、血压下降，呼吸及部分内分泌减少，使基础代谢率降低，从而使体力得以恢复。

2. 保护大脑，恢复精力。睡眠不足者，表现为烦躁、激动或精神萎靡，注意力涣散，记忆力减退等；长期缺少睡眠则会导致幻觉。而睡眠充足者，精力充沛，思维敏捷，办事效率高。这是由于大脑在睡眠状态下耗氧量大大减少，有利于脑细胞能量贮存。因此，睡眠有利于保护大脑，提高脑力。

3. 增强免疫力，康复机体。人体在正常情况下，能对侵入的各种抗原物质产生抗体，并通过免疫反应将其清除，保护人体健康。睡眠能增强机体产生抗体的能力，从而增强机体的抵抗力；同时，睡眠还可以使各组织器官自我康复加快。现代医学中常把睡眠作为一种治疗手段，用来帮助患者度过最痛苦的时期，以利于疾病的康复。

4. 促进生长发育。睡眠与儿童生长发育密切相关，婴幼儿在出生后相当长的时间内，大脑继续发育，这个过程离不开睡眠；且儿童的生长在睡眠状态下速度增快，因为睡眠期血浆生长激素可以连续数小时维持在较高水平。所以应保证儿童充足的睡眠，以保证其生长发育。

5. 延缓衰老，促进长寿。近年来，许多调查研究资料均表明，健康长寿的老年人均有良好而正常的睡眠。睡眠是人体修复和补充能量的过程，人体只有得到足够的能源供给，才能保证正常的生命活动，保证生命的健康长久。

6. 保护人的心理健康。 睡眠对于保护人的心理健康与维护人的正常心理活动是很重要的。每个人应该有过这样的体验，偶尔的睡眠不佳，就会出现注意力涣散，精力不集中；而长期睡眠不佳者则可造成不合理的思考、情绪的异常等情况。

7. 有利于皮肤美容。 在睡眠过程中皮肤毛细血管循环增多，其分泌和清除过程加强，加快了皮肤的再生，所以睡眠有益于皮肤美容，这也是一些广告所说的"睡个美容觉"的道理。

（二）失眠的危害有哪些

失眠在现在日常生活中尤为常见。很多人以为失眠只是小事而置之不理，没有及时治疗，使自己整天都沉浸在失眠的困扰中。殊不知，长期失眠尤其是严重失眠的危害还是非常大的。

严重失眠的危害主要有以下几种：

（1）长期睡眠不足，不仅会使人变得身心疲惫、精神不集中、注意力下降等，还能影响人的心情，使之变得焦躁不堪、失眠多梦、免疫力下降等，从而诱发各种疾病，如失眠、焦虑症、神经衰弱、感冒、肠胃炎等。

（2）失眠引起肥胖。一般人以为睡眠好的人容易发胖，但研究结果恰好相反，每晚多睡一小时有助于减肥，而长期睡眠不足者反而令身体变胖的机会大大增加。

（3）失眠引起健忘。失眠引起的危害常见的可能就是健忘了，这是由于失眠使脑功能活动受到影响所致。并且，失眠患者的注意力不能集中，更容易健忘。

（4）有研究表明，睡眠不足或不规律的作息，还会导致眼睛发涩发胀、头晕眼花、胸闷等症状，如果这种情况不及时调治的话，可能会诱发更大的疾病，如心脏病、癌症、糖尿病、肥胖症等。

（5）临床资料表明，失眠引起的危害中为严重的就是导致多种疾病的患病风险上升，如心脏病、高血压、老年痴呆、更年期综合征，以及抑郁、焦虑障碍等。

（6）失眠引起衰老。现代研究证明，人的皮肤状态与其睡眠质量密切相关。失眠患者神情黯然，眼圈黑晕，脸色晦暗，面颊有色斑，皮肤松弛皱褶。

（7）影响慢性疾病的康复。尤其是中老年人，往往身患一种或多种慢性疾病，良好的睡眠是疾病康复的基础。如果长期失眠，会影响整体的治疗效果，不利于疾病康复。

（8）增加死亡率。研究人员为找出睡眠不足与死亡风险的关系，对16000名志愿者进行了为期10年的调查，研究发现，睡眠不足尤其是四十五岁以下的男性的死亡率会加倍。

五、老年人为什么容易失眠

人到老年，失眠的发生率较高，而且失眠成了困扰老年人生活的难题。老年人睡眠障碍，主要表现在入睡时间延长、睡眠不安定、易醒、觉醒次数增加，使睡眠呈现阶段化，深睡时间减少。引起老年人失眠的原因概括起来主要有以下几点。

1. **生理性因素**。年龄越大，睡得越少，这是由于神经细胞随年龄的增长而减少，而睡眠是脑部的一种生命活动，由于老年人神经系统的退行性变化、功能下降，以及神经细胞的减少，自然就会引起老年人睡眠障碍，而失眠则是最常见的症状。

2. **疾病因素**。随着年龄的增长，老年人大多患有一至数种躯体疾病，而这些疾病都会干扰睡眠过程和睡眠质量。关节炎疼痛、十二指肠溃疡及冠心病等可影响入睡和睡眠；神经系统疾病，如帕金森病、脑血管病等干扰患者的睡眠；老年痴呆导致昼夜睡眠方式倒置，即白天睡眠，而夜间清醒，同时常出现夜间精神混乱和游走症状。其他退行性脊椎病、颈椎病、类风湿性关节炎、四肢麻木、慢性疼痛等，可因为疾病本身或伴有症状而影响睡眠，加重了老年人的失眠。

3. 精神疾病。 据有关资料统计，老年人中有抑郁状态及抑郁倾向的比例明显高于年轻人。抑郁症多有失眠、大便不通畅、心慌等症状，其睡眠障碍主要表现为早醒及深睡眠减少。随着患者年龄的增加，后半夜睡眠障碍越来越严重，主诉多为早醒和醒后难再入睡。焦虑症、恐惧症、疑病症等患者也大多合并睡眠障碍。

4. 心理社会因素。 退休不适、空巢老人、老友故去等各种心理社会因素，均可引起老年人的思考、不安、怀念、忧伤、烦恼、焦虑、痛苦等，都可使老年人产生失眠症。主要特点为入睡困难，脑子里想的事情总摆脱不掉，以至上床许久、辗转反侧，就是睡不着。或者刚刚睡着，就被周围的声响或被噩梦惊醒，醒后再难以入睡。

5. 环境因素。 这也是引起老年人入睡困难及睡眠不安的原因。比如，居室临街、邻居喧哗、周围环境嘈杂等，亦可使老年人难于入睡。环境杂乱不宁，还易将睡眠浅的老年人吵醒而不能再入睡。

6. 药物因素。 多数老年人往往是"一体多病"，每天要服用数种甚至更多的药物，其中一些药物可能会导致失眠。安定类药物可抑制老年人的深睡眠状态；甲状腺激素、茶碱、西咪替丁、苯妥英钠、左旋多巴及甲基多巴等可延迟入睡时间，也可使深睡眠减少；服用 β 受体激动剂及奎尼丁可出现梦魇；睡前或晚上服用利尿剂可导致夜尿增多而影响睡眠。一些非处方药，如鼻用缩血管制剂（麻黄素）可干扰老年人正常睡眠方式。烟酒和咖啡等兴奋剂也影响睡眠，有的老年人用饮酒来解决睡眠问题，但睡前饮酒会导致 REM 睡眠紊乱，增加夜间觉醒次数。麻黄碱、茶碱等药物可导致一些患者服用后发生烦躁不安、失眠等，剂量过大还可能发生抽筋。因此，长期服用各种药物的失眠患者可咨询医生是否可用镇静药对抗。

7. 有的老年人对睡眠有恐惧感，担心一觉不醒，一旦遇到失眠，心情又十分紧张。 有些老年人情绪一紧张，就影响睡眠；有时即使睡着了，也是噩梦不断，形成恶性循环。相反，有的老年人认为，自己的睡眠时间太少，加上晚间无所事事，觉得无聊，所以一到天黑就早早上床睡觉，到了夜里三四点钟，就已经睡了7～8小时；醒来以后，想东想西，使自己难以再度入睡。

8. **白天睡眠过多**。有些"失眠"的老年人向医生诉说晚上睡不着，想寻求药物帮助。但经过仔细询问，却发现他们一天的总体睡眠时间并不少，只是在白天小睡过多，使得夜间的睡眠时间较少，而误认为是"失眠"。确实，有些老年人生活习惯或作息时间安排不合理，使他们白天没有太多的事情要做，所以白天小睡过多，这是影响老年人夜间睡眠的原因之一。因此，适当控制白天睡眠，则能明显改善夜间的睡眠质量。

9. **夜尿增多**。夜尿次数增多是老年人的普遍现象，除了利尿剂会增加夜尿次数外，老年人逼尿肌功能紊乱，以及男性前列腺肥大，膀胱内残余尿多，也会导致夜尿次数增多，从而扰乱睡眠。

10. **神经递质紊乱**。睡眠与觉醒是由不同大脑区域和多种神经递质参与的复杂过程，尽管目前对睡眠的研究越来越多，但睡眠的机制尚未明确。一种神经递质可能同时调节睡眠和觉醒，几种神经递质之间可能互相影响，抑制或促进睡眠。研究发现，乙酰胆碱、去甲肾上腺素、多巴胺、5-羟色胺、γ-氨基丁酸、一氧化氮及组胺等几种神经递质均参与对睡眠的调节。由于生活事件、应激因素、躯体疾病等影响，会造成这些神经递质的分泌水平及功能状态失去平衡，从而导致失眠的发生。大脑血液循环障碍、脑营养不良、合成神经递质的营养素供给不足，也会使神经递质的合成受到影响，诱发或加重失眠。

六、失眠如何治疗

睡眠与对我们的精神健康和身体健康至关重要，因此，对于失眠要进行积极的治疗。

（一）失眠的治疗目标

失眠的治疗目标一：对伴随躯体疾病或精神疾病的失眠者，要明确失眠的原因，积极治疗原发疾病，同时帮助失眠者建立良好的睡眠卫生习惯和正确的睡眠认知功能，重建正常睡眠模式，恢复正常的睡眠结构，摆脱失眠的困扰。必须使用安眠药时，要特别注意与其他药物合用时可能出现的协同作用，防止出现对中枢神经系统的协同抑制作用。

失眠的治疗目标二：帮助失眠者建立良好的睡眠卫生习惯和正确的睡眠认知功能，使他们学会控制及纠正各种影响睡眠的行为与认知因素，改变和消除导致睡眠紊乱慢性化的持续性因素。

据调查，大部分失眠患者或多或少都存在不良睡眠卫生，如把卧室当作工作和生活的场所、开灯睡觉等。不良睡眠卫生会破坏睡眠的正常节律，形成对睡眠的错误观念，引起不必要的睡前兴奋，从而导致睡眠模式的紊乱，引起失眠。因此，帮助患者分析与寻找不良睡眠卫生产生的原因，并用科学方法进行纠正，建立良好的睡眠卫生习惯，是治疗失眠的首要目标。临床实践证明，许多慢性失眠患者通过改善睡眠卫生，失眠问题就能够获得解决或得到改善，并有相当良好的预后。

失眠的治疗目标三：对于比较严重的失眠患者则需使用药物治疗。在开处方前尽可能了解患者过去使用安眠药的情况，严格掌握药物的适应证和禁忌证，做到用药剂量的个体化，尽量使用最低有效剂量，及时评估疗效，调整药物剂量。用药时间不宜过长，一般不超过 3 ~ 4 周，否则容易出现疗效下降或产生依赖性。在取得较好疗效后药物要逐渐减量，最终达到停药的目标。

（二）寻找失眠的原因

一旦出现失眠，先不要急于用药，首先要寻找失眠的原因，有针对性地排除不利睡眠的干扰因素。倘若是由于无所事事，入睡过早引起的早醒，不妨调节一下作息时间，稍微晚点睡觉；若是因白天小睡过多影响夜间睡眠，则可在白天干些力所能及的家务或参加一些文体活动，使自己的神经保持一定的紧张度，减少白天小睡的次数，将会明显改善夜间睡眠的质量。

（三）积极治疗原发疾病

如果是躯体疾病干扰睡眠引起的失眠，则应积极治疗躯体疾病。但要注意，在治疗躯体疾病时，应尽量避免使用某些对睡眠有影响的药物。

（四）注意是否患有抑郁症

抑郁症发生率较高，患有这种疾病，千万不能简单从事，应及时到医院诊治，不要轻易使用安眠药物，否则会贻误病情。

（五）心理治疗很重要性

对任何一种疾病来说，心理治疗都是很关键的，心理上的健康与否对我们的健康是有一定的影响的，所以我们要注意心理上的调整。对于失眠患者来说，心理上的作用就更大了，那么失眠患者的心理治疗怎么办呢？

（1）首先，我们对于失眠要有正确的认识，不要以为这是一件很严重的事情，放松心情，心态要好。我们要认识有关失眠的常识。人应该相信自己的生命力，要知道睡眠也是人身体的自然反应，不要人为地去控制它，越让自己别想了，自己就越发胡思乱想，停不下来，应该采取顺其自然的态度。

（2）心理因素虽然对失眠影响很大，但是我们要注意，越在意、越去想，就越害怕失眠。正常人也会由于各种原因半夜醒来，不同的是，正常人并没有害怕和排斥的想法，不反省和讨厌自己，完全接受自己的自然状态，这样才能放松。

（3）失眠患者不要把睡眠看得非常重要。睡眠是让大脑和身体休息的好方式，但体力劳动和锻炼也是让身心放松的另一种好方式，如果前一晚上没睡好，可以在早晨洗个热水澡，外出锻炼一下身体，精力一样充沛。

良好的情绪可以带来安稳的睡眠，安稳的睡眠又可使人情绪良好，这就是我们自己应该自控的"良性循环"。但纠正"恶性循环"可不是一朝一夕、轻而易举的。现实生活中应激事件增多，诸如友人失和、亲朋永逝、家庭纠纷、经济拮据等等，皆可令人心烦意乱，或忧或悲，或急或恼，这样怎会有安稳的睡眠呢？因此，面对这些恶性刺激，应当通过提高自身的修养，泰然处之，将不良的影响降低到最小限度，通过自我调适，心静则睡眠自安。由于心理社会因素是失眠的主要原因之一，因此，做好心理调适对改善失眠具有重要的意义。在药物、心理治疗的同时，采取其他形式的非药物治疗，如气功、冥想、香薰疗法等，对改善睡眠、提高睡眠质量也具有积极的作用。

（六）重视打盹"充电"的重要性

失眠患者由于夜间睡眠质量下降或睡眠时间减少，应重视日间的打盹"充电"，尤其是老年失眠患者。由于身体素质下降，老年人不可能再有年轻时期较长时间的深睡了，打盹便成了老年人常见的补充睡眠方式。这种"积零为整"储备精力的睡眠方式，完全可以恢复精力。如果不抓住"打盹"前的睡意，放弃这种"充电"，时间一长，就会疲惫不堪。当然，这种打盹随时都可能出现，在客观条件许可时，应尽量满足自己的这种睡眠要求。不过，在这种几分钟、半小时或更长一点时间的打盹时，应注意防寒，避免感冒。同时，还应靠在某一稳固的地方，采取舒适的姿势，以免在打盹中跌倒，造成意外伤害。当然，老年人的睡眠，绝不是只靠打盹就能代替和满足的，放弃打盹或只靠打盹，对身体或情绪都是无益的。但是，白天的打盹"充电"也要适量，以避免因白天睡眠过多对晚间睡眠造成影响。

七、如何选择药物治疗失眠

安眠药通过抑制中枢神经组织的兴奋点起到促进睡眠的作用。它起效快，作用明显，因此安眠药一直是治疗失眠的重要临床手段。但如果长期服用安眠药，会引起许多不良反应，如依赖性、成瘾性等不良反应。这些不良反应对人体都具有很大的危害性，因此不要随意服用安眠药。

（一）什么是"理想"的安眠药

"理想"的安眠药应当是：

1. 能够很快催眠。也就是说，服用后在 30 分钟之内就一定可以入睡。

2. 不引起睡眠结构的紊乱。我们已经了解，睡眠分为慢波睡眠（NREM）和快速眼动睡眠（REM）两个时相，理想的安眠药应该不打乱这种规律。

3. 没有宿醉作用。宿醉作用指第二天醒来后产生头昏脑涨、昏昏沉沉、像喝醉酒一样的感觉。理想的安眠药应该使人在第二天醒来后头脑清醒，精力充沛，工作和学习的效果更好。

4. 无呼吸抑制作用。由于安眠药大多数属于中枢神经抑制剂，所以有可能产生呼吸抑制作用，目前新研发的安眠药这种作用较小。

5. 不引起药物依赖。所谓药物依赖是指成瘾性，有些安眠药物在长期服用后会产生药物依赖，这是一个比较严重的问题。

6. 和其他药物没有相互作用。理想的安眠药最好和别的药物不发生相互作用，也就是说，不增加也不减轻别的药物的作用，否则别的药物在服用安眠药后要减少或增加药量，挺麻烦的，有时还可能出意外。

（二）使用药物治疗失眠的原则

服用安眠药的主要目的是帮助患者恢复正常的睡眠模式，阻断失眠的恶性循环。因此，理想的安眠药应该具备上述的几个特点，即快速引导睡眠、确保睡眠质量、睡醒后精神饱满、不引起药物依赖等。但遗憾的是，目前还没有一种既安全又有效的理想安眠药。因此，我们就需要调整用药方案，尽量避免安眠药的缺点。

根据近年来国内外对失眠症用药的研究，专家总结了几个安眠药的使用原则。

1. **首选短效药**。相对而言，这类药排出体外的速度快，不影响第二天工作。但初次或偶尔失眠的人，不要急于服安眠药。

2. **从小剂量开始**。有多项研究表明，服用安眠药时间越长，剂量会越用越大，因此在一开始就要严格限量。

3. **交替服药**。需要服安眠药时，最好将两三种安眠药交替服用，四五天就要停一天，若睡眠状况有所改善，那连续服药的天数就要慢慢减少，逐渐到服一天停一天，服一天停两天，直到最后完全停服。一般来说，连续服药不要超过 3 ~ 4 周。

（三）安眠药的不良反应有哪些

杨阿姨 70 多岁了，10 多年前她就出现失眠、多梦的情况，开始虽说精神差了点，但还可以应付。渐渐地，失眠变得严重了，为了减轻痛苦，杨阿姨开始偶尔吃点安眠药，后来变成每天都服用，而且用量逐渐增加。后来听说安眠药有很多不良反应，因此每次吃药的时候她都处在吃与不吃的纠结中，但几乎每次都是放弃抵抗，起身吃上一两粒，然而不是没有效果，就是迷糊一小会儿就又醒过来，于是接着再吃一两粒。这样一个晚上至少要吃七八粒，有时甚至一晚要吃十多粒。白天迷迷糊糊的，丢三落四、磕磕碰碰是家常便饭，记忆力也减退了不少。老伴和儿女都非常反对她吃安眠药，她觉得家人不能理解她失眠的痛苦，因此经常与家人闹矛盾。

药物依然是治疗失眠的重要方法，尤其是那些失眠比较严重的人，大多长期依靠使用安眠药来助眠。但"是药三分毒"，长期服用安眠药会导致代谢和排泄能力减弱，不良反应增加，给身心健康带来损害。那么，长期服用安眠药会带来哪些不良反应呢？

（1）白天遗留镇静作用。晚间服用安眠药，特别是较大剂量时，表现为嗜睡、反应迟钝、判断力下降、意识模糊等症状。

（2）药物耐受性增加。长期服用安眠药者，剂量会不断增加。

（3）依赖性增加。服用安眠药成瘾，戒除安眠药十分困难。

（4）出现戒除综合征。长期大剂量服用安眠药，突然停药可出现失眠、昏迷、厌食、焦虑和抽搐等症。

（5）过敏反应。对某些安眠药敏感的老人，常出现皮疹等过敏反应。

（6）长期大剂量服用安眠药，对肝肾功能有一定影响，可诱发黄疸、浮肿甚至肝肾功能衰竭。

（7）安眠药可抑制呼吸，加重老年人在睡眠期间的呼吸障碍症状。

（8）运动不协调。人做各种动作，必须由小脑协调各条肌肉一起进行。但是安眠药却可能抑制小脑功能，结果导致运动不协调，如穿衣、写字等动作都变得很困难。但在正常剂量下，程度不会太严重，而且停药后会慢慢恢复正常。

（9）记忆力受影响。有些人在服用安眠药第二天起床后，对于前一天做过的事记忆模糊。尤其是强效的安眠药更容易发生这种暂时性的失忆。

（10）出现失控行为与梦游。生活中，总有些不如意的事需要压抑在心底。但有的安眠药会减弱心理压抑的力量，结果就导致内心压抑的愤怒情绪发泄出来。因此，有些人在服药之后，会生气、激动起来；有些人会无意识地四处行走，拿东西、搬东西，甚至到外面购物，严重者还会做出一些过激的行为，诸如当众脱衣服等等，事后则不记得这段经历。

（11）骨骼肌过度松弛。安眠药会抑制脊神经，让肌肉放松，产生中枢性肌松作用。人们会觉得全身软绵绵的，一点力气也没有，没办法工作。这对于长期肌肉过度紧绷的人来讲，也许不是坏事。但对于老年人，可能就会增加摔倒的风险。

（12）性功能受影响。有报告显示，强力的安眠药会造成性功能障碍。如三环类抗抑郁药可引起阳痿、性欲减退。但这都是可恢复的，不会造成器官永久性的障碍。

由于安眠药的不良反应大，服用前一定要咨询相关医生，并在医生的指导和监督下选择药物、剂量和服用方法。另外，老年人应该在医生的指导下，坚持以非药物措施为主要治疗手段。

（四）使用安眠药的注意事项

镇静催眠药（安眠药）的作用随剂量不同而异。小剂量时产生镇静作用，中等剂量时可引起近似生理性睡眠，大剂量时则产生肌肉松弛、麻醉、抗惊厥作用。安眠药在使用时应注意以下问题。

（1）注意因病施药。运用安眠药必须掌握适应证，因病施药，临床上能不用此类药物时，一定不要使用，能够短期使用的绝对不能长时间使用；能够用非药物代替的，就不要使用安眠药。

（2）注意短期使用。使用安眠药的时间不宜过长，最好短期、间断使用。剂量上一定严格按照医嘱，能用小剂量的就不用大剂量。长期服用可能会造成患者对药物的依赖，一旦停药就会出现戒断综合征。

（3）注意合理选药。安眠药的品种较多，各有特点，应根据不同的情况选择适宜的安眠药。不可简单地认为安眠药就是使人能睡好觉而随随便便使用，应该由医生掌握使用的品种和剂量。选择药物很有讲究，要在医生的指导下，根据病情的不同来选择药物。由于安定药物可以分为长作用药和短作用药，所以，选择时应该注意各种药物的作用时间长短，以免使用不当，影响疗效。例如用安定类药物来改善睡眠，对入睡困难者应选用吸收快、起效快的药物，如咪达唑仑；对早醒者，则应选用吸收较慢、作用时间长的药物，如氯硝西泮。

（4）注意单一用药。一般情况下以服用一种安眠药为佳，不应同时服用多种安眠药，以避免或减少安眠药的不良反应。剂量要小，在能保证睡眠情况下，最好选用最小剂量。

（5）注意用药方法。长期使用时应不断更换品种，这样可以提高睡眠质量，又可避免对安眠药产生的耐药性和依赖性。在大脑皮质高度兴奋状态下，不要立即服用安眠药，否则，不仅未能起到催眠作用，反而会更加兴奋。如夜间醒来需再服安眠药，最好选短效安眠药。如已近清晨，不可再加服安眠药，以免发生白天镇静作用，影响正常的工作与生活。

（6）注意药物反应。要时刻注意可能产生的不良反应。有肝肾功能障碍者应慎用安眠药，长期使用者也应定期检查肝肾功能。

（7）注意缓慢停药。由于安定类药物突然停药会产生戒断症状或者撤药反应，因此长时间使用安定类药物的患者，一旦需要停止服用安定类药物，不要立即停药，最好逐步减少药量，循序渐进直至完全停药，否则有可能造成病情的反复，甚至出现一些明显的精神和躯体症状，比如焦虑、失眠、易激惹、兴奋、震颤、肌肉抽搐、头痛、胃肠功能失调与厌食等戒断症状。

（8）注意避免饮酒。酒精可增加安眠药对中枢神经系统的影响，因此不要在服用安眠药期间饮酒。

（五）注意：你是安眠药依赖者吗

安眠类药物是临床上的常用药，具有稳定情绪、减少焦虑紧张状态、改善睡眠等作用。对失眠患者常见的情绪烦躁、失眠、高血压引起的头痛等均有很好的疗效，因其治疗失眠的效果较快，易被失眠者接受。但安眠药的依赖性、成瘾性等不良反应往往易被忽视。法国最高健康委员会（HAS）最近再次呼吁公众注意不要太过依赖安眠药，同时要求医生开药时要谨慎。

尽管安眠药有助于入睡，但会影响服药者的深层睡眠，患者似乎睡得很好，但早上起来仍然很累。所以，安眠药可以用，但只能短期用，最多不要超过4个星期。用得时间长了，安眠药的作用也会降低。实际上，很多人长期用药，一般超过7个月，有的人更是连续多年服用。法国最高健康委员会同时提醒，长期服用安眠药的人想摆脱这种依赖，不要突然停止服用，应该有个逐渐减少剂量的过程，否则会导致焦虑、重新失眠、惊厥和产生幻觉等。

测试——是否对安眠药有依赖

以下有十个选择题，如果符合你的情况回答"是"，否则回答"否"。

1. 无论去哪，我都随身带安眠药。 是（1）否（0）

2. 安眠药对我来说像毒品，没有就睡不着。 是（1）否（0）

3. 我觉得自己很难停药。 是（1）否（0）

4. 我不对家人和朋友说我服安眠药。 是（1）否（0）

5. 我觉得自己吃太多安眠药。 是（1）否（0）

6. 要是没有安眠药，我会害怕。 是（1）否（0）

7. 停药的时候，我会觉得自己病了。 是（1）否（0）

8. 我服安眠药是因为不服不行。 是（1）否（0）

9. 我吃安眠药是因为停药的时候觉得不舒服。 是（1）否（0）

10. 我只是在自己觉得需要的时候才吃安眠药。 是（0）否（1）

如果你的总计得分为 1 分，说明你只是偶尔用药，对安眠药没有依赖。如果你的总计得分在 2 ~ 6 之间，要当心了，你已经有依赖性，但还不严重，要找替代办法。如果你的总计得分超过 6 分，说明你已经严重依赖安眠药，为了避免长期服药的不良反应，建议逐渐减少安眠药的用量并采取非药物替代进行治疗。

八、正确认识睡眠和梦的关系

睡眠是由于身体内部的需要，由于脑的功能活动而引起的动物生理性活动低下，使感觉活动和运动性活动暂时受到抑制，给予适当刺激就能使其立即觉醒的状态。睡眠是一种主动过程，睡眠是恢复精力所必须的休息，大脑有专门的中枢管理睡眠与觉醒，睡眠时人脑只是换了一种工作方式，使能量得到储存，有利于精神和体力的恢复，缓解疲劳。而适当的睡眠是最好的休息，既是维护健康和体力的基础，也是取得生存能力的保证。

（一）正确认识睡眠的意义

（1）睡眠是人体自然的生命活动，不要人为地去控制和改变它，应该采取顺其自然的态度。正常人也会由于各种原因引起短暂的失眠或半夜醒来，不同的是，正常人并没有害怕和排斥的想法，不反省和讨厌自己，完全接受自己的自然状态，这样才能放松。

（2）不要把睡眠看得非常重要。失眠患者往往认为"睡眠高于一切"，整天想的就是怎样才能睡好觉，尤其是一到晚上，所想的、所做的就是为了睡觉。他不理解睡觉是为了保证健康，健康是为了工作，而工作并不是为了睡觉，也就是说：睡觉并不是人生的目标。

（3）许多失眠者总觉得自己晚上觉没有睡够，白天睡得越多，晚上就越睡不着，而且也没有心思去参加业余爱好活动。正确的做法应该是多参加户外的体力活动，放松心情，尤其是睡觉前不要让大脑处于兴奋的思考状态，应做一些散步、爬楼梯、拖地等简单的体力活动，感到累了，困了再上床睡觉，然后以顺其自然的放松状态，进入睡眠。

（4）人每天只需要深度睡眠 2 ~ 4 个小时，其他是有梦睡眠，如果人真的一夜不睡，3 天就可以让人的精神崩溃，5 天就可以导致死亡，但有的人说好多年都没怎么睡觉，可是他的思维、体力乃至健康仍很正常，所以他的失眠问题并不是想象得那么严重，人应该相信自己的生命力。

这些睡眠知识应该能够给大家一定的帮助。首先，老年人要尽量看清失眠的状况，要知道，老年人的睡眠本来就要比年轻人要少，因此，放松心态很重要。另外，老年人也应该多多培养一些自己的兴趣爱好，有自己的生活，慢慢地你会发现，失眠的状况在好转。

（二）正确认识梦对睡眠的影响

所有人类都会做梦，梦只是人睡眠时的一种心理活动，梦中的心理活动内容与人清醒时的心理活动内容一样，都是客观事物在人脑中的反映。日常生活中经常有人说："昨晚没休息好，做了一夜的梦""我晚上梦多，总是睡不着"之类的话，似乎多梦真的会影响睡眠质量。究竟多梦会不会影响睡眠质量呢？

平常我们会说某个人"白日做梦"，来比喻根本不能实现的梦想。其实这也告诉我们一个基本的真理：人只有在睡眠状态下才能做梦，而清醒状态下人不可能做梦。睡眠医学告诉我们，梦是在快波睡眠期出现的一种必然的生理现象，是一种主动的生理过程，其表现形式是既有表象成分又带有感性性质的记忆活动和超常规的联想。一般来说，睡眠过程中每个人都会做梦。简言之，做梦是人体一种正常的、必不可少的生理和心理现象。人入睡后，尚有一小部分脑细胞仍在活动，这就是梦的基础。其中一部分人醒来后就忘记梦的内容，最多只留下做过梦的感觉，这样的梦境，完全不会影响睡眠质量；但那些在醒后还能清晰记得内容的梦境，的确会在一定程度上影响人的睡眠质量。

许多人把自己睡眠时间减少的原因归咎于多梦，这点是否有科学依据呢？

其实，这些人所说的睡不着，有一部分原因是他们对自己睡眠的"要求太高"了。人的睡眠质量可以分成"质"与"量"两方面，其中质主要以睡眠是否踏实、第二日是否精力充沛衡量；量指的是每个年龄段都有不同的睡眠需求量，例如新生儿每日需要 20 小时以上睡眠，而老年人有 5～6 个小时睡眠便可以保持一日精力。即便一个晚上只睡了 5 个小时，只要第二天早上没有出现倦怠感，就说明前一晚的睡眠达到了足够的休息效果，没有必要纠结于睡眠时间。

做梦对人体是有益处的，人每晚大约做 4 次梦，不是睡眠不好的表现。当然，如果频繁地做噩梦就会影响睡眠质量，但那是由做噩梦的原因——不良的心理状态所导致的，而不是做噩梦本身，并不存在做梦多了就影响睡眠的问题。

梦是大脑调节中心平衡机体各种功能的结果，是大脑健康发育和维持正常思维的需要。正常的梦境活动，是保证机体正常活力的重要因素之一。倘若大脑调节中心受损，就形成不了梦，或仅出现一些残缺不全的梦境片断，如果长期无梦睡眠，倒值得人们警惕了。不做梦反而可能会引起人的一系列不良心理反应，如出现焦虑不安、紧张易怒、感知幻觉、记忆障碍、定向障碍等。有些患有头痛和头晕的患者，常诉说睡眠中不再有梦或很少做梦，当然，若长期噩梦连连，也常是身体虚弱或患有某些疾病的预兆。需要注意的是，有的人说自己很少做梦或者整夜无梦，实际上是他在醒来之后把晚上所做的梦都忘记了而已，并不是没有做梦。只要正确地认识睡眠与梦的关系，树立良好的心态，积极面对和处理睡眠问题，你就会有个甜美的梦

九、检查自己是否患有失眠恐惧症

在我们的生活中，有的人对睡眠质量的要求过高，总认为自己睡得好，身体就会百病不侵，反之，睡得不好，身体易出各种毛病。这种对睡眠的过分迷信，增加了睡眠的压力，以致形成对睡眠的恐惧。

睡眠恐惧症是恐惧症的一种，它区别于一般意义上的失眠症，而是一到就寝时间就产生一种恐惧的心理，总担心自己睡不着，并伴随焦虑、心慌、口干舌燥等症状。从临床症状来说，睡眠恐惧症患者要比失眠症患者痛苦得多，因为他们已经不能用"数遍世界上所有的羊"的初级阶段的方法让自己入眠了。

失眠恐惧症又叫作假性失眠，有两种表现：第一种是在真正的失眠后出现恐惧，加重失眠。这种情形往往在患抑郁症、妄想症的情况下发生，其特点是完全不能入睡，睡也睡不实，经常醒来，夜晚醒后再也睡不着。另一种是实际睡眠和正常人一样，但是总认为自己睡得不够，睡得不好，产生苦恼。这是一种害怕或恐惧失眠的精神症状。虽然存在的情况不同，但失眠恐惧症大多还是由于人们认知上的偏差所造成的，使他们陷入害怕失眠——致力于睡眠——失眠——更害怕失眠的恶性循环。长期恐惧睡不好很可能演变成慢性失眠。这种类型在中老年期多发。

虽然失眠恐惧症所引起的症状不同，它是多与人们在事物的认知上存在偏差

有关，他们在自认为没睡好之后，早晨醒来给自己的第一提醒是：一夜睡不好，今天的精力肯定不好，今天晚上可千万别再失眠了。这种消极的心理暗示，常常使人一整天都毫无精神，无法振作，很容易出现焦虑和注意力不能集中的现象，渐渐导致记忆力下降、思维迟钝等。这样看来，这一恐惧心理甚至比真正出现失眠后还要有更严重的后果。而且，患有失眠恐惧症的人大多对睡眠看得过于重要，硬是要求自己晚上一定要睡得香甜，而当这种绝对化的强求不能实现时，就会陷入焦虑不安的心态之中。

有时候失眠本身并不可怕，可怕的是因为失眠而产生的恐惧心理。失眠恐惧症会让你的失眠问题更难解决。因此，要正确看待睡眠问题，并不是说一天必须睡够几个小时才是好的睡眠，过于追求睡眠时间，很容易会让你患上失眠恐惧症。

十、失眠自我调整的方法

失眠是由很多因素造成的，工作压力，生活压力，学习压力等，短期的失眠通过自我调整是可以消除的。下面就为大家介绍几种可以消除失眠的办法。

1. 睡前不宜过饱。 吃少量的晚餐，不要喝太多的水，因为晚上不断上厕所会影响睡眠质量；晚上不要吃辛辣的富含油脂的食物，因为没等这些食物没有消化就上床睡觉，就会增加胃肠负担，中医认为，胃不安，则寝难眠。

2. 选择锻炼时间。 专家们通常都这样告诫人们：睡前应避免剧烈运动，理由是剧烈运动过程中人体会释放更多的肾上腺素和其他激素，这些激素会使人的情绪处在激越状态，它们至少需要 3 个小时才能降回到原来的水平，所以睡前运动会妨碍睡眠。因此，下午锻炼是帮助睡眠的最佳时间，而有规律的身体锻炼能提高夜间睡眠的质量。

3. 大睡要放在晚间。 白天打盹可能会导致夜晚睡眠时间被"剥夺"。白天的睡眠时间严格控制在 1 个小时以内，且不能在下午 3 点后还睡觉。

4. 选好床为睡眠加分。 一张舒适的床可以给你提供一个良好的睡眠空间。另外，你要确定床是否够宽敞。尤其对于老人来说，一张舒适的床要具备以下几个要点：①老人床宽点好，翻身时不用缩手缩脚，活动没有太大限制。②老人床要低一点，方便老人起卧。老人半夜常会起夜，床太高会让老人觉得吃力。如果本身床体很高，最好在床边设置一个脚踏。③床垫别太软，太软的床垫会让身体深陷其中，加重腰椎的负担。床上可以根据天气的冷热，适当增减褥子。当然，软硬要适度，过硬也不合适，尤其是已经患有骨质疏松或者脊椎变形的老人。④老人床边最好有个床头柜，方便老人放置些常用的物品，如水杯、药品、纸巾等。

5. 不要依赖安眠药。 失眠患者在决定服用安眠药之前一定要咨询医生，让医生帮你选择合适的药物；同时建议你服用安眠药不要超过 4 周。

6. 坚持有规律的作息时间，在周末不要睡得太晚。 如果你周六睡得晚周日起得晚，那么周日晚上你可能就会失眠。

7. 保持安静。 关掉电视和收音机，因为安静对提高睡眠质量是非常有益的。

8. 睡前洗澡。 睡觉之前的一个热水澡有助于你放松肌肉，可帮你睡得更好。

十一、失眠患者的饮食原则

大家都知道病从口入，对于失眠也不例外。合理的饮食营养有助于睡眠的改善，如果不注意饮食就会影响你的睡眠质量，那么为了避免这一情况的发生，我们应该先了解一下失眠的饮食护理的注意事项。

（1）适当多食清淡而富有营养，特别是富含各种人体必需氨基酸的优良蛋白质、维生素 C、维生素 E、维生素 B 的食品。同时失眠患者应适当多食用含钙较高的食品，如豆制品、牛奶、虾仁、海产品。钙质对人的精神状态有影响，血液中钙质偏低时，人会焦虑不安易怒，严重时出现抽搐、惊厥等症状。

（2）适当食用含脂肪尤其是多不饱和脂肪酸的食物也是十分重要的。研究证实，脂类食物进入人体后，脑神经分泌一种类似消化激素的物质，可以诱导睡眠，这就是失眠的饮食原则。

（3）要多食富含色氨酸的食物，如鱼、肉、蛋及牛奶等。晚上临睡前喝杯牛奶，最好加一点蜂蜜，有安神催眠之功效。牛奶之所以具有镇静安神的作用，还在于其含有两种可抑制神经兴奋的成分。一种是能使人体产生疲倦的物质——色氨酸，研究证明，大脑神经细胞中分泌血清素，它可以抑制大脑的思维活动，从而使大脑进入酣睡状态。人失眠的时候，就是由于脑细胞分泌血清素减少，而色氨酸是人体制造血清素的原料,故晚间食用牛奶会产生催眠作用。摄取充足的色氨酸,可诱导入睡。

（4）失眠患者晚餐不宜过饱或过饥。饮食过饱将增加胃肠道负担，导致胃肠道胀气而影响睡眠；反之，胃中空虚，会因感到饥饿而惊醒，影响睡眠，这也是失眠患者的饮食原则。

（5）少动烟酒、咖啡。烟酒、咖啡都有兴奋作用，对睡眠有很大影响，会使症状加重，导致失眠，焦虑心烦，不利于症状的改善。

十二、失眠的营养治疗

随着睡眠医学研究的深入，发现人的睡眠过程与中枢的神经介质有关。如果神经递质功能失调，使大脑皮质兴奋和抑制功能失去平衡，从而导致睡眠时相慢波睡眠时相快波发生了紊乱，可出现入睡困难，或者维持睡眠障碍等（易醒、早醒和再入睡困难）。科学研究证实，多种营养素或食物成分在中枢神经系统的结构和功能中发挥着重要作用。有的参与神经细胞或髓鞘的构成；有的直接作为神经递质及其合成的前体物质；一些营养素正是这些神经递质的前体。当身体摄入这些营养素之后，通过加工，可以形成相应的神经递质，使这些神经递质的水平和活动得到平衡，从而改善睡眠。

1. 色氨酸。色氨酸是人体 8 种必需氨基酸之一，主要参与精神与情绪、睡眠与觉醒、体温与血压，以及内分泌的调节等多种生理功能；在外周作为具有广泛生理活性的体液因子，参与胃肠运动、心血管运动及凝血功能的调节等等。色氨酸补充剂有两种基本形式，L - 色氨酸和 5 - 羟色氨酸（5 - HTP）。L - 色氨酸可以衍生 5 - 羟色氨酸，5 - 羟色氨酸在人体中会制造出血清素。由于血清素是褪黑素的前身，因此当血清素的含量提高时，褪黑素的含量也就增加，使睡眠更好。因此，色氨酸是迄今发现最有效的、最安全的治疗失眠的营养素。

5 - 羟色氨酸还能帮助抑制食欲。每天摄取 5 - HTP 可以减少碳水化合物的吸收，进而达到减轻体重的效果。此外，对于部分服用者，5 - 羟色氨酸还有防止早泄、推迟射精、延长性交的作用。

2.γ - 氨基丁酸（GABA）。GABA 是一种能促进大脑快速传递的氨基酸。大脑中 30% ~ 50% 的神经递质是 GABA。GABA 会对大脑产生一种强有力的镇定（抑制）效果。可以减轻忧虑，创造出有利于睡眠的生物化学环境。相关研究还表明，GABA 对睡眠状态下的大脑脑电波的形式起到保护作用，能抑制 α 波，提升 β 波，即缩短入睡时间，延长深度睡眠时间，同时 GABA 还能减少老年人夜尿次数，降低直肠体温，从而大幅提高睡眠质量。日本科学家也发现，睡眠较深时，GABA 含量会升高，也证明 GABA 可提升睡眠品质，降低失眠机会。

3. 钙和镁。钙摄入不足会导致骨质疏松是人们熟知的，但钙不足还会让人睡不好。研究发现，钙摄取不足的人，容易出现肌肉酸痛和失眠的问题。这是因为，钙的一个重要的生理功能就是参与调节神经和肌肉的兴奋性，参与调节多种激素和神经递质的释放。

镁是一种非常好的放松剂，它的生理功能之一就是维护神经和肌肉的兴奋性，当体内镁含量过低时，人的抗压能力就会减弱甚至丧失。所以，如果把钙和镁组合在一起，就成了一种天然的镇静剂。如果再有复合维生素 B 的加入，对你的睡眠大有益处。

4.B 族维生素。B 族维生素是对人体健康非常有益的营养素，也是人们常常容易缺乏的营养素。对于睡眠的帮助，无论是维生素 B_1、维生素 B_2、维生素 B_3、维生素 B_6、维生素 B_{12}，都不能小视。

维生素 B_3 就是烟碱酸，人体缺乏烟碱酸，常会出现焦虑、易怒等症状，进而导致难以入睡。在临床上，烟碱酸常被用来改善因忧郁症而引起的失眠。

维生素 B_6 可以帮助制造 5 - 羟色胺。当它和维生素 B_1、维生素 B_2 复合在一起共同作用时，可让色氨酸转换为烟碱酸，强化了助眠作用。

维生素 B_{12} 具有维持神经系统健康、消除烦躁不安的功能，它与睡眠的关系最为密切。有研究发现，让失眠患者服用维生素 B_{12}，数天后多数人的睡眠状况都得到了改善。有研究报告指出，维生素 B_{12} 能使难以入眠者和常在半夜醒来者恢复良好的睡眠。

5. 褪黑素。褪黑素是由松果体产生和分泌的一种含色氨酸的激素，视网膜和肠道也有少量合成。在松果体内色氨酸首先被羟基化和脱羧而后生成 5 - HT，然后经过乙酰和甲基化生成褪黑素。

褪黑素在矫正人体激素分泌节律方面起着关键作用。褪黑素扮演着激素分泌的生物学时间控制者的角色，同时还有助于维持睡眠／觉醒周期。黑夜能激发褪黑素的释放，光亮则抑制它的合成。

一般来说，褪黑素补充剂仅在松果体自身生成的褪黑素很少时才发挥有效的作用。尤其对中老年人褪黑素分泌减少引起的失眠，以及时差性失眠有较好的效果。褪黑素与其他药物的配伍禁忌尚未完全了解，该产品长期使用对身体其他器官功能的影响尚不清楚。从这个意义上讲，失眠患者须在专业医师指导下服用褪黑素，切忌滥用。

十三、怎样运动才有益睡眠

今年 40 岁的姜女士一直睡眠不好，有朋友告诉她运动治失眠很有效，好多人都这样治好了失眠的毛病，可以试试看，姜女士闻之立刻付诸行动。除了早晨的晨练外，又加大了晚上的运动时间和运动量。每晚锻炼近一个半小时，回到家已是晚上9点半，上床后，人累得像散了架一样，可头脑清醒，怎么也睡不着，更难受了。她不解，为什么运动疗法到她这儿就不灵了呢？

殊不知，虽然运动能很好地缓解失眠，但是并不是说运动量越大越好，就像这位姜女士，这样比较盲目地投入运动，效果自然不理想。所以，在选择运动前应做好以下四件事。

1. 先查清失眠的原因以及个人身体状况。抑郁症、躯体疾病，以及心理压力等都可出现失眠，患者应先搞清是什么原因引起的失眠，这样才可对症治疗。例如，如果是躯体疾病引起的失眠，比如心脑血管疾病、内分泌疾病、骨关节疾病、慢性疼痛、高血压、前列腺疾病等，就应该先治疗基础疾病。而对抑郁症引起的失眠，则要在专业医生指导下进行心理治疗和药物治疗。

2. 选择运动项目。要选择自己熟悉的运动项目，以有氧运动为主，如快走、跑步、游泳、骑自行车、健身操、跳绳、踢毽、瑜伽、登山和球类等。美国运动医学学会公布的一项研究显示，不同的运动形式对睡眠会有不同影响。柔韧性训练对于提高睡眠质量的效果就不如有氧运动，经常失眠的人可以进行步行、慢跑、骑脚踏车等运动。专家分析，这可能与有氧运动能提高身体温度，让人全身得到放松有关。同时，有氧运动所产生的适度疲劳感，也能刺激人体，使人进入更深层的睡眠。

靠有氧运动助睡眠，要掌握好运动量。一般每周运动3次，每次30～50分钟，感到稍有疲累即可。运动太剧烈，反而会使身体亢奋，不利于睡眠。在运动时间的选择上，只要保证在睡前一小时内不让自己过于兴奋就行了。对于众多的运动形式而言，走路更是一味治疗失眠的"良药"，如果每天能走五千到一万步，大多数人的失眠问题可迎刃而解。

3. 选择早晨、下午运动最好。大量的科学研究都显示，早上和下午锻炼对改善睡眠有显著作用。有关睡眠与运动的研究资料表明，早晨、上午 9 ~ 10 时、下午 4 ~ 5 时的时段运动较好，这三个时段空气相对新鲜。此外，应选择在环境安静和场地平坦的地方运动。选择早晨运动，能使头脑清醒，学习工作效果好；选择下午运动，可以消除一天的紧张和疲劳；若选择晚上运动，最好在睡觉前 1 小时结束，且运动量不宜过大，以免运动后入睡困难。有的人躺下半小时睡不着，又起来运动，这样就会延迟入睡时间，导致睡眠时间不足。

4. 掌握好运动量。主要是运动强度和运动数量。因长期失眠导致身体和精神状态较差的情况下，不应该盲目地进行大强度运动。身体需要充足的睡眠才能修复训练带来的肌肉微小损伤，并恢复体能。在体能不具备的条件下，过度训练反而可能加重失眠，使人陷入恶性循环，进而影响多种新陈代谢和内分泌功能，导致内分泌紊乱。一般来讲，每周运动 3 ~ 4 次，每次持续 30 分钟左右，运动方式以慢跑、游泳、自行车等中等强度的有氧运动，是比较合适的。

运动强度一般以运动后的即刻心率来评定，应当在 [（220 - 年龄）×60% ~ 85%] 次 / 分钟的范围内。运动数量以距离、次数和时间来评定，要根据自己的年龄和身体状况调整运动量。刚开始时定在低限，身体适应后再考虑慢慢提高运动量。每次运动 30 分钟以上，准备活动和整理活动最少 5 分钟以上。另外，运动至少要在饭前半小时结束，饭后至少半小时才考虑开始运动。运动结束后，身体既要有轻松愉快感，同时也应有适度的疲劳感（指半小时左右能恢复体力者），没有疲劳感就没有提高，效果也不明显。

第十章 如何保护大脑健康

美国前总统罗纳德·里根享年93岁，作为美国历史上最长寿的总统给自己漫长而精彩的人生画上了一个完满的句号。患有阿尔茨海默症的里根在临终10年前给所有美国人的一封信上说："希望能引起人们对老年痴呆症的更多关注，更好地了解那些备受病症煎熬的家庭和个人。"里根的嘱托应该引起我们对老年痴呆症以及各种脑病的警惕和高度认识。

现实生活中，无论是雄才大略的伟人，还是平平淡淡的常人，谁都无法抗拒时光的流逝。随着年龄的增长，身体的各个器官逐步发生退化，大脑这一中枢司令部也概莫能外，随着老龄化社会的到来，脑健康的问题越来越受到人们的关注。目前，老年脑病正在越来越严重地威胁着人类健康。也是当今社会、医学界关注的问题之一。

脑部的健康非常重要，因为脑部疾病治疗的难度都很大，甚至几乎不能治愈，任何一种脑部疾病都会给病患本人及家庭带来很大的痛苦。虽然遗传因素和胚胎发育期的状况会影响大脑的构造，但是后天性的因素对脑功能同样起着举足轻重的作用。当你发现自己的记忆力变得越来越差，脑子也没有以前灵活了，这不是因为"你老了"，或许是因为你的一些日常坏习惯毁了大脑的健康，只是这种影响看似细微，没有那么快显示威力，但日积月累后危害不容小视。

一、合理饮食保护大脑

维护大脑健康首先要注意的是营养，这是物质基础，物质决定精神这是哲学上最基本的原理和概念。那么要注意那些营养呢？对大脑来说，主要的营养素是糖类、脂肪、蛋白质、各种维生素和矿物质。饮食上要多吃易于消化又富于营养的食物，保证足够的蛋白质，辅助地吃一些富含维生素 B、维生素 C 的食物，以及富含胆碱的食物，如杏、香蕉、葡萄、橙、鱼、绿叶菜等也有一定的益处。

1. 深色绿叶菜。蛋白质食物的新陈代谢会产生一种名为类半胱氨酸的物质，这种物质本身对身体无害，但含量过高会引起认知障碍和心脏病。而且类半胱氨酸一旦氧化，会对动脉血管壁产生毒副作用。维生素 B_6 或 B_{12} 可以防止类半胱氨酸氧化，而深色绿叶菜中维生素含量最高。

2. 鱼类。鱼肉脂肪中含有对神经系统具备保护作用的欧米伽 - 3 脂肪酸，有助于健脑。研究表明，每周至少吃一顿鱼特别是三文鱼、沙丁鱼和青鱼的人，与很少吃鱼的人相比较，老年痴呆症的发病率要低很多。吃鱼还有助于加强神经细胞的活动，从而提高学习和记忆能力。

3. 全麦制品和糙米。增强肌体营养吸收能力的最佳途径是食用糙米。糙米中含有各种维生素，对于保持认知能力至关重要。其中维生素 B_6 对于降低类半胱氨酸水平最有作用。

4. 核桃和芝麻。现代研究发现，这两种物质营养非常丰富，特别是不饱和脂肪酸含量很高。因此，常吃它们，可为大脑提供充足的亚油酸、亚麻酸等分子较小的不饱和脂肪酸，以排除血管中的杂质，提高脑的功能。另外，核桃中含有大量的维生素，对于治疗神经衰弱、失眠症，松弛脑神经的紧张状态，消除大脑疲劳效果很好。

5. 水果。菠萝中富含维生素 C 和重要的微量元素锰，对提高人的记忆力有帮助；柠檬可提高大脑的接受能力；香蕉可向大脑提供重要的物质酪氨酸，而酪氨酸可使人精力充沛、注意力集中，并能提高人的创造能力。

6. 大蒜。大脑活动的能量来源主要依靠葡萄糖，要想使葡萄糖发挥应有的作用，就需要有足够量的维生素 B_1 的存在。大蒜本身并不含大量的维生素 B_1，但它能增强维生素 B_1 的作用，因为大蒜可以和维生素 B_1 产生一种叫"蒜胺"的物质，而蒜胺的作用远比维生素 B_1 强得多。因此，适当吃些大蒜，可促进葡萄糖转变为大脑能量。

7. 鸡蛋。鸡蛋中所含的蛋白质是天然食物中最优良的蛋白质之一，它富含人体所需要的氨基酸，而蛋黄除富含卵磷脂外，还含有丰富的钙、磷、铁，以及维生素 A、维生素 D、维生素 B 等，适于脑力工作者食用。但由于鸡蛋中还含有一些胆固醇，因此不宜多食。

8. 豆类及其制品。含有人体所需的优质蛋白和 8 种必需氨基酸，这些物质都有助于增强脑血管的功能。另外，还含有卵磷脂、丰富的维生素及其他矿物质，特别适合于脑力工作者。大豆脂肪中含有 85.5% 的不饱和脂肪酸，其中又以亚麻酸和亚油酸含量最多，它们具有降低人体内胆固醇的作用，对中老年脑力劳动者预防和控制心脑血管疾病尤为有益。

二、大脑与营养素

在影响大脑衰老的众多因素中，"吃"是最重要的影响因素。大脑功能减退，如记忆力下降，注意力不集中、思维判断能力下降等等，往往是缺少某种营养素所致，事实上，脑细胞比体细胞更为敏感，它的功能状态随时受到饮食中各种化学物质的影响。营养不良还可间接影响脑内某些物质的平衡。人的正常智力发育必须依赖这些物质在脑内的平衡。如果发生平衡失调，就会影响智力发育而出现精神障碍等。

（一）维生素B族与大脑健康

维生素 B 族包括硫胺素（维生素 B_1）、核黄素（维生素 B_2）、烟酸（维生素 B_3）、吡哆醇（维生素 B_6）、叶酸、泛酸、生物素和钴胺素（维生素 B_{12}）。此外还包括胆碱（维生素 B_4），这是在蛋类食物中发现的一种营养素，是合成细胞膜的必需物质，可以延缓老年人记忆力减退。B 族维生素从合成神经递质到调节脑细胞的能量代谢过程中都发挥着关键作用。

1. 叶酸改善记忆对抗抑郁。叶酸是一种维生素，它对红细胞分裂、生长，核酸的合成具有重要作用，是人体的必需物质。科学家发现，孕妇缺乏叶酸，可导致胎儿发生神经管畸形，如常见的无脑畸形和脊柱裂等。对于成人而言，叶酸可能是人体最严重的维生素缺乏，约 60％ 的中年男性存在着叶酸缺乏。大脑对低叶酸水平的反应是抑郁。叶酸的缺乏能降低大脑产生天然抗抑郁物质 5 - 羟色胺，丰富的叶酸会促进 5 - 羟色胺的产生，减轻抑郁症状。当人越来越老时，叶酸会变得尤其重要，老年人的大脑对低叶酸所造成的损害特别敏感脆弱，智力下降的老年人中叶酸水平也很低，而叶酸补充剂能恢复已老化的大脑的记忆力。千万不要小瞧叶酸缺乏，它能偷走你的记忆力。

现在，科学家们说同型半胱氨酸是导致智能衰退、血管性痴呆和中风的元凶。而治疗高同型半胱氨酸的首要营养素就是叶酸。每天补充 3 微克 / 公斤体重的叶酸，对减少同型半胱氨酸的产生和降低中风的危险性是必不可少的。当然存在抑郁和记忆问题的人需要更多，但是每天不应高于 1000 微克。叶酸必须在医生的指导下服用。叶酸足以使大脑在许多情况下恢复正常的功能状态，但由于叶酸补充剂可能会出现干扰抗痉挛药的作用，导致贫血的发生，所以，叶酸一定要与维生素 B_{12} 一起服用。

2. 维生素 B_6 可提高记忆力。维生素 B_6 的不足会带来心理上的消沉，并使人变得更容易发怒、抑郁、生气、疲劳、慌乱、不易集中精力，并且记忆力也会受到损害。维生素 B_6 对神经功能有着极深远的影响，其中一个原因是神经传递介质包括 5 - 羟色胺、多巴胺、去甲肾上腺素、γ - 氨基丁酸和牛磺酸的合成过程，需要这种维生素的参与。维生素 B_6 能保持良好的精神状态，这对中老年人尤为重要。

3. 维生素 B_{12} 可延缓大脑衰老。 维生素 B_{12} 缺乏可以导致神经被破坏，包括平衡失调、记忆障碍和老年痴呆。许多老年人存在记忆衰退和别的无法解释的智力紊乱，例如曾经被诊断为无法挽回的"衰老"或者阿尔茨海默病，实际上却可能是维生素 B_{12} 的缺乏所引起的。据美国健康和人类服务部统计，超过 50 岁的美国女性，在其食物中平均每人仅吸收维生素 B_{12} 推荐剂量的 43％ ~ 48％，同样年龄的男性也仅吸收 62％ ~ 75％。

专家认为，应当在 50 岁之后再补充维生素 B_{12}，每次 0.025 毫克，一日 3 次，每日最高摄入量不要超过 0.1 毫克。

4. 维生素 B_1（硫胺素）可减少大脑神经损伤。 如果每天不能保持摄入充足的硫胺素，可能会干扰大脑的功能。硫胺素的缺乏会阻碍利用人体葡萄糖的能力，减少智能活动时的能量。据美国 1999 年的调查，住院的老年人中有 40％ 存在硫胺素缺乏，原因是很多人正在服用干扰硫胺素代谢的利尿药。严重的硫胺素缺乏会导致大脑的损伤，包括记忆丧失、淡漠、痴呆。令人惊奇的是，硫胺素是强烈的情绪推动剂。尤其对于女性，额外剂量的硫胺素能改善大脑功能，头脑会比以前更清醒、精力更旺盛。

5. 维生素 B_5（烟酸）可提高脑细胞活力。 维生素 B_5 （又名烟酸、尼克酸和烟酰胺）是刺激细胞线粒体能量产生的营养元素。如果能量产生不足，脑细胞功能的效率就会降低，自由基所造成的破坏就会在细胞中积累起来，导致细胞的功能失调和死亡。另外，烟酸可以增强短期记忆、长期记忆和感性记忆。

那么，服用多少剂量合适呢？由于烟酸的不良反应包括肝损害的潜在破坏性，所以服用烟酸应当在医生的监控下进行。每次 50 ~ 200 毫克，一日 3 次。每日 150 毫克的烟酸应当能保护大脑的正常功能。

B族维生素中，哪一种最重要呢？这个问题可能没有答案。它们每一种都有重要的作用。缺乏任何一种都可能影响其他几种的作用。人们对完全缺乏某种B族维生素的表现所知甚少。B族维生素既有各自的特点，也具有协同作用，自身也常作为辅酶而参与其他维生素的转化代谢，所以按一定比例综合地补充B族维生素，比单个摄取的效果更好。

因为B族维生素是水溶性的，大部分很难长时间贮藏于体内，会随着尿液和汗液而排出体外，故每天必须要有足够的补充。

B族维生素的食物来源各有不同，例如维生素B_1主要来源于粗加工的谷物；肉类、禽类、鱼类、绿叶蔬菜和水果等食物含有丰富的维生素B_2；富含叶酸的食物有猪肝、黄豆、坚果、绿叶蔬菜和水果等。

为摄取充足的B族维生素，除了要增加日常膳食的食物种类外，还可以适当地补充复合B族维生素片。因为经过科学配方、天然萃取的B族维生素片，可以充分满足人体对B族维生素的需求，并且比例得当，能够更好地为人体所吸收、利用。

（二）维生素C、维生素E对大脑具有综合保护作用

随着年龄的增长，补充维生素C和维生素E能够保护记忆力和防止智力衰退。研究发现，老年男性在数年中每周坚持服用维生素C和维生素E补充剂，能够防止痴呆的发生，认知能力也会有所提高，认知能力包括记忆力、创造力和智力敏锐程度。

研究认为，维生素C和维生素E保护大脑免受损害是因为都是抗氧化剂，能够清除损伤大脑的游离基自由基，可减少大脑的氧化损伤。

（三）维生素D对保护大脑健康意义重大

早期人们对维生素D的关注更多的是源于对骨骼健康的作用，但科学家们新近的研究结果表明，体内维持高维生素D水平，可帮助老年人群的大脑保持良好

的工作状态，并有利于大脑发育、记忆和认知功能的维持。研究还发现维生素 D 的缺乏与季节性抑郁症等有相关性。

科学家发表的研究报告表明，高水平的维生素 D 有助于延缓或避免老年人的智力衰退。他们提出维生素 D 可能激发大脑中保护性的激素活动增加。然而，迄今唯一能够支持此说的数据仅仅来自对动物的研究。也有一些证据表明，维生素 D 可以抑制过度活跃的免疫系统。另外，它有可能提高抗氧化的水平，实际上是在为大脑解毒。

研究人员强调，很多人，特别是老年人往往缺乏维生素 D。因此，补充维生素 D 对人们健康具有重大的意义。

（四）硫辛酸，大脑的超级抗氧化剂

硫辛酸是一种 B 族维生素，是一种类似维生素的物质，具有强大的抗氧化、抗衰老、清除自由基等功能，并且可以辅助治疗糖尿病、抑制老年痴呆。硫辛酸抗氧化的分子原理是因为分子中的硫原子和氧原子具有还原性，他们可以捕捉自由基，并将其还原成正常的原子和分子，从而消除自由基的攻击性。一般的抗氧化剂都具有这样的性质。由于硫辛酸的分子量非常低，不到 1000，可以自由出入血管壁，而且硫辛酸在体内经肠道吸收后进入细胞，兼具脂溶性与水溶性的特性，因此可以在全身通行无阻，到达任何一个细胞部位，所以被叫作万能抗氧化剂。

脑组织中氧化强度增高是老年性痴呆的重要病因。自由基对膜脂质的过氧化作用，以及对蛋白质、DNA 的氧化作用使细胞膜、细胞内微环境、能量代谢和遗传等方面均发生破坏性变化，导致了神经细胞死亡。

硫辛酸作为强效抗氧化剂，通过消除活性氧或阻止其形成，以延缓、阻止神经细胞的退行性变化，发挥治疗阿尔茨海默病的作用。将硫辛酸类药物与乙酰胆碱酯酶抑制剂合用，可以有效抑制痴呆病情发作，并使部分患者病情得到缓解。硫辛酸和 L - 肉碱合用能发挥抗衰老效能，提高记忆力。

（五）辅酶Q_{10}，脑细胞的激活剂

辅酶Q_{10}，又名泛醌，是一种脂溶性醌类化合物，它具有抗氧化和控制细胞内氧气的流动等性能，在人体发挥着重要的生理功能。

辅酶Q_{10}在体内主要有两个作用，一是在营养物质在线粒体内转化为能量的过程中起重要的作用，二是有明显的抗脂质过氧化作用。它是细胞线粒体中的能量转换剂，它通过转移和传递电子参与"三羧酸循化"产生ATP（三磷酸腺苷），即能量因子供细胞代谢使用。人在20岁时，自主合成辅酶Q_{10}的能力达到顶峰，维持至50岁左右。以后会逐年下降，因为寄存辅酶Q_{10}的细胞线粒体DNA物质被氧自由基破坏，导致自主合成辅酶Q_{10}减少。结果使人体细胞，特别是心脏和大脑细胞的代谢功能下降，细胞退化，"老态龙钟"就显现出来了。

辅酶Q_{10}有着广泛的生理作用和保健功效，在神经系统疾病方面对于治疗帕金森综合征、亨廷顿舞蹈病及阿尔茨海默症等与线粒体功能障碍及衰老有关的神经退行性疾病有显著疗效。

（六）磷脂酰丝胺酸（PS，神经恢复剂）

磷脂酰丝氨酸是一类普遍存在的磷脂，通常位于细胞膜的内层，与一系列的膜功能有关。作为许多酶的辅助因子，PS与细胞活性和细胞间联系关系密切。PS还表现出和许多神经内分泌反应有关，包括乙酰胆碱、多巴胺、去甲肾上腺素的释放。PS又可作为有效的抗氧化剂，特别是在铁催化的氧化反应中。磷脂酰丝氨酸可以顺利地穿过血脑屏障，在被吸收后的几分钟就可进入脑内，如今已被越来越多地应用于医药及保健领域。

磷脂酰丝氨酸（PS）是一种尤其重要的磷脂，在人体的多种磷脂中，PS含量极少但功能独特，可影响脑内化学信息的传递，并帮助脑细胞储存和读取资料。随年龄增长，磷脂酰丝氨酸和其他重要的脑内化学物质会减少，从而导致记忆力、认知力等减弱。

磷脂酰丝氨酸能增加脑突刺数目、脑细胞膜的流动性及促进脑细胞葡萄糖代谢，因而使脑细胞更活跃。磷脂酰丝氨酸是脑细胞膜专一性营养物质，其功能主要是改善神经细胞功能，调节神经脉冲的传导，增进大脑记忆功能，对神经细胞的维持、修复、神经元间的连接具有重要作用；磷脂酰丝氨酸可影响脑内化学信息的传递，并帮助脑细胞储存和读取资料，还能影响着细胞膜的流动性、通透性，并且能激活多种酶类的代谢和合成，是维持大脑正常记忆力、反应和健康情绪的重要营养元素。其主要作用如下：

（1）提高大脑功能，改善老年痴呆症。随年龄增长，磷脂酰丝氨酸和其他重要的脑内化学物质会逐渐减少，从而导致记忆力、认知力减弱。补充磷脂酰丝胺酸能增加脑突刺数目、脑细胞膜的流动性及促进脑细胞中葡萄糖代谢，从而使脑细胞更活跃。意大利、斯堪的纳维亚半岛和其他欧洲国家都广泛应用磷脂酰丝氨酸补充剂来治疗衰老引发的痴呆症及老年记忆损失。

（2）帮助修复大脑损伤。磷脂酰丝氨酸是脑部神经的主要成分之一，能营养和活化脑中各种酶的活性，可延缓神经递质的减少进程，有助于修复、更新大脑受损细胞和清除有害物质。

（3）缓解压力，促进用脑疲劳的恢复、平衡情绪。多项研究表明，磷脂酰丝氨酸能显著降低工作紧张者体内过多的应激激素的水平，减轻压力，缓解脑部疲劳，还可以促进注意力集中、提高警觉性和记忆力，缓解不良情绪。

（4）磷脂酰丝氨酸和DHA一起可以相互协同，对神经细胞起到保护作用。丰富的磷脂酰丝氨酸可以增加细胞膜的流动性，促进智力的发育。磷脂酰丝氨酸和DHA一起可以保护中枢神经系统，促进胎儿智力发育。

（七）胆碱，大脑记忆力的来源

胆碱是一种强有机碱，是卵磷脂的组成成分，也存在于神经鞘磷脂之中，是机体可变甲基的一个来源而作用于合成甲基的产物，同时又是乙酰胆碱的前体。人体也能合成胆碱，所以不易造成缺乏。胆碱耐热，在加工和烹调过程中的损失很少，干燥环境下即使很长时间储存，食物中胆碱含量也几乎没有变化。胆碱是卵磷脂的鞘磷脂的重要组成部分，卵磷脂即是磷脂酰胆碱，广泛存在于动植物中。

（八）S-腺苷蛋氨酸（SAMe），保护智力

腺苷蛋氨酸，是含硫氨基酸蛋氨酸和人体主要的能量物质三磷酸腺苷结合的代谢物，是存在于人体所有组织和体液中的一种生理活性物质。它作为甲基供体（转甲基作用）和生理性硫基化合物（如半胱氨酸、牛磺酸、谷胱甘肽和辅酶 A 等）的前体（转硫基作用）参与体内重要的生化反应。在肝内通过使质膜磷脂甲基化而调节肝脏细胞膜的流动性，而且通过转硫基反应可以促进解毒过程物的合成。

腺苷蛋氨酸可能增加与情绪有关的传递物质，亦可转变为与睡眠有关的褪黑激素（melatonin）。SAMe 提供他甲基后转变为半胱氨酸，再很快地经由维生素 B_1、维生素 B_6、叶酸及胆碱转变为具抗氧化作用的物质。SAMe 对调节睡眠与清醒周期的抗老化激素（褪黑素）的合成非常重要，可促进脑部多巴胺和血清素神经质的新陈代谢及感官功能，亦可对包围神经细胞的髓磷脂有修复作用，能维持线粒体的功能，可以帮助保护 DNA 不受突变而引发癌症，预防周围神经因缺氧而受损，帮助消除有害的高半胱氨酸。血液中的高半胱氨酸含量过高，可引起心脏病、癌症、忧郁症、关节炎和其他的疾病。

同型半胱氨酸是由蛋氨酸转化而成的，蛋氨酸广泛存在于我们日常摄入的蛋白质中。同型半胱氨酸本身并不是什么坏东西，人体可以通过一定途径把它转化成下列两种有益的物质之一：一种是谷胱甘肽，是体内重要的抗氧化剂；另一种是一种甲基供体，即 S-腺苷蛋氨酸，是对大脑和身体有益的"智力"营养素。问题是，如果饮食中一旦缺乏一些必要的营养素，如叶酸、维生素 B_6、维生素 B_{12} 或锌，体内就会积累同型半胱氨酸，对身体造成伤害。

（九）圣·约翰草——天然的"百忧解"

圣·约翰草（Hypericum perforatum，又名贯叶连翘），属藤黄科（Garcinia）植物，这种野生植物的全草或带根全草有药用价值。圣·约翰草被西方医学界作为抗忧郁的处方药。在古希腊这种植物被用于利尿和治疗神经痛，自中世纪以来主要用于抗抑郁，治疗失眠，还可以利尿，治疗胃炎，是欧洲最常用的草本制剂。圣·约翰草是英国皇家药典委员会郑重推荐治疗抑郁症的首选植物药物，1997年被世界卫生组织评定为"植物药之星"。

圣·约翰草含有多种活性成分，主要成分包括金丝桃素及贯叶金丝桃素等。其提取物在欧洲广泛用于治疗轻、中度抑郁症，其抗抑郁的具体机制尚不清楚。目前的一些研究认为，金丝桃素和贯叶金丝桃素可能是圣·约翰草提取物抗抑郁的关键成分。研究发现，金丝桃素能提高脑中 5 - 羟色胺（5 - HT）、去甲肾上腺素（NE）和多巴胺（DA）的水平。贯叶金丝桃素能抑制突触小体对 5_2HT、NE、DA 的摄取，且具有相同的亲和力，能提高大脑中维持正常心情及情绪稳定的神经递质的水平。因此称之为天然的"百忧解"，是欧美国家用于抑制抑郁症的首选植物药。

（十）缬草，对抗焦虑的草本植物

缬草的拉丁文是"健康"的意思。缬草作为一种温和的镇定药物，有着悠久的文字记载历史。它是欧洲最为常用的草药制剂之一，广泛分布于欧洲、北美和亚洲的温带地区，其根茎是药用部位。缬草的化学成分有挥发油、环烯醚萜、黄酮类及其他一些成分。在历史上，缬草作为一种温和的镇静剂，具有缓解紧张、焦虑、过度兴奋的作用，并用于降低血压、抗惊厥、抗痉挛，以及治疗偏头痛和止痛等。

对于缬草的现代研究，大多是基于缬草各成分与 γ - 氨基丁酸（GABA）神经递质受体系统间的相互作用，但这些研究仍然没有得出很明确的结论。一些研究发现，缬草影响着 γ - 氨基丁酸（GABA）新陈代谢的关键酶谷氨酸脱氢酶的活性。研究发现，缬草能激发提高谷氨酸脱氢酶的活性，从而增加脑中 GABA 的含量，进而提高其与 γ - 氨基丁酸 A 型受体结合的能力，从而发挥抗焦虑作用和助眠作用。

（十一）γ - 氨基丁酸（GABA），保护大脑功能

γ - 氨基丁酸是中枢神经系统中很重要的抑制性神经递质，它是一种天然存在的非蛋白组成氨基酸，具有极其重要的生理功能，它能促进脑的活化性，健脑益智，抗癫痫，促进睡眠，美容润肤，延缓脑衰老，能补充人体抑制性神经递质，具有良好的降血压功效。能促进肾功能改善，抑制脂肪肝及肥胖症，活化肝功能。每日补充微量的 γ - 氨基丁酸有利于心脑血压的缓解，又能促进体内氨基酸代谢的平衡，调节免疫功能。

γ - 氨基丁酸属强神经抑制性氨基酸，具有镇静、催眠、抗惊厥、降血压的生理作用。它是抑制性神经递质，可以抑制动物的活动，减少能量的消耗。根据目前的研究，发现 GABA 对大脑的生理活性主要表现在以下几方面：

1. 镇静神经、抗焦虑。医学家已经证明 GABA 是中枢神经系统的抑制性传递物质，是脑组织中最重要的神经递质之一。其作用是降低神经元活性，防止神经细胞过热，GABA 能结合抗焦虑的脑受体并使之激活，然后与另外一些物质协同作用，阻止与焦虑相关的信息抵达脑指示中枢。

2. 降低血压。GABA 能作用于脊髓的血管运动中枢，有效促进血管扩张，达到降低血压的目的。据报道，黄芪等中药的有效降压成分即为 GABA。

3. 降低血氨。我国的临床医学和日本的研究者也都认为，GABA 能抑制谷氨酸的脱羧反应，使血氨降低。更多的谷氨酸与氨结合生成尿素排出体外，以解除氨毒，从而增进肝功能。摄入 GABA 可以提高葡萄糖磷酸酯酶的活性，使脑细胞活动旺盛，可促进脑组织的新陈代谢和恢复脑细胞功能，改善神经功能。

4. 提高脑活力。GABA 能进入脑内三羧酸循环，促进脑细胞代谢，同时还能提高葡萄糖代谢时葡萄糖磷酸酯酶的活性，增加乙酰胆碱的生成，扩张血管增加血流量，并降低血氨，促进大脑的新陈代谢，恢复脑细胞功能。

（十二）牛磺酸——促进大脑神经发育的神秘物质

牛磺酸（Taurine）又称 2 - 氨基乙磺酸，最早从牛黄中分离出来，故得名。是一种含硫的非蛋白氨基酸，在体内以游离状态存在，不参与体内蛋白的生物合成。牛磺酸是条件性必需氨基酸，在某些情况下会出现不足，从而引起生理功能异常。因此必须考虑通过外界来迅速补充体内所缺失的营养元素。

牛磺酸在中枢神经系统作为神经传导物质、神经调节物质起着很重要的作用。这是很多实验已经证实了的。牛磺酸可以调节进出神经元、神经突触膜的钙离子，抑制钙离子过多而引起的异常神经兴奋。还可以抑制大脑儿茶分胺的释入，从而抑制血压增高和抑制神经兴奋。

（十三）5 - 羟色胺——改善情绪

5 - 羟色胺是控制情绪的主要物质，缺少了就容易情绪低落。专家称 5 - 羟色胺的确是控制情绪的主要物质。由于压力大、缺乏运动、没有足够的阳光照射，尤其是缺乏足够的维生素 B_6、维生素 B_{12}、维生素 C、叶酸、镁、锌等，都可能导致体内的 5 - 羟色胺缺乏，从而出现情绪低落、紧张易怒。很多抗抑郁药物也正是通过提高体内 5 - 羟色胺含量来起到治疗作用的。

5 - 羟色胺的原材料是色氨酸，而体内的色氨酸可以通过我们日常的饮食来提供，因此经常补充富含色氨酸的食物，可以提高大脑合成 5 - 羟色胺的速度，从而有效地改善情绪。

色氨酸主要含在鱼类、鸡肉、奶酪、豆类、豆腐、燕麦和蛋类中。香蕉含有一种能帮助人脑产生 5 - 羟色胺的物质，适当食用，可以增加平静和愉快的感觉。

另外，香蕉中还含有维生素 B_6、烟酸和镁，具有抗抑郁和安眠的功效。摄入以上含色氨酸丰富的食物时，最好与碳水化合物类食物如水果一起食用，可以促进色氨酸的吸收和利用。

三、运动延缓大脑衰老

《黄帝内经》里说："饮食有节，起居有常，不妄劳作。"除了规律的饮食起居，适当的运动也是健康生活必不可少的组成部分。

脑组织与其他器官不同，它没有能源储备。要想让脑细胞正常工作，就必须源源不断地供应氧和葡萄糖，而血流是氧和葡萄糖进入大脑的惟一途径。设法增加脑血流量是提高大脑功能的基础，而运动恰恰有这样的作用。尤其是那些脑力工作者，他们比一般人需要更多的氧气和葡萄糖，工作再忙也应该抽出时间运动，以提高用脑效率。

研究人员发现，如果能经常进行有规律的、适量的运动，能让大脑中的海马体长出更多的细胞，让人的思维、感觉和反应都更灵敏，从而让人变得更聪明。

（一）哪些运动能够延缓大脑衰老

规律的有氧运动结合有一定技巧性的复杂运动，能够起到锻炼大脑的作用。

规律的有氧运动包括快走、慢跑、游泳、瑜伽、骑自行车等，这些运动能让我们的心情平和愉悦，远离失眠的困扰。如果每周能坚持 4 次、每次 30 至 40 分钟的低强度有氧运动，16 周后，以前从不运动的人入睡时间会缩短一半，总睡眠时间会延长 1 小时，这能给脑部提供最好的休息。坚持有规律的有氧运动，还能提高脑部与记忆力、注意力等认知功能有关的化学物质水平，从而提升认知能力，让你从容应对工作，时常有灵感出现。

有一定技巧性的复杂运动，包括球类、舞蹈等，它们需要身体多个部位协调配合，有助于锻炼大脑的控制力。例如打篮球时，运球传切需要眼观六路，及时根据场上形势做出判断，眼到、心到、手到，协调一致。舞蹈时，不仅要舞动身体，还要融入情绪，一个眼神、一个表情都要配合到位。

但是，我们提倡的是科学而合理的体育运动，运动量和运动强度应根据不同的个人情况适当地加以控制，既要达到运动处方的目标，又要将运动的风险降到最低程度。盲目追求高运动负荷不仅难以达到预期效果，还很有可能起到反效果，对健康造成不利影响。尤其是缺乏日常锻炼的人，一定要遵循循序渐进的原则，逐步增加运动量，特别要重视运动前的准备活动和运动后的恢复活动，以避免运动损伤。有健康隐患的人应预先看医生，以便在病情得到控制的情况下选择合适的运动项目进行体育锻炼。

运动虽然对大脑有益，但也应该适量。应该避免过多、过量或充满爆发力的剧烈运动，如 50 或 100 米的短跑，因为这类运动会使肌肉的需氧量急速增加，从而减少大脑血流，使大脑处于相对缺氧的状态，影响其正常功能。

过量运动时，人体会消耗大量的能量。为防止能量进一步消耗，就会出现功能抑制，这时就会感觉极度疲劳、浑身无力、大脑反应迟钝。如果长期进行过量运动，机体的"保护性抑制"功能敏感性会下降，使大脑功能受损，出现注意力不集中、失眠、健忘等症状，长此以往会对人体的健康造成伤害。生活中，人们常常觉得剧烈运动后不仅身体的反应迟钝了，而且脑子也有短暂的"跟不上"现象。

（二）掌握运动的强度和频率

科学的运动应立足于个人能力和目前的活动水平，运动量、强度和类型尽量满足个人要求，以方便为原则。国际医学界推荐，对健康产生积极影响的体力活动量为：每周活动 3 次以上，每次持续 30 分钟以上，强度为中等。其判断标准是：稍微感觉疲劳，心率相当于最大心率的 60% ～ 70%。60 岁以上的老人，运动中脉搏应保持在 100 次 / 分钟以下，如果出现脉搏次数减少或脉律不整齐，应立即停止锻炼，并及时就医。

除可以利用心率等指标进行监控外，还可以从个体感觉来判定运动量。运动后大汗淋漓，胸闷、气喘、易激动、不思饮食，脉搏在运动后15分钟尚未恢复常态，次日周身乏力，酸疼，则说明运动过量，应及时调整减量；而运动后身体无发热感，无汗，脉搏无任何变化或在2分钟内很快恢复，说明运动量不足，难以产生运动效果。

（三）勤动手指防脑衰老

俗话说"十指连心"，其实，手指不止和心脏有关系，更和其他的内脏以及大脑有千丝万缕的关系，经常活动自己的手指，能够让大脑更加灵活。

生理学家研究发现，人体内的各个器官，乃至每一块肌肉，在大脑皮质中都有它的代表区域，即管辖它的神经中枢。其中，手指运动中枢在大脑皮质中所占的区域最为广泛。大脑皮质中仅大拇指的运动区就相当于整个大腿运动区的10倍，通过手指的活动来刺激脑，则可以有效地延缓脑细胞的衰老过程。

怎样使手指得到更多的活动呢？

第一，多使用两只手，习惯用右手的应多使用左手，如用左手开水龙头、开门窗，提东西或翻书页等；反之，日常生活中惯用左手的人，则应多活动右手。

第二，要使指尖能从事一些比较精细的动作，锻炼手指的灵巧性。如常用小刀削铅笔，摆弄小玩具，扣衣扣，弹拨乐器等。

第三，增强手指关节的柔韧性，如常做伸屈手指的运动，用毛笔写字，打毛线衣等。

第四，尽量使手指活动多样化，如经常练健身球，打排球，打台球，康乐球等。平常可以多做手指的运动，也可促进大脑的健康。

（1）每天早晨将小指向内折弯，再向后拔，反复做屈伸运动10回。

（2）用拇指及食指抓住小指基部正中，早晚揉捏刺激这个穴位10次。

（3）将小指按压在桌面上，反复用手刺激它。

（4）两手十指交叉，用力相握，然后突然猛力拉开，给予肌肉必要的刺激。

（5）刺激手掌中央（手心），每次捏20下，既有助于血液循环，又对安定自律神经有效。

（6）经常揉搓中指尖端，每次3分钟，这对大脑的血液循环很有好处。

上述方法可以交替使用，每天选用2至3种。同时，要尽量利用各种机会活动手指。如，当乘车紧握栏杆或用手紧紧抓住吊环时，利用车子的震动一紧一松来刺激手掌；在闲坐时，用手指不停拍击椅子把手，只要能活动手指或刺激手掌的方法都不妨一试。

四、老有所学防脑衰老

很多老年人往往比较重视体力锻炼而忽视脑力锻炼，有些人甚至错误地认为智力衰退是由脑细胞大量衰亡引起的，因此，人老了应该少用点脑，方可减少脑细胞死亡，也就可以延缓智力衰退了。其实科学研究告诉我们，脑细胞的衰亡并不是到人老时才发生的，而是在人一出生时就开始了。人脑的细胞数量庞大，因此，有充足的备用量，足以供各种智力活动之用。事实上，很多脑细胞是备而不用的。加强脑力活动，坚持读书看报，勤于用脑，反而可以减缓人的智力衰退。脑子越用越灵，符合"用进废退"这一生命的基本法则，所以健脑之秘诀在于勤于用脑。

都说人到40不学艺。人到了中年以后，总爱回避没有学过和没有干过的事情，即使是对此事很有兴趣。这样大脑就接受不到新的刺激，只能维持现状或者衰老下去。这是极其错误的观念，即使到了花甲之年，也应该积极去做感兴趣的事，例如下棋、栽花、学画画、弹奏乐器、学外语等。学习的过程不急躁，不过度，循序渐进，反复练习，就可以逐步从入门达到掌握，同时防止了大脑衰老。

人到中年之后再学习一些新的知识和技能，可以使大脑充满活力，能够让人有新的生命体验和良好的情感体验，大脑只有使用时才能保持其功能。不论是单位中的还是家里的老一套程序化工作都不能锻炼大脑，只有考虑新的问题才能起到锻炼作用。因此，通过学习可以延迟大脑细胞的衰退，防止智力早衰。积极思维能帮助大脑产生称为神经肽的高级化学物质，能使抗病细胞增强，有利于维持身体各组织器官的代谢，并能推迟组织器官的老化。可以说，人的头脑越是活动，其身体状况也就越好。

五、心态年轻健脑益智

医学、心理学研究证明，老年人讲究穿戴打扮对激发自身的精神情趣是十分有益的，可使老年人浑身充满活力，精神振奋，产生一种向上的心理。这对调节老年人的精神、神经内分泌紊乱以及免疫功能，均有良好的促进作用。医学研究还发现，老人心情愉快时，机体内可分泌较多有益的激素酸，这些活性物质能促进机体的血液循环，使内脏器官得到充分的氧气和营养供给，有力地促进组织器官新陈代谢过程；能使神经系统细胞兴奋，延缓大脑的衰老进程；还可使老人容光焕发、青春常在。

我们无法改变外貌却可以改变心态，拥有年轻的心态，就会拥有快乐的人生。曾经有一个哲人说过"忘老则老不到，好乐则乐常来"，这句话说得很有道理就是"忘老"。如何"忘老"？首先应该学会遗忘，忘掉逝去的岁月，忘掉过去的没有用的不开心的事，微笑着生活。其次，要自信而不轻狂，悲伤而不颓废，老而不僵化，青春而不摇滚。再次，最重要的就是要保持年轻的心态，要时时想一些开心的事，对生活要充满新鲜感和乐趣，对周围的事物充满好奇心和求知欲，永远进取。

青春的容颜无法挽留，年轻的心态却可以长存！加速我们老化的往往是我们的心理。有言道：最好的药是一个好心情，有了好心情，才拥有健康，拥有快乐。

所以说良好的心态是一种福。

为此，老年人不必担心别人的讥笑，也不要光想到自己已经进入暮年，而是要敢于按照自己的意愿穿戴打扮，使自己能够心情愉快、充满活力、健康长寿。当然，要想青春常驻，除了穿衣打扮，还要做好美容，许多老人羞于美容，事实上，美容是一种心理不老的具体表现，对身心健康十分有益。

"老来俏"不仅是老年人的追求，也是社会主义精神文明进步的表现，新时代的老人应该把心态放年轻些，把自己打扮得漂亮些，给家人、亲友、邻里一个新形象，也给自己一个好心情，快快乐乐诠释夕阳红。

六、放松、冥想有益大脑健康

现代脑科学研究证实，冥想过程中大脑是清醒而放松的。冥想作为一种减轻压力和保持健康的良好手段，有一定的普及性和有效性，那么冥想是如何影响大脑功能的呢？

我们无论是思维活跃，还是休息或睡觉时，大脑一直在进行某种程度的活动。研究发现：冥想时，θ 波在大脑的额叶和中间部位最丰富。这类模式脑电波的出现表明，冥想时人体内心处于放松状态。代表深度放松的 θ 波，在具有丰富经验的冥想练习者中尤为突出，可能来自于大脑额叶部分，可能与人体某种内心活动有关。冥想过程中，当我们尝试心理平静，这些区域产生的某种信号促使身体放松。

冥想时脑后部分比单纯放松时产生更多的 α 脑波，这说明冥想时人体不仅仅是放松，还有点清醒。α 脑波的存在说明冥想和一般的放松有着显著的区别。当大脑从注意转向放松时，α 波的增加意味着尽管此时非常放松，但大脑并不是一片空白。

研究表明，大脑的正常休息状态是一种想法、图像和记忆的静止流，不是有感觉输入或主观推理所诱导的，而是来自于内心。

当你冥想时，你可能会变得更活跃或更熟悉，此时你的思维在主动徘徊。大脑的这类活动以前一直被低估，它可能代表了一种精神活动，把不同的经历和思维碎片连接起来，并放入愿景中，休息下来。

α 波是睡眠时产生的特定波。在放松和冥想时只产生少量 α 波。这说明冥想和睡眠是不同的。

β 波通常发生在大脑工作在有特定目标导向的时候。冥想和放松时 β 波寥寥无几。这些结果都表明，在你冥想和放松时，你离解决问题只有一步之遥。

一些研究表明冥想技巧会带来更好的放松和压力管理，此时你不要试图控制大脑。这些技巧经常被描述为非指导，因为练习者不要有目的地寻求一个特定的经验或心态，而是培育一种能力，让心灵自由地旅行，不要干扰它，不要集中力量试图从紧张的思想和情绪逃离出来，而是只需简单地让它们通过。

非指导式冥想会使大脑产生与清醒、放松状态相关的脑电波，不仅仅是休息或睡眠，它会带来内心的宁静。

七、老年人适当性生活可延缓脑衰老

有些老人已经 70 多岁了，可性欲依然很旺盛，常因有性冲动而不安。其他的一些老年朋友到这个年龄已经没有性生活了，所以有些老人担心自己身体出了问题。

传统观念中，很多人认为性欲会随着年龄的增长而下降，等到 60 岁后，人们就不再需要性生活。实际上，这是一种误区。适当的性行为可以增强活力、使人焕发朝气、克服老年抑郁症、防止脑老化、预防前列腺肥大等。因此，如果年龄大了还有旺盛的性欲，应该为此感到自豪，这是身体健康的表现。最好的对待方法就是顺其自然，不强求，不压抑。

国内一篇科研文献指出，"性生活越旺盛，寿命越长"。研究人员对广东省九个不同地区 80 岁以上男寿星的调查显示，四成老寿星如今仍保持正常的性生活，仅仅有不到一成的老人在 70 岁前就终止了性生活。同时，还有研究发现，如果到了老年完全没有性生活，且没有这方面愿望，那么剩余寿命就可能较少了：男性平均剩余寿命可能只有 10 年，女性的平均剩余寿命只有 13 年。可见，性功能的强弱，是身体健康、寿命长短的"晴雨表"。

其实无论男女，性生活都是锻炼身体的好方法。美国哈佛大学一项研究指出，一次热情奔放的性生活，与中速骑自行车 1 公里（约公共汽车的两站路）所消耗的热量差不多。所以性爱是很好的锻炼方式，有助于健康长寿。

因此，老年人如果出现性方面的困惑，不要羞于求医。在门诊，年近 70 来咨询性功能的并不少见，这是一种追求健康、时尚的表现，不能斥之为"老不正经"。对于美和性的追求，恰恰说明"老骥伏枥，志在千里"，多为长寿之征。

八、中医药抗脑衰老的优势

随着年龄增长，人的大脑会出现生理性老化或病理性功能衰退，存在着智力减退，尤其是知觉整合能力、近事记忆力、思维敏捷度等减退明显，临床上表现出健忘、反应迟钝、动作不协调等症状，甚至丧失社会活动能力，生活不能自理。

近年来，国内外在脑病的防治和诊断上有了长足的进步，但是对中枢神经系统退行性改变导致的各种疾病，现代医学目前还没有好的治疗办法。随着神经分子药理学和脑营养科学的发展，近年来发现的一些新的药品和神经营养素确实对改善神经系统的病症起到了一定的作用，但因脑部疾患病因复杂，往往是多种因素共同作用的结果，因此需要采取综合的方式进行调治。而中国传统中医药学在脑部疾病的预防和治疗上有着独特的优势。

一些传统中药如五味子、地龙、牛黄、麝香、当归、红花、人参等含有丰富的生物黄酮、维生素、矿物元素、多种游离氨基酸，以及小分子多肽，能够充分提供脑神经细胞所需的营养物质。这些有效成分可提高人体血脑屏障的通透性，并对脑神经细胞产生营养、保护、激活、增殖等作用。能够为受损的神经细胞提供养分，改善缺血缺氧状态和代谢障碍，增加氨基酸肽类、磷脂等营养物质，可促进残存神经元的再生及发挥功能，提高神经细胞活性及对外界刺激的敏感性，使处于休眠状态的神经细胞和受损细胞"复活"，从而大大调动大脑的潜能。从这种意义上说，中医中药在治疗脑病方面恰恰弥补了西医学的不足之处。

编 后 记

　　大脑是我们人类最为珍贵的物质和精神财富。我们的智慧、意志、品德、灵魂、情感，以及生命的一切均来源于大脑，健康的大脑是我们一切成功、幸福的保证。

　　合理饮食是大脑健康的基础。然而，现代人的日常饮食并不利于大脑的健康。我们吃进大量的坏脂肪，会使脑细胞功能失常，甚至最终导致神经元死亡；糖是大脑惟一的能量来源，但是食入过量的糖，让过多的葡萄糖涌向大脑，其数量远远超过大脑细胞的正常需求。作为反应，人脑产生大量的自由基，会摧残神经细胞，使大脑走向死亡；我们远离了蔬菜和水果，而这些富含抗氧化剂的食品正是挽救大脑免遭破坏、保证大脑功能正常的健康使者；我们吃的米面过于精细，把宝贵的维生素、矿物质去除，错将"垃圾"当作美味来享用……今天，我们的膳食结构与身体及大脑的需求越来越远了。也就是说，日常饮食已经无法保证人类的健康了，所以我们需要营养补充剂矫正饮食的缺陷，来保护大脑健康，拯救失落的大脑。

　　但是，现在普遍存在这样一种现象，许多患者在购买了营养品或保健食品后去咨询医生要不要吃，几乎所有的回答都相当干脆：不要，没用，浪费钱！

　　现代医学营养学认为：慢性疾病几乎都与营养缺乏或过剩引起的细胞损伤以及营养代谢障碍有关，通过合理的营养支持既可以为细胞修复提供充足的"建筑材料"，也可以纠正营养代谢失衡的过程，从而提高人体预防疾病的能力，减少并发症，促进疾病的康复。

在医学模式发生变化的今天，营养的治疗作用越来越显得重要。科学、合理、系统、均衡的营养治疗，是慢病康复的基础，是综合治疗重要的组成部分，对提高治疗水平、恢复机体组织细胞功能起决定性的作用。

我们希望能在不远的将来看到这样一种现象，在医生中能普及营养及保健知识，使我们的医生在利用现代医疗技术治病的同时，可以有能力指导患者建立健康的生活方式，让医学和营养学实现有机结合，相辅相成，各负其责，互相促进，提高国人的健康水平。

编者

2016 年 1 月